V. A. Klyomin
D. S. Guzenko

OBTURAÇÃO DENTÁRIA COMBINADA

V. A. Klyomin
D. S. Guzenko

OBTURAÇÃO DENTÁRIA COMBINADA

ScienciaScripts

Imprint
Any brand names and product names mentioned in this book are subject to trademark, brand or patent protection and are trademarks or registered trademarks of their respective holders. The use of brand names, product names, common names, trade names, product descriptions etc. even without a particular marking in this work is in no way to be construed to mean that such names may be regarded as unrestricted in respect of trademark and brand protection legislation and could thus be used by anyone.

Cover image: www.ingimage.com

This book is a translation from the original published under ISBN 978-620-7-48595-6.

Publisher:
Sciencia Scripts
is a trademark of
Dodo Books Indian Ocean Ltd. and OmniScriptum S.R.L publishing group

120 High Road, East Finchley, London, N2 9ED, United Kingdom
Str. Armeneasca 28/1, office 1, Chisinau MD-2012, Republic of Moldova, Europe
Managing Directors: Ieva Konstantinova, Victoria Ursu
info@omniscriptum.com

Printed at: see last page
ISBN: 978-620-8-39356-4

Conteúdo

Impressão

O livro de texto é dedicado às questões de preenchimento de cavidades cariosas e restauração de coroas dentárias utilizando preenchimentos combinados no caso de defeitos dos tecidos duros dos dentes, que surgem devido a vários factores etiológicos. São descritos métodos clínicos de estudo do grau de destruição dos tecidos duros dos dentes. São apresentadas informações sobre vários materiais de obturação utilizados na prática dentária. São descritos em pormenor vários modelos de obturações dentárias e são discutidas as suas propriedades positivas e negativas. A vantagem da utilização de obturações dentárias combinadas é fundamentada, são apresentadas as caraterísticas comparativas destas obturações com as monolíticas, são dadas recomendações para a utilização e métodos de aplicação destas estruturas.
Para dentistas, estudantes de faculdades de medicina dentária.

DOS AUTORES

Atualmente, a medicina dentária está a registar progressos significativos no aparecimento e desenvolvimento de novos materiais dentários e métodos de tratamento de doenças dos dentes e da cavidade oral. Entre os principais problemas da medicina dentária terapêutica e ortopédica, o lugar principal é ocupado pelos problemas de restauração dos tecidos duros deteriorados das coroas dentárias. Recentemente, foram desenvolvidos novos materiais e técnicas para o seu restauro. Este facto alterou a abordagem tecnológica ao preenchimento de cavidades cariosas e à restauração de tecidos dentários duros perdidos.

No entanto, mesmo a utilização de materiais de obturação modernos não dá total confiança na restauração eficaz dos tecidos duros dos dentes. Isto exige a melhoria do método de preenchimento de cavidades cariosas e o desenho de obturações dentárias para restaurar um sistema de preenchimento dentário biofuncional completo. Isto deve-se ao facto de surgirem tensões significativas na interface entre eles, em resultado da incompatibilidade entre as propriedades físicas e mecânicas dos tecidos duros dos dentes e dos materiais de obturação. Até certo ponto, esta contradição pode ser resolvida através da utilização de restaurações dentárias combinadas

As obturações dentárias combinadas reduzem significativamente a discrepância no funcionamento do sistema de obturação dentária em comparação com outros modelos de obturação. Isto garante uma vida útil mais longa.

Os métodos de enchimento com a utilização de enchimentos combinados apresentados neste livro permitir-lhe-ão orientar-se mais claramente na restauração de coroas dentárias.

Esperamos que os desenhos e as técnicas de preenchimento propostos neste livro lhe permitam efetuar um melhor tratamento dos defeitos dos tecidos duros.

Trataremos com gratidão e atenção todos os comentários que nos forem dirigidos e que possam melhorar a qualidade do livro.

INTRODUÇÃO

A melhoria da qualidade do enchimento e da restauração das coroas dentárias pode aumentar a eficiência da prestação de cuidados estatísticos à população.

A eliminação dos defeitos dos tecidos duros resultantes de várias causas, especialmente a cárie e as suas complicações, continua a ser uma tarefa urgente da medicina dentária moderna.

Esta situação é causada pela elevada prevalência de cáries e lesões não cariosas dos tecidos dentários duros na população. Mais de 70% dos pacientes examinados apresentam defeitos nas coroas dos dentes devido a vários factores etiológicos. Além disso, ocorrem frequentemente várias complicações após o tratamento.

Um estudo sobre a qualidade das obturações dentárias e a estrutura de vários tipos de cuidados dentários prestados por Lacy (1987) e Jones (1989) mostrou que cerca de 40% das intervenções dentárias (um terço do tempo de trabalho de um dentista) estão relacionadas com a restauração ou substituição de obturações de má qualidade. Apesar da utilização de novos materiais de obturação e tecnologias de restauração de tecidos duros, este valor foi reduzido em apenas 25-30%, e o número de obturações de má qualidade ainda é bastante elevado (Lacy (1987) e Jones (1989).

As principais causas de obturações de má qualidade incluem a adesão marginal da obturação, a descoloração da restauração e o desenvolvimento de cáries secundárias. A sua ocorrência deve-se, em grande parte, às propriedades físicas e mecânicas insuficientemente elevadas dos materiais de obturação (adesão insuficiente, elevada contração durante a polimerização, corrosão significativa, incompatibilidade do coeficiente de expansão térmica dos tecidos duros dos dentes e dos materiais de obturação, etc.)

Para um funcionamento ótimo do sistema dente-obturação, o coeficiente de expansão térmica dos materiais de obturação deve ser igual ou o mais próximo possível do dos tecidos duros dos dentes. Isto evita a ocorrência de tensões na interface dente-obturação sob os efeitos da temperatura que ocorrem na cavidade oral. Atualmente, existe uma vasta gama de materiais de obturação, mas a maioria deles tem um coeficiente de expansão térmica diferente dos tecidos duros do dente.

A melhoria dos cuidados dentários terapêuticos na eliminação de defeitos clínicos das coroas de várias origens situa-se principalmente nos seguintes domínios: melhoria da qualidade dos materiais de obturação, dos sistemas adesivos e das estruturas de obturação.

Atualmente, os materiais de obturação compostos são amplamente utilizados em medicina dentária, permitindo a restauração quase perfeita da forma e função de um dente destruído por cáries ou outros processos patológicos. Juntamente com estes materiais, existem materiais de obturação que têm muitas desvantagens, mas são utilizados na prática dentária devido ao seu custo relativamente baixo. As melhorias na conceção das obturações podem reduzir o impacto das qualidades negativas dos materiais de obturação e permitir uma obturação completa.

A literatura dentária discute a necessidade de melhorar o desenho das obturações dentárias no sentido de criar um sistema de obturação dentária biofuncional completo. Uma das formas de resolver este problema é criar novos desenhos de obturação que possam compensar a expansão térmica significativa do material de obturação. Isto aumentará a eficiência da obturação de defeitos nos tecidos duros e da restauração de coroas dentárias.

Um dos métodos mais eficazes é a técnica de preenchimento com compósitos e cimentos de vidro-inómero (a "técnica de sanduíche"). No entanto, estudos recentes mostram que esta técnica de preenchimento não está isenta de alguns inconvenientes. Um ponto particularmente fraco desta técnica de obturação é a interface entre a obturação e o dente e a junção das camadas da obturação em "sanduíche" (M.A. Swartz, R.W. Phillips, 1985).

Por conseguinte, o aumento da eficácia da obturação de defeitos em tecidos duros através do desenvolvimento de novos materiais e da melhoria da conceção das obturações é um problema bastante urgente.

CAPÍTULO 1

MATERIAIS DE ENCHIMENTO

O tratamento das doenças dos tecidos duros dos dentes é completado pelo restabelecimento da sua forma e função anatómicas com a ajuda de vários materiais de obturação artificiais.

MATERIAIS DE VEDAÇÃO PERMANENTE

Os materiais de obturação permanentes destinam-se a restaurar os tecidos duros do dente destruídos por cáries ou removidos durante a preparação de cavidades. Devido ao seu importante objetivo, têm de cumprir uma série de requisitos:

1. Ser inofensivo para o organismo como um todo, para os tecidos duros e a polpa do dente e para os tecidos que o rodeiam.
2. Ser resistente ao fluido oral (saliva) e aos componentes alimentares (ácidos, álcalis, sais).
3. Possuem elevada resistência mecânica e dureza, resistência à abrasão, uma vez que as obturações são sujeitas a forte pressão e abrasão na cavidade oral durante a mastigação.
4. Manter a constância da forma e do volume na ausência de deformação durante a cura.
5. Ter uma condutividade térmica relativamente baixa, em qualquer caso, não deve diferir significativamente da condutividade térmica do esmalte e da dentina.
6. O coeficiente de dilatação da temperatura deve ser igual ou muito próximo do coeficiente de dilatação do esmalte e da dentina.
7. Ter um elevado efeito cosmético, ou seja, os materiais de obturação devem ser tão próximos quanto possível do esmalte do dente em termos de cor, tonalidade, transparência e brilho.
8. Devem manter a estabilidade da cor na ausência de coloração dos tecidos duros do dente e ter uma absorção mínima de água.
9. Ter plasticidade suficiente quando introduzido numa cavidade cariada e formar uma obturação, o pH do material deve ser próximo de 7,0 durante e após o seu endurecimento.
10. Aderem bem às paredes da cavidade cariosa tratada, o que assegura propriedades de selagem adequadas e a ausência de permeabilidade marginal da obturação.
11. Endurece rapidamente (dentro de 15-20 minutos) na presença de água ou saliva e é relativamente fácil de processar e polir.

Os materiais de obturação permanentes modernos satisfazem a maioria destes requisitos. Dependendo da predominância de certas qualidades positivas do material, foram desenvolvidas indicações e contra-indicações para a sua utilização. Isto permite-lhe maximizar a utilização das qualidades positivas e minimizar as suas qualidades negativas.

Os tipos mais comuns de materiais de obturação para obturações permanentes são: cimentos, materiais metálicos (amálgamas), materiais poliméricos (acrílicos, plásticos epóxidos, materiais compósitos), inlays.

Cimentos

Até há pouco tempo, os cimentos eram talvez os materiais de obturação permanentes mais comuns. Isto deve-se ao seu relativo baixo custo, uma vez que satisfazem plenamente os requisitos acima referidos, são fáceis de fabricar e são simples e convenientes de utilizar na prática dentária. Os cimentos têm uma eficácia clínica relativamente boa. No entanto, apesar da sua utilização generalizada e de certas vantagens, também têm algumas desvantagens: solubilidade significativa no fluido oral, falta de adesão suficiente ao esmalte e à dentina e, em certa medida, irritação da polpa dentária.

Atualmente, os tipos de cimentos mais utilizados são os cimentos de fosfato (fosfato de zinco, silicato e silico-fosfato), os cimentos de policarboxilato e os cimentos de ionómero de vidro.

Cimento de fosfato de zinco. Os cimentos de fosfato de zinco são constituídos por um pó e um líquido. Os principais ingredientes do pó são o óxido de zinco (75-90%), o óxido de magnésio (10%), o dióxido de silício e uma pequena quantidade de pigmento (corante). O cimento de fosfato de zinco é cozido a uma temperatura superior a 1000 °C, o que reduz a sua reatividade, e moído até se tornar um pó fino, cujas partículas devem passar por um peneiro com 10 000 orifícios por 1 cm2. A qualidade da moagem afecta o tempo de cura do material: quanto maiores forem as partículas, mais tempo é necessário para curar.

O líquido é uma solução aquosa de ácido ortofosfórico a 45-64%, parcialmente neutralizada com hidratos de alumínio (2-3%), zinco (1-9%) e óxidos de magnésio. Os fosfatos destes metais formados como resultado da reação de neutralização com o ácido têm as propriedades de tampões para reduzir a taxa de interação entre o líquido e o pó.

Este facto proporciona tempo suficiente para a manipulação da massa de cimento durante a sua utilização em condições clínicas. O alumínio também é necessário para a reação de solidificação do cimento.

Armazém próximo de cimento de fosfato de zinco

Pó		*Llíquido*	
ZnO	75-90 %	P2O5	39-45 %
MgO	5-13 %	ZnO	8-12 %
SÌO2	0,05-5 %	AI2O3	3-6 %
AI2O3	0,05-2,5 %	H2O	37-50 %

Quando o pó e o líquido são misturados, ocorre uma reação exotérmica, baseada na interação do óxido de zinco e do ácido fosfórico para formar fosfato de zinco. Sob esta condição, os sais de fósforo e magnésio também se formam em pequenas quantidades. O fosfato de zinco amorfo resultante também liga os componentes do cimento que não reagiram com o ácido.

Assim, a estrutura do cimento fosfatado endurecido contém partículas de óxido de

zinco não reagidas rodeadas por uma matriz de fosfato de zinco.
Imediatamente após a mistura, o cimento de fosfato de zinco tem uma acidez muito elevada, o seu pH atinge 1-2. No decurso da reação de estruturação, o pH aumenta rapidamente e atinge 4-7 em 1 hora, e após 24 horas, em regra, torna-se neutro. A elevada acidez do cimento acabado de misturar explica-se pela presença de ácido ortofosfórico livre, que ainda não reagiu durante a mistura e a estruturação da massa de moldagem. Quanto menos frequentemente o cimento fosfatado é misturado, mais tempo retém uma reação ácida; no caso de mistura espessa, dura apenas 5-30 minutos.
Alguns cimentos de fosfato de zinco têm uma composição modificada. Por exemplo, os materiais amplamente utilizados como juntas de proteção da pasta contêm 8% de alumínio e apenas
25% de ácido ortofosfórico no líquido e hidróxido de cálcio é adicionado ao pó. Alguns outros materiais contêm frequentemente fluoretos.
A resistência do cimento após a mistura aumenta com o tempo e atinge o seu máximo em cerca de 24 horas. Na proporção de pó para líquido recomendada pelo fabricante, a resistência à compressão do cimento de fosfato de zinco é de 80-170 MPa (megapascal). A resistência à flexão é muito inferior e atinge 5-14 MPa, o que leva a alguma fragilidade. A resistência do cimento depende em grande parte do cumprimento da relação pó/líquido recomendada e diminui acentuadamente se não for cumprida.
Os cimentos de fosfato de zinco têm uma solubilidade relativamente elevada em água - de 0,04 a 3,3% (a solubilidade padrão dos materiais de obturação permanentes é de 0,2%). Para os cimentos que contêm fluoretos, a solubilidade varia entre 0,7 e 1%. Durante a polimerização, os cimentos de fosfato de zinco contraem-se um pouco - cerca de 0,5%. Tudo isto, juntamente com uma solubilidade bastante elevada, pode levar à formação de lacunas e a uma violação da adesão marginal da obturação aos tecidos duros dos dentes em caso de exposição do cimento à humidade.
O cimento de fosfato de zinco tem boa plasticidade, adesão, baixa condutividade térmica e não é prejudicial para a polpa. As suas qualidades negativas incluem uma porosidade considerável, instabilidade química quando exposto à saliva, baixa resistência, diferença de cor em relação ao esmalte e alterações significativas de volume durante o endurecimento.
Até à data, os tipos de cimentos de fosfato de zinco como "Fosfato" eram bastante comuns. "Fosfato para fixação de coroas", "Bisfato", "Fosfato com prata", etc. São produzidos em frascos que contêm 15-30 g de líquido e 50 g de pó. A cor dos cimentos é amarelo claro. O cimento de bisfato contém cerca de 3% de óxido de bismuto e tem melhores propriedades físicas e químicas do que o cimento de fosfato. Está disponível em três tonalidades: amarelo claro, amarelo dourado e amarelo escuro. O cimento de fosfato com prata contém 1,547% de prata, que tem um efeito oligodinâmico que aumenta as propriedades bactericidas do cimento. Os

cimentos de fosfato de zinco fabricados na República Checa, como o Adhesor, o Adhesor Fine e o cimento Argil com prata, são utilizados na prática dentária. Em termos das suas qualidades básicas, são semelhantes aos cimentos nacionais, diferindo destes apenas na sua maior resistência - o Adhesor, por exemplo, tem uma resistência de até 170 MPa.

Os cimentos devem ser armazenados num local seco a uma temperatura de +15...+20 °C. Ao utilizar cimentos, não deixar os frascos abertos durante muito tempo, uma vez que isso leva a uma alteração da densidade do líquido, o que afecta negativamente o tempo de cura e a resistência do cimento. Também é inaceitável a utilização de diferentes séries de pó, líquido e mistura de vários pós. É necessário evitar a entrada de substâncias estranhas no pó e no líquido, pois qualquer contaminação do cimento reduz a sua qualidade.

Os cimentos de fosfato de zinco são utilizados principalmente como substratos isolantes para restaurações com outros materiais de obturação. Na medicina dentária pediátrica terapêutica, podem ser utilizados para preencher cavidades em dentes decíduos. Podem ser utilizados para a obturação de dentes permanentes em caso de cobertura adicional dos dentes com coroas artificiais, bem como para obturações temporárias (pensos herméticos) se houver necessidade de períodos de existência mais longos. Os cimentos podem ser utilizados para a obturação de canais radiculares no caso de intervenções endodônticas. Os cimentos de fosfato de zinco são amplamente utilizados para a fixação de inlays, coroas artificiais e outros tipos de próteses fixas.

Para preparar a massa de cimento fosfatado, deita-se uma certa quantidade de pó numa placa de vidro completamente seca e adiciona-se a quantidade necessária de líquido utilizando uma vareta de vidro ou uma pipeta. A relação ideal entre o pó e o líquido varia consoante as diferentes marcas de cimento (indicada nas instruções do fabricante) e é, em média, de aproximadamente 4-6 gotas por 1 g de pó. É imperativo respeitar o rácio recomendado de pó para líquido, uma vez que a sua violação reduz drasticamente a resistência e piora outras propriedades do material.

O prato onde o cimento é misturado deve estar seco e limpo, e deve ser utilizada uma espátula cromada ou niquelada para misturar. Isto é necessário porque as impurezas estranhas que podem entrar na massa de cimento perturbam significativamente o processo de cristalização do cimento. As condições óptimas de temperatura para a mistura são +18...+20°C. A temperaturas superiores a +25 °C, recomenda-se arrefecer a placa e, ao trabalhar numa sala fria (abaixo de +16 °C), aquecê-la à temperatura adequada.

Com uma espátula, dividir a quantidade necessária de pó de cimento vertida no prato em 4 partes, dividir uma delas ao meio e, finalmente, dividir novamente um oitavo ao meio. Com uma espátula, misturar bem a quarta parte do pó com o líquido em movimentos circulares e lineares. Depois de se obter uma massa homogénea, adicionam-se sequencialmente a quarta, a oitava e a décima sexta partes do pó que ficaram no prato, misturando bem. Tudo isto deve ser feito de

forma vigorosa e suficientemente rápida, uma vez que o tempo total de mistura do cimento não deve exceder 1,5 minutos. Recomenda-se amassar a primeira porção de pó durante 30 segundos, os quartos durante 15 segundos e todas as porções seguintes durante 10 segundos cada.
A consistência da massa é considerada normal se, quando a espátula é afastada da massa, esta não se estica atrás dela, mas parte-se, formando dentes com uma altura não superior a 1 mm. Não adicione líquido a uma mistura espessa, pois isso interrompe o processo de cristalização do cimento e reduz drasticamente a sua resistência. O endurecimento do cimento não deve começar antes de 2 minutos após o início da mistura e terminar em 7-9 minutos após o início da mistura. Até certo ponto, este tempo pode ser ajustado alterando a temperatura da placa de vidro na qual a mistura é efectuada. Aquecendo-a alguns graus, pode acelerar o endurecimento do material, enquanto que arrefecendo-a pode prolongá-lo. A consistência do cimento misturado depende da sua aplicação clínica, por exemplo, para a obturação de canais radiculares, o resto deve ser líquido (cobertura, escorrendo facilmente da espátula).
A quantidade necessária da massa de cimento misturada é injectada nas cavidades cariosas preparadas em 1-2 porções e cuidadosamente condensada nas paredes e no fundo com um saca-rolhas. Não tocar no cimento com os dedos, pois isso prejudica a sua adesão às paredes das cavidades e a outros materiais de preenchimento. Não é recomendado enxaguar a cavidade cariada com álcool antes da obturação, uma vez que este provoca a desidratação da dentina. Isto permite que o ácido do cimento de fosfato penetre profundamente na dentina e irrite ou até danifique a polpa.
Cimento de silicato. A base do pó de cimento de silicato é o óxido de alumínio (até 35%), o dióxido de silício (até 47%), o óxido de cálcio e o fluoreto de sódio. O líquido é constituído por uma solução aquosa de ácido fosfórico, óxido de zinco e hidrato de alumínio.

Composição estimada do cimento silicatado

Pó				Líquido	
EiOi	29-47 %	P	5-15 %	P2O5	38-44 %
AI2O3	2-6 %	№2	2-9 %	ZnO	2-6 %
CaO	0,27-14 %	N	3-7 %	AI2O3	0,5-7 %
Ca	3,2-8,5 %	P2O5	2-7,6 %	H2O	55-43 %

Assim, o pó de cimento de silicato é um vidro finamente moído constituído por aluminossilicatos, compostos de flúor e pigmentos que criam uma gama de tonalidades para imitar os tecidos duros dos dentes. Os pós de cimento de silicato contêm uma quantidade bastante grande de compostos de flúor. Pensa-se que este facto lhes confere certas propriedades anti-cárie. Devido ao elevado teor de ácido fosfórico, o líquido do cimento tem uma reação ácida pronunciada de cerca de 2,0.
Quando o pó de cimento de silicato é misturado com líquido, formam-se ácido silícico e fosfato de alumínio. Subsequentemente, formam-se longas cadeias de gel

de ácido silícico e fosfato de alumínio coloidal. O cimento de silicato endurecido é uma estrutura fibrosa de um gel endurecido de ácido silícico e fosfatos, com grãos de pó não reagidos incorporados nele. No entanto, durante o endurecimento do cimento, alguns dos ácidos permanecem não ligados durante muito tempo, o que causa um efeito tóxico do cimento de silicato na polpa dentária. Devido à sua natureza coloidal, os cimentos de silicato não apresentam contraste nos raios X.
A resistência à compressão do cimento após 24 horas é de 140-170 MPa, e a resistência à flexão é de cerca de 7 MPa, pelo que são bastante frágeis. A retração linear dos cimentos de silicato varia entre 0,15-0,5%. Têm uma solubilidade em água bastante elevada de 0,6-0,8%. Este facto cria a necessidade de cobrir uma obturação feita de cimento de silicato com vernizes isolantes, vaselina ou cera em condições clínicas.
O cimento de silicato tem boa plasticidade e é facilmente injetado nas cavidades dentárias, é caracterizado por um brilho e transparência que se assemelham ao esmalte dentário, tem baixa condutividade térmica e dureza suficiente após a cristalização. As suas propriedades negativas são uma adesão menos pronunciada às paredes do dente (em comparação com o cimento de fosfato de zinco), fragilidade, efeitos tóxicos na polpa dentária, alterações no volume da obturação após a cristalização do cimento e sensibilidade à humidade. Atualmente, são produzidos vários cimentos de silicato, por exemplo, Silicin-2, Fritex (República Checa), etc. Devido às suas boas propriedades cosméticas, o cimento de silicato é utilizado para a obturação de dentes anteriores e cavidades cariosas de classe V em dentes posteriores.
As obturações de cimento de silicato devem ser utilizadas com um cimento de fosfato ou outro substrato material para evitar o efeito tóxico do ácido do cimento não ligado na polpa dentária. A reação ácida do cimento endurecido muda gradualmente de 4,0 para um pH neutro de 7,0 durante um período de cerca de 30 dias.
A técnica de mistura do cimento de silicato é aproximadamente a mesma que a do cimento de fosfato de zinco. O líquido e o pó são aplicados numa placa de vidro numa proporção adequada, que se recomenda que seja dividida ao meio e uma metade em dois quartos. O material é amassado com uma espátula de plástico (uma de metal pode contaminar o cimento com as suas partículas). Começar com uma porção maior de pó, adicionando gradualmente duas mais pequenas. O cimento é amassado até à consistência de massa, não sendo permitido adicionar novas porções de líquido à massa. É aconselhável injetar o cimento na cavidade cariada em uma ou duas porções, de modo a não perturbar a monoliticidade do enchimento. A modelação é possível dentro de 1-1,5 minutos, o endurecimento do cimento ocorre 3-4 minutos após o fim da amassadura. Não formar o enchimento enquanto o material está a endurecer - isto pode levar à formação de fissuras na sua superfície. A obturação é imediatamente coberta com um material protetor (cera, verniz, etc.) para evitar o contacto com a saliva. O processamento final da

obturação é efectuado durante a segunda visita ao médico com cabeças abrasivas, acabamentos, polimentos, etc.
O cimento de sílica-fosfato é uma combinação de cimentos de fosfato de zinco e silicato, um líquido semelhante em composição ao líquido de cimento de silicato. O material contém aproximadamente 60-95% de pó de cimento de silicato e 5-40% de cimento de fosfato de zinco. Em termos das suas propriedades básicas, o cimento de sílica-fosfato é intermédio entre os cimentos de fosfato de zinco e de silicato. A sua resistência à compressão é de 140-170 MPa, a resistência à flexão é de 7 MPa e a sua solubilidade em água é de cerca de 1%. As técnicas de mistura e enchimento são as mesmas que para o cimento de silicato. É utilizado principalmente para a obturação de dentes posteriores permanentes e dentes decíduos em crianças.
Os cimentos de policarboxilato caracterizam-se por um ligeiro efeito irritante na polpa e por uma maior adesão aos tecidos duros dos dentes. Consiste em pó e líquido: o pó contém principalmente óxido de zinco, ao qual são adicionados 1-5% de óxido de magnésio e cálcio, alguns materiais podem conter de 10 a 40% de óxido de alumínio e uma pequena quantidade de fluoreto de estanho. Líquido - solução aquosa viscosa a 40-50% de ácido poliacrílico ou de um copolímero de ácido acrílico com outros ácidos orgânicos, como o ácido itacónico. Em alguns materiais, o ácido poliacrílico seco é adicionado ao pó de cimento. Nestes casos, é utilizada água para misturar o cimento.
Quando o óxido de zinco interage com o ácido poliacrílico, forma uma estrutura de rede reticulada de poliacrilato de zinco. O cimento de policarboxilato endurecido consiste assim em partículas de óxido de zinco não reagidas ligadas entre si por esta matriz polimérica de gel amorfo.
A adesão acentuada dos cimentos de policarboxilato aos tecidos duros do dente deve-se à ligação química dos grupos carboxilato do ácido ioliacrílico com o cálcio e outros metais do esmalte e da dentina. Para além disso, formam compostos complexos com as proteínas dos tecidos duros do dente.
A resistência dos cimentos de policarboxilato atinge um máximo 24 horas após a mistura e é de 55-85 MPa em compressão e 8-12 MPa em flexão. A solubilidade em água varia entre 0,1 e 0,6 %, e diminui significativamente na presença de fluoretos.
Estes cimentos praticamente não irritam a polpa dentária, após a mistura, o seu pH sobe rapidamente para neutro, a presença de fluoretos confere-lhes certas propriedades anti-cárie. As principais vantagens destes cimentos são a ausência de irritação e a boa adesão aos tecidos duros dos dentes. São utilizados como substratos para obturações feitas de cimentos de silicato, amálgama e outros materiais, para obturação de dentes de leite.
Devido à sua boa adesão, são utilizados para a cimentação de inlays, coroas, outras próteses fixas e fixação de aparelhos ortodônticos. A clínica utiliza os cimentos de policarboxilato "Adhesor Carbofine" (República Checa), etc.
Cimentos de ionómero de vidro. Os cimentos de ionómero de vidro foram criados

através da combinação das propriedades dos sistemas de silicato e poliacrílico. São normalmente classificados como materiais pó-líquido. O pó de cimento é um vidro de fluorosilicato finamente disperso, que consiste em vidro de fluorosilicato de cálcio finamente moído e alumínio com um tamanho de partícula de cerca de 25-40 microns. Assim, os seus principais componentes são o dióxido de silício (SiO2), o óxido de alumínio (A12O3) e o fluoreto de cálcio (CaF2). Contém também pequenas quantidades de fluoreto de sódio, alumínio e potássio. Além disso, pode ser adicionado óxido de zinco, pó de prata, etc., para aumentar a resistência. O líquido é uma solução aquosa a 50 % de um copolímero de ácido poliacrílico-itacónico ou de outro ácido policarboxílico com cerca de 5 % de ácido tartárico. Basicamente, são utilizados três ácidos carboxílicos em várias combinações: acrílico, itacónico e maleico. O ácido tartárico ajuda a aumentar o tempo de formação da massa de cimento e promove o seu endurecimento.

Ao misturar o pó e o líquido, os ácidos poliacrílico e tartárico, na presença de água, interagem com o vidro através de uma reação ácido-base. Neste caso, o ácido policarboxílico actua como dador e o vidro de silicato actua como aceitador de protões. Existem três fases no processo de cura do cimento de ionómero de vidro:

1) dissolução (hidratação, libertação, lixiviação de iões);
2) endurecimento (gelificação primária, endurecimento inicial instável);
3) endurecimento (desidratação, maturação, endurecimento final).

Na fase inicial, os protões do ácido policarboxílico dissociado destroem a superfície das partículas de vidro e lixiviam flúor e catiões metálicos: sódio, cálcio, alumínio. Estes difundem-se para as moléculas aniónicas do ácido polimérico, dando início à fase de endurecimento primário, durante a qual os iões de cálcio se combinam com os elementos do ácido carboxílico e, formando ligações cruzadas, transformam as moléculas do ácido polimérico num gel. O pH do cimento começa a aumentar e, na última fase, forma-se uma rede tridimensional com a ajuda de iões de alumínio. O óxido de alumínio interage com o ácido poliacrílico para formar uma estrutura de poliacrilato de zinco reticulado. O ácido tartárico é utilizado para aumentar o tempo de trabalho, contribuindo para o rápido endurecimento do material através da formação de complexos com iões metálicos.

A estrutura do cimento de ionómero de vidro endurecido é uma matriz de ácido policarboxílico polimerizado e reticulado com partículas de vidro intercaladas rodeadas por gel de sílica.

A ligação do cimento aos tecidos duros dos dentes deve-se a mecanismos mecânicos e químicos - a ligação química do ácido copolimérico à hidroxiapatite. Simultaneamente com a formação de ligações de hidrogénio dos componentes estruturais polares do monómero, os iões de cálcio dos tecidos duros dos dentes são quelatados. Assim, é formada uma ligação adesiva com superfícies limpas de esmalte e dentina através da formação de ligações de quelação com o cálcio. Adicionalmente, formam-se ligações de hidrogénio entre o ácido policarboxílico e os grupos activos de colagénio da dentina. Em geral, a força de ligação do cimento

de ionómero de vidro aos tecidos duros dos dentes é de 8-12 MPa.
Os ionómeros de vidro têm propriedades físicas e mecânicas bastante boas; a sua resistência à compressão aumenta gradualmente e atinge 90-180 MPa em 24 horas após a mistura, e 6-8 MPa na resistência à flexão. O módulo de elasticidade do material é de aproximadamente 7 MPa, o cimento é ligeiramente solúvel em água e conserva-se bastante bem na cavidade oral. No entanto, quando exposto ao ar, seca e fissura, pelo que, para evitar a destruição na cavidade oral, recomenda-se a cobertura da sua superfície com vernizes especiais. Os cimentos de ionómero de vidro não têm um efeito irritante sobre a polpa e têm uma boa adesão (até 8-12 MPa) para as paredes da cavidade. O seu coeficiente de expansão térmica é próximo do do esmalte e da dentina. Devido à lixiviação por difusão a longo prazo (aproximadamente 1 ano) do flúor do vidro de cimento e à sua absorção pelo esmalte e pela dentina, têm um efeito anticárie. Isto levou à utilização generalizada de ionómeros de vidro como almofadas isolantes sob obturações permanentes feitas de outros materiais.

A melhoria adicional dos materiais de ionómero de vidro foi associada à utilização de outros mecanismos de cura para além da cura ácido-base. Modificando as moléculas terminais do ácido poliacrílico e introduzindo activadores e iniciadores (campharquinona) de fotopolimerização no cimento, foi possível criar materiais (por exemplo, Vitrebond, Vitremer, 3M) que sofreram adicionalmente uma reação de polimerização do ácido poliacrílico. Este facto melhorou significativamente a resistência do material. Para garantir uma polimerização completa, foi adicionado um sistema de catalisador químico a este ionómero de vidro. Assim, foram criados materiais com um mecanismo de cura triplo: ácido-base, como todos os ionómeros de vidro, polimerização rápida por luz e polimerização quimicamente activada. Isto aumentou significativamente a resistência destes cimentos de ionómero de vidro e tornou possível a sua aplicação na cavidade em camadas espessas. Para aumentar a força de adesão do cimento aos tecidos duros dos dentes, foram desenvolvidos condicionadores especiais para tratar as paredes de uma cavidade cariada antes de introduzir a porção mista de cimento. Os cimentos de ionómero de vidro criados de acordo com este esquema encontraram uma vasta aplicação e um merecido reconhecimento - Vitrebond, Vitremer (3M), Fuji (UE), Lonoseal (UOSO), Phoras-Fil (ESPE), etc.

Vantagens dos cimentos de ionómero de vidro: elevada adesão química (8-12 MPa) aos tecidos duros dos dentes e aos materiais de obturação (compósitos, cimentos, amálgamas, etc.); libertação de flúor a longo prazo (efeito anti-cárie); não tóxicos para a polpa e não requerem o condicionamento ácido dos tecidos duros dos dentes. Estas qualidades levaram à utilização generalizada dos ionómeros de vidro como revestimento isolante para a obturação de cavidades e defeitos cariados, para a formação do volume de restaurações de compósito (técnica "Sandwich"), para a fixação de estruturas ortopédicas e ortodônticas fixas, etc.

- No processo de aperfeiçoamento da composição e da tecnologia dos cimentos de ionómero de vidro e em função do objetivo da sua utilização clínica, foram criados os seguintes tipos de cimentos:

- Cimentos de fixação (para fixação de estruturas ortopédicas);
- cimentos de restauração (para obturações e restauração de coroas dentárias);
- cimentos para juntas.

Esta divisão dos cimentos permite a sua utilização mais adequada em diferentes situações clínicas.

Os cimentos de ionómero de vidro do tipo I permitem obter uma película de cimento fina (menos de 25 microns), necessária para a fixação de coroas, inlays, etc. São constituídos por partículas mais pequenas e têm uma consistência mais líquida após a mistura. Este tipo de cimento inclui o Aqua-Cem (Dentsply), Fuji I (GC), etc.

Os cimentos de restauração são mais duráveis e têm melhores qualidades estéticas. São utilizados para preencher cavidades cariosas, restaurar defeitos significativos nos tecidos duros do dente, fazer cotos, etc. Os cimentos deste tipo incluem Chemfil Superior (Dentsply), Fuji K (GC), Lonoseal (VOCO), bem como materiais que contêm metais, na maioria das vezes pó de prata: "Fuji IX GP (GC), Argion Molar (VOCO), etc.

Os cimentos para almofadas isolantes são utilizados para o enchimento com vários materiais de enchimento - amálgamas, compósitos, etc. São mais inertes do ponto de vista biológico, mas menos duráveis e endurecem rapidamente após a mistura. São os cimentos Base Line (Dentsply), Aqua lonobond (VOCO), etc.

O método de utilização dos cimentos de ionómero de vidro depende do mecanismo da sua cura. Os cimentos químicos são misturados com água destilada ou um líquido especial durante 1-2 minutos em placas de papel (plástico), após o que o cimento é introduzido com algum excesso na cavidade cariada. As suas paredes são pré-tratadas com um condicionador especial. O material endurece durante mais 2-3 minutos, após o que a sua superfície é processada, polida e revestida com um verniz especial. Ao trabalhar com ionómeros de vidro de cura química, devem ser observadas as seguintes regras: manter o frasco de pó cuidadosamente fechado porque é higroscópico, não violar a proporção recomendada de pó para líquido durante a mistura.

Os ionómeros de vidro fotopolimerizáveis requerem lâmpadas especiais - fotopolimerizadores (ou seja, quase o mesmo que os fotocompósitos). Primeiro, as paredes da cavidade cariosa são tratadas com um aparelho de ar condicionado, o seu excesso é removido, seco e polimerizado com luz. Dentro de 1-1,5 minutos, o pó e o líquido são misturados numa determinada proporção numa placa de papel. A massa preparada é introduzida na cavidade cariosa até ser preenchida com um certo excesso. Depois disso, a polimerização leve do material é realizada por 40-60 segundos. Posteriormente, o enchimento é moldado numa forma anatómica; a sua superfície é processada, polida e revestida com um verniz especial.

Deve ser dada especial atenção à utilização de cimentos de ionómero de vidro como revestimento isolante para materiais compósitos de fotopolímero. Os ionómeros de vidro adquirem força e adesão suficientes à dentina em cerca de 24 horas. Por isso, quando um material compósito é aplicado a um revestimento isolante acabado de fazer com este cimento e fotopolimerizado, forma-se uma ligação mais estreita entre o compósito e o ionómero de vidro do que entre o ionómero de vidro e a dentina. Isto leva a que, durante a contração da polimerização, o compósito puxe a junta de ionómero de vidro e a arranque da superfície da dentina. Para evitar isto, recomenda-se a utilização de ionómeros de vidro com um mecanismo de fotopolimerização ou compósitos para juntas sob fotocompósitos.

Para aumentar a resistência dos cimentos de ionómero de vidro, foram introduzidas na sua composição partículas metálicas, na maioria das vezes ligas de prata-paládio. Estes metais formam compostos quelatados com o ácido poliacrílico, o que aumenta a força, a dureza e a resistência à abrasão do cimento. Este tipo de materiais, ou seja, os cimentos de ionómero de vidro modificados pela adição de metal, são denominados "cermets" (mistura cerâmica-metal). Os representantes deste grupo são o Ketac-Silver Aplicap/Maxicap (ESPE), o Fuji IX GP (GC), o Argion Molar (VOCO), etc.

Cimentos compostos (compósitos). Alguns autores (D.C. Smith, 1996) distinguiram estes cimentos como um grupo separado, embora a maioria dos autores se refira a eles como materiais compósitos de polimerização química. São produzidos sob a forma de pó e líquido, duas pastas (base e catalítica). O pó é constituído por um polímero finamente moído de metacrilatos de metilo e vidro de borossilicato. O líquido é uma mistura de BIS-GMA e outros monómeros acrílicos. A polimerização é activada por um sistema de peróxido de benzoílo e amina terciária. A resistência à compressão do material é de 200-250 MPa e até 40-60 MPa em flexão. Estes cimentos têm quase as mesmas propriedades que os materiais compósitos. São utilizados principalmente para fixar inlays, aparelhos, pontes adesivas, coroas, etc. Os representantes dos cimentos compósitos são Orthomite Super-Bond, Biomer, etc. Atualmente, o cimento Relyx ARC fabricado pela ZM-ESPE é amplamente utilizado.

Materiais de vedação metálicos

Os materiais de obturação metálicos incluem amálgamas e materiais à base de gálio.

As amálgamas foram o material de obturação permanente mais forte até há pouco tempo. Trata-se de uma solução sólida (liga) de um ou mais metais em mercúrio. Durante o processo de amálgama, os componentes reagem para formar compostos intermetálicos: Ag2Hg3, Cu3Hg4, Sn7Hg15, que asseguram o endurecimento da amálgama.

Consoante a predominância de um determinado metal, a amálgama é designada por prata, cobre, ouro, etc. Na prática dentária, a amálgama de prata é mais frequentemente utilizada.

As amálgamas de prata são fabricadas a partir de pastilhas ou pó de uma liga especial de prata e mercúrio. A composição das aparas inclui um mínimo de 65% de prata, um máximo de 29% de estanho e um máximo de 5% de cobre, 2% de zinco e 3% de mercúrio. Cada um dos componentes da liga desempenha um papel quer no processo de liga quer na obtenção de uma composição de liga (amálgama) com propriedades físicas e mecânicas superiores. Por exemplo, a prata aumenta a resistência e reduz a fluidez, e melhora a resistência à corrosão da amálgama. O estanho acelera o processo de amalgamação da liga, ao mesmo tempo que aumenta o seu tempo de endurecimento. O cobre aumenta a resistência e a dureza da amálgama e reduz a sua fluidez. O zinco protege os componentes da liga contra a oxidação e aumenta ligeiramente a ductilidade da liga. As alterações na proporção de metais individuais na liga permitem obter propriedades físicas e mecânicas óptimas.

O tamanho das partículas de liga e a sua forma têm um impacto significativo nas propriedades das amálgamas. A amálgama feita de partículas pequenas tem propriedades mecânicas elevadas, menor retração e uma estrutura mais homogénea. A superfície de uma obturação feita com esta amálgama é bem polida. Dependendo do método de preparação da liga, as suas partículas podem ter diferentes tamanhos e formas - sob a forma de agulhas ou bolas. Um pó com um tamanho médio de partícula (36 microns) é chamado de finamente moído, e um pó com um tamanho de partícula de 26 microns é chamado de microfino. A amálgama de pó de granulação fina consome menos mercúrio e é mais rápida porque aumenta a superfície de contacto entre o mercúrio e a liga. A amálgama atinge a sua resistência máxima quando o tamanho das partículas é de 15-30 microns e atinge uma resistência à compressão de 300-400 MPa em 24 horas.

Desde 1962, as ligas de amálgama são produzidas com uma forma esférica de pó. São obtidas por pulverização (atomização) de metal líquido numa câmara com um gás inerte. As partículas deste pó de amálgama têm um tamanho de 4 a 40 microns. A resistência da amálgama, que consiste em esferas esféricas, é 25% superior à habitual. Estas amálgamas são mais dúcteis, homogéneas, fortes e têm uma superfície mais lisa.

Quando o mercúrio interage com uma liga, as camadas exteriores das partículas da liga são rapidamente amalgamadas. Forma-se uma camada de solução de liga de mercúrio à sua volta. A prata e o estanho formam novas fases ou compostos com o mercúrio durante a transição da solução. Os cristais destas fases combinam-se para formar um sólido. Assim, durante a formação da amálgama, ocorrem dois processos em simultâneo: a dissolução da liga em mercúrio e a formação de novas fases. A amálgama endurecida é constituída principalmente por quatro componentes: 15 % Ag3Sn (fase y), 74 % Ag3Hg4 (fase y1) numa mistura de cristais de SnHg (fase y2) com Ag3 Sn+Sn eutéctico. A resistência à compressão da amálgama aumenta com o aumento da quantidade de fase y; um aumento da pressão durante a condensação da amálgama também leva a um aumento da fase y

com uma diminuição correspondente da matriz (fases y1 e y2).
A proporção das diferentes fases da amálgama determina a sua resistência mecânica: a fase u é a mais forte e estável, seguida da fase Y1 e, finalmente, da fase Y2. Dadas estas circunstâncias, nas últimas gerações de amálgamas, a quantidade de fase Y2 é minimizada ou completamente ausente (as chamadas amálgamas não Y2).
As propriedades positivas da amálgama de prata incluem: elevada dureza e, consequentemente, a resistência da obturação, boa plasticidade, baixa solubilidade na saliva e resistência à fratura em cavidades localizadas perto da margem gengival. Para além disso, a amálgama quase não altera a cor dos dentes e tem propriedades anti-sépticas. As propriedades negativas são as seguintes: elevada condutividade térmica da obturação, desfasamento do coeficiente de expansão da temperatura com o coeficiente do esmalte e da dentina. A amálgama não adere bem às paredes da cavidade, endurece lentamente e encolhe durante o endurecimento. Se o teor de mercúrio na amálgama for superior ao ótimo, pode amalgamar coroas de ouro, causando um efeito tóxico geral no corpo, especialmente em caso de idiossincrasia ao mercúrio. Neste caso, a corrosão da superfície da amálgama também é mais acentuada.
A indústria médica produz liga de prata fina para amálgama STA-01, STA-43 com um tamanho de partícula de pó não superior a 160 microns. O conjunto inclui também um conta-gotas especial (dispensador) para mercúrio. São também utilizadas as seguintes ligas: Amálgama GK Alloy (República Checa), com um tamanho médio de partícula de 60 microns,
Tytin slow (Kerr), Amalkap plus (Vivadent).
Para produzir amálgama de prata, a quantidade necessária de liga de prata e mercúrio é colocada num almofariz de porcelana (vidro) na proporção ideal. Normalmente depende do teor de prata da liga e do tamanho das partículas da liga e varia para diferentes tipos de amálgamas - 5:4, 5:8, 1:1. Por exemplo, para a liga de amálgama STA-01, este rácio é de 1:1. As melhores propriedades físicas e mecânicas (ceteris paribus) são as da amálgama misturada com 12 g de liga de prata. É possível misturar uma quantidade menor de massa, desde que a proporção necessária de liga e mercúrio seja rigorosamente respeitada. Se precisar de uma quantidade maior de amálgama, é preferível misturar mais 12 g de liga do que misturar uma quantidade maior ao mesmo tempo.
Os misturadores mecânicos, ou os chamados amalgamadores, ou misturadores de amálgama, são amplamente utilizados para a preparação de amálgama em condições modernas. São normalmente vibradores eléctricos com um grande número de vibrações. Muitos deles são dispositivos em que a preparação da amálgama tem lugar em câmaras fechadas, a partir das quais o mercúrio praticamente não entra no ambiente. Por conseguinte, a sua aplicação permite a utilização de amálgama em qualquer consultório dentário. A indústria produz misturadores de amálgama AZM (sem relé de tempo), AC-1, que pode ajustar o

tempo de mistura através de um relé especial, e uma série de outros. O pó da liga de prata e o mercúrio numa determinada proporção (para STA-01-1:1) são colocados numa cápsula especial, que é fixada no amalgamador.

Para facilitar a amassadura, os chamados pilões, sob a forma de bolas, cilindros, halteres, etc., são introduzidos nas cápsulas de alguns tipos de misturadores de amálgama. A sua utilização melhora a amalgamação e reduz o tempo de amassadura. Alguns fabricantes produzem amálgama em cápsulas especiais de utilização única, constituídas por duas câmaras: uma contém mercúrio e a outra contém um pó fino de liga de prata. Antes de utilizar a cápsula, a divisória entre as câmaras é rasgada e a cápsula é colocada num misturador de amálgama para amassar a amálgama. Esta forma de libertação da amálgama permite a sua produção e utilização em qualquer consultório dentário, utilizando todos os tipos de misturadores de amálgama.

Indicações de utilização. Devido à elevada resistência das amálgamas, estas são utilizadas para o preenchimento de cavidades cariosas de dentes posteriores grandes e pequenos (classe I, II de Black). Devido à sua capacidade de manter as suas propriedades em condições de cavidade significativa, as amálgamas são amplamente utilizadas na prática dentária pediátrica, onde pode ser difícil conseguir uma secura adequada da cavidade oral no momento da obturação. Também são utilizadas para preencher canais, mais precisamente, orifícios apicais da raiz, durante operações de ressecção do ápice da raiz e reimplantação de dentes, e para fechar orifícios de perfuração. Não é aconselhável preencher cavidades cariosas com paredes finas com amálgamas, uma vez que isso pode levar à sua quebra.

O método de enchimento. Em geral, o processo de fabrico de uma amálgama de preenchimento consiste nos seguintes passos: 1) dosagem da liga e do mercúrio; 2) amassamento; 3) remoção do excesso de mercúrio (se necessário); 4) introdução da amálgama na cavidade cariada; 5) condensação da amálgama na cavidade; 6) processamento da obturação.

Recomenda-se que a amálgama seja introduzida na cavidade cariada com um instrumento especial - um traçador de amálgama (que se assemelha a um saca-rolhas com fatias especiais na parte de trabalho) imediatamente após a sua preparação (o mais tardar 3-4 minutos após a mistura). O atraso leva ao endurecimento parcial da amálgama antes de ser introduzida na cavidade, o que torna impossível a remoção efectiva do mercúrio durante a condensação subsequente. Como resultado, esta amálgama contém mais mercúrio, tem menos plasticidade e durabilidade.

Pode ser utilizado um dispositivo especial chamado marcador de amálgama (não confundir com o instrumento com o mesmo nome) para introduzir amálgama na cavidade.

É preenchido com amálgama preparada, que é depois espremida em pequenas porções e utilizada para preencher cavidades cariosas em vários dentes. A utilização de um marcador de amálgama melhora as condições de enchimento e reduz a possibilidade de intoxicação por mercúrio do pessoal médico. Quando se procede à obturação com amálgama, é obrigatório utilizar um revestimento isolante feito de fosfato de zinco, cimento de ionómero de vidro ou outro material isolante. Recentemente, os sistemas de ligação adesiva de materiais de obturação compostos têm sido amplamente utilizados para este fim.

Alguns fabricantes já oferecem este tipo de colas especialmente concebidas para utilização com esmalte.

A humidade deve ser evitada na cavidade cariada preparada e na amálgama. A amálgama é introduzida na cavidade em pequenas porções. A primeira porção é esfregada em movimentos circulares contra a parede da cavidade, preenchendo todos os cantos da irregularidade com o material. As porções seguintes são cuidadosamente condensadas com os movimentos de vedação do saca-rolhas, afastando gradualmente o instrumento do centro das paredes. Neste caso, ocorre uma certa adaptação do amálgama às paredes da cavidade cariada. No caso de condensação, é necessário aplicar uma certa força - em média 3-4 kg por raspador com um diâmetro de peça de trabalho não superior a 2-3 mm (o aumento da pressão de condensação aumenta a resistência da amálgama). Para este efeito, foram propostos condensadores de amálgama mecânicos de vários modelos, que são fixados na ponta da máquina. O mercúrio livre que é libertado na superfície do selo durante a condensação da amálgama é cuidadosamente removido com bolas densas de zvata. Ao preencher cavidades cariosas nas superfícies de contacto do dente, é obrigatório utilizar matrizes e calçar os dentes com cunhas ou um separador. A cavidade cariada é preenchida com amálgama com algum excesso e, para melhorar a condensação do selo, é aplicada pressão com um dente ou instrumentos antagonistas. Tudo isto permite obter uma amálgama bem compactada com um teor mínimo de mercúrio na obturação.

Durante a primeira visita ao médico, o paciente é apenas moldado e processado de forma grosseira, formando cuidadosamente a superfície de mastigação (oclusal). O processamento final e o polimento da obturação são efectuados 24 horas mais tarde. O processamento é efectuado com cabeças abrasivas, brocas especiais, discos e polimento com pastas de polimento. Durante o processamento, a superfície da obturação é constantemente humedecida com água para evitar o sobreaquecimento. Numerosos estudos demonstraram de forma convincente que as obturações de amálgama bem polidas mantêm a sua aparência durante muito tempo, são menos susceptíveis à corrosão e têm melhores propriedades físicas e mecânicas. Uma obturação não tratada ou processada de forma descuidada tem microporos nos quais se acumulam microorganismos e restos de comida. Nestas condições, formam-se ácidos, que aumentam o efeito galvânico da saliva na superfície da obturação, o que leva à corrosão da sua superfície e subsequente destruição.

Devido à possibilidade de intoxicação do pessoal médico com vapores de mercúrio, todo o processo de preparação da amálgama para enchimento deve ser efectuado numa hotte especial. Além disso, a sala onde se procede à preparação e enchimento da amálgama deve estar devidamente equipada de acordo com os requisitos da inspeção sanitária. Uma vez que muitos compostos de mercúrio são tóxicos, pensava-se, num passado recente, que a amálgama também o era. No entanto, desde que a amálgama seja corretamente preparada, isto (exceto em casos de idiossincrasia ao mercúrio) não é confirmado por observações clínicas ou experimentais. Nem durante a introdução da amálgama numa cavidade cariada e a sua condensação na mesma, nem no caso de dissolução (relativamente insignificante) da amálgama na saliva, o mercúrio é libertado da mesma numa quantidade tal que possa causar efeitos tóxicos no organismo.

Materiais de vedação poliméricos

Os materiais de obturação poliméricos baseados em plásticos acrílicos e epóxi são atualmente amplamente utilizados na prática dentária devido às suas propriedades positivas. Em tempos, foram divididos em dois grupos: materiais não preenchidos e compósitos de polímeros multicomponentes (materiais compósitos).

Os materiais não preenchidos (plásticos) são compostos poliméricos de elevado peso molecular de resinas acrílicas ou epoxídicas. Costumavam ser muito utilizados, mas atualmente são completamente substituídos por materiais de enchimento compostos.

Materiais de restauração em compósito. A sua introdução na prática dentária começou em 1962, quando R. Bowen sintetizou o monómero acrílico "BIS-Gma" - metacrilato de bisfenol-A-diglicidilo. Este monómero tinha a propriedade de fixar muito fortemente a carga inorgânica na matriz orgânica. Isto possibilitou a criação de um novo tipo de materiais de enchimento, que são uma composição de resinas acrílicas (base orgânica) e enchimento inorgânico. Os novos materiais distinguiram-se favoravelmente pela sua considerável resistência e propriedades cosméticas.

Atualmente, o termo "materiais compósitos" e "compósitos" refere-se a materiais que combinam duas fases: orgânica - uma matriz orgânica (base acrílica) e inorgânica - uma carga inorgânica que é adicionada a esta matriz para melhorar as suas propriedades. Uma caraterística é a ausência de uma ligação química entre estas fases. Assim, os principais componentes constituintes (fases) dos materiais compósitos são os monómeros orgânicos e as cargas inorgânicas. Além disso, incluem iniciadores de polimerização, estabilizadores, silanos, corantes e pigmentos.

Para o fabrico de compósitos modernos, são utilizados monómeros orgânicos multifuncionais com propriedades físicas e mecânicas melhoradas: metacrilato de bisfenol-A-diglicidilo (BIS-Gma)

dimetacrilatos de uretano (UDMA), dimetacrilatos de decanediol (DGMA), dimetacrilatos de trietilenoglicol (TGDMA), etc. Estes têm propriedades físicas e mecânicas melhoradas, o que aumenta a resistência do material de enchimento.

A cura do material ocorre como resultado da polimerização de monómeros, combinando-os entre si com a ajuda de iões de oxigénio activos e radicais livres. Esta reação ocorre sob a influência de um sistema iniciador de polimerização, que é de dois tipos: polimerização química e de luz (foto). Nos compósitos de polimerização química, este sistema consiste em peróxido de benzoílo, que é ativado por aminas aromáticas terciárias. Nos fotocompósitos, a canforoquinona é utilizada para gerar radicais livres. Juntamente com aminas terciárias, forma um composto instável que sofre fotofragmentação sob a influência da luz para formar radicais activos.

Durante esta reação, a polimerização pode ser inibida pelo oxigénio do ar, uma vez que a reatividade do oxigénio aos radicais é muito maior do que a dos monómeros. Como resultado, forma-se uma camada de material subpolimerizado ("camada inibida pelo oxigénio") na superfície do compósito, cuja espessura depende da profundidade da difusão do oxigénio (W. Finger, K. Jorgensen, 1976; I. Ruyter, 1981). Alguns produtos químicos (por exemplo, o eugenol) também têm uma atividade semelhante, podem ligar-se aos grupos activos das moléculas de monómero e interromper a reação de polimerização.

- O material de enchimento inorgânico é constituído por partículas trituradas de vidro de bário, quartzo, farinha de porcelana, dióxido de silício, etc. Determinam a resistência mecânica, a consistência, o contraste de raios X, a contração e a expansão térmica do compósito. Os silanos são utilizados para melhorar a ligação do material de enchimento aos monómeros orgânicos. O tamanho das partículas de carga pode variar entre 8-12 microns (macro cargas) e 0,01-0,001 microns (micro cargas). O componente inorgânico do material também determina a opacidade e, juntamente com os corantes, a sua cor. Isto torna possível reproduzir no material quase todas as tonalidades da cor do dente e as propriedades ópticas do esmalte e da dentina, as chamadas tonalidades de esmalte e dentina do compósito.

- Dependendo do tamanho das partículas de carga inorgânica e do tipo de polimerização, distinguem-se os seguintes tipos de materiais compósitos (F. Lutz, R. Phillips, 1983):

- Compósitos macropreenchidos (macrofílicos) - dimensão das partículas 8-12 microns;
- compósitos mini-enchidos (minifilamentos) - tamanho das partículas 1-5 microns;
- compósitos micropreenchidos (microfinos) - dimensão das partículas inferior a 1 mícron;
- compósitos híbridos - tamanho das partículas de 1-2 a 0,001 microns.

Os materiais compósitos macropreenchidos consistem em 70-78% de partículas de carga inorgânicas de tamanho bastante grande - até 12-20 microns. Este facto confere ao compósito uma grande resistência, mas também uma grande abrasividade e reduz a capacidade de polimento. Como resultado, são utilizados com sucesso para restaurar as áreas dos dentes que estão sujeitas a uma pressão mastigatória significativa (cavidades de classe I, II em dentes de mastigação), e a

estética é menos importante.
Os compósitos mini-preenchidos contêm 50-55% de partículas com um tamanho de 1-5 microns. Este facto reduz a sua resistência, mas melhora o polimento.
Os compósitos com microenchimento contêm uma média de 37% de enchimento com tamanhos de partículas de 0,01-0,4 microns.
Isto leva a uma diminuição da resistência do material porque a grande área de superfície total das partículas de enchimento requer uma grande quantidade de monómeros de matriz orgânica para as ligar. Ao mesmo tempo, estes materiais tornam possível polir bem a superfície do enchimento - quase até um brilho espelhado.
Um tipo de compósitos com enchimento micronizado são os materiais compósitos com enchimento micronizado não homogéneo que incluem pré-polimerizadores sólidos. Isto permite que o teor de carga seja aumentado para 50-55%, o que aumenta significativamente a resistência do material. Os materiais com enchimento micronizado são utilizados principalmente para
restauração cosmética das áreas dos dentes que não são significativamente afectadas pela pressão da mastigação.
- *Os materiais compósitos híbridos* contêm partículas de carga de 1-2 microns e micropartículas de 0,01-0,4 microns, os chamados compósitos micro-híbridos. A concentração de carga nestes materiais atinge 70-80%, o que lhes confere uma grande resistência: 350-370 MPa em compressão e até 120-150 MPa em flexão. Ao mesmo tempo, a presença de um grande número de micropartículas permite-lhes ser polidos até um brilho espelhado. Estas propriedades dos micro-híbridos permitem-lhes ser utilizados para restaurar todas as classes de defeitos nos dentes anteriores e posteriores. Devido ao elevado teor de carga inorgânica, os micro-híbridos caracterizam-se por uma elevada radiopacidade, o que é de grande importância no caso do preenchimento de cavidades nas superfícies de contacto dos dentes e para a deteção de cáries secundárias.
O desenvolvimento adicional de compósitos híbridos levou à criação dos chamados materiais compósitos totais. Estes são caracterizados por uma composição otimamente selecionada de partículas de carga inorgânicas de diferentes tamanhos: macro, mini e micropartículas. Isto torna possível obter propriedades físicas e mecânicas ainda melhores do material. Os seguintes materiais são atualmente populares como híbridos totais:: "Spectrum TPH (Dentsply), Valux Plus, Filtek Z250, Z 100 MP (3M ESPE), Herculite XRV (Kerr), Aelitefil (Bisco), Degufil (Degussa), Charisma (Heraeus Kulcer), etc.
Um outro desenvolvimento de materiais compósitos híbridos totalmente preenchidos são os chamados compósitos de micromatriz. Estes utilizam a tecnologia de processamento de cargas, que permite manter um elevado nível de enchimento do material compósito - até 75-78% - enquanto reduz o tamanho das partículas de carga. Enfatizando a essência da tecnologia utilizada, a Dentsply chamou esta classe de materiais de compósitos de micromatriz. No final de 1999,

surgiram vários destes materiais: "Renew", "Micronew" (Bisco), "Esthet X" (Dentsply), "Point 4" (Kerr), "Vitalescens" (Ultradent), etc. Por exemplo, o "Esthet-X" (Dentsply) tem um sistema de enchimento inorgânico optimizado que contém partículas muito pequenas (submicrónicas) de vidro de fluoreto de alumínio e bário em combinação com dióxido de silício. Isto melhora ainda mais o polimento e a durabilidade da superfície polida dos compósitos. Dada a presença de um grande número de partículas muito pequenas (menos de 0,001 microns) no material de enchimento destes compósitos, estes compósitos são designados por nanocompósitos. Outro nome para este tipo de materiais compósitos reflecte a presença de partículas de carga de 3 tamanhos diferentes na sua composição: mais de 1 µm, entre 0,1-0,01 µm e menos de 0,001 µm - materiais de carga trifásicos.
Atualmente, dada a versatilidade dos materiais compósitos, os fabricantes oferecem uma vasta gama de tonalidades de cor, bem como embalagens práticas, leves e fáceis de utilizar (seringas, carpules, etc.) para uso clínico.
Para uma restauração estética completa da coroa do dente, é necessário imitar totalmente os seus tecidos duros (esmalte, dentina) não só em termos de tonalidades de cor, mas também em termos do seu grau de opacidade (ou, inversamente, transparência). Num dente intacto, os tecidos duros que constituem a sua coroa têm diferentes propriedades de transmissão ou absorção da luz. A dentina é a mais opaca, transmitindo apenas 50% da luz ou menos. O esmalte é mais transparente - absorve apenas 40% da luz. O esmalte do bordo de corte dos dentes anteriores é o mais transparente - retém apenas 30% da luz, ou seja, é 70% transparente. Tendo em conta estas caraterísticas dos tecidos duros dos dentes, foram criados tons de dentina (opacos) para compósitos, esmalte e tons de esmalte do bordo de corte. Têm um grau de opacidade igual ao dos tecidos duros correspondentes dos dentes que são restaurados com estes materiais. Os materiais compósitos de polimerização química são frequentemente fabricados com a chamada opacidade padrão (na ordem dos 50-60%).
Um dos indicadores importantes das propriedades dos materiais compósitos é o rácio de peso ou volume da quantidade de carga inorgânica (P. Lambrechts et al., 1982). Este fator determina a resistência do material e as possibilidades da sua utilização clínica: quanto maior for o teor de carga, mais resistente é o compósito. Os materiais compósitos que contêm mais de 75% de carga inorgânica são definidos como materiais com carga pesada. Os compósitos que contêm 66% ou menos são designados por materiais com carga ligeira. O significado clínico desta divisão de materiais é o facto de os materiais com enchimento elevado serem muito resistentes à pressão mastigatória e poderem ser utilizados universalmente. Ao mesmo tempo, os materiais com enchimento ligeiro são principalmente utilizados apenas em situações em que a restauração ou a obturação não está sujeita a uma pressão mastigatória significativa, ou seja, em cavidades das classes III ou V.
A desvantagem de todos os materiais compósitos é a sua contração de polimerização, que é de aproximadamente 2-5%. A razão para o encolhimento é a

diminuição da distância entre as moléculas de monómero durante a formação de cadeias de polimerização. Tendo isto em conta, os compósitos de fotopolímero são introduzidos na cavidade em camadas que não excedem 1-2 mm de altura.
Dependendo do método de polimerização, os materiais compósitos dividem-se em compósitos polimerizados quimicamente e compósitos fotopolimerizados. Os materiais compósitos que também são polimerizados sob a influência do calor (quando aquecidos a 100°C) também são utilizados para o fabrico indireto de inlays.

Materiais compósitos que são polimerizados quimicamente,
são normalmente constituídos por duas pastas, uma pasta e um líquido ou um líquido e um pó. Esta separação deve-se ao facto de uma delas conter substâncias que provocam (iniciam) a polimerização, os chamados agentes catalíticos. Estes compósitos incluem um sistema de iniciação constituído por peróxido de benzoílo, que é ativado por aminas aromáticas terciárias para formar radicais livres. Quando a pasta de base que contém o componente de amina é misturada com a pasta catalisadora que contém peróxido de benzoílo, inicia-se o processo de polimerização. A taxa de polimerização depende da quantidade de iniciador e da temperatura do material (dente). As vantagens da polimerização química são a polimerização uniforme do material, independentemente da profundidade da cavidade e da espessura da obturação. A desvantagem deste tipo de compósitos é o facto de a decomposição das aminas terciárias continuar durante muito tempo após o endurecimento do material, o que leva a uma alteração da cor da obturação - na maioria das vezes torna-se amarela ou mesmo mais escura (W. F. Pollack, M. N. Blitzer, 1984).

Os materiais compósitos que polimerizam sob a influência da luz são mais estáveis a este respeito, permitem o ajuste do momento de polimerização e a possibilidade de aplicação camada a camada de material de diferentes tonalidades. Em comparação com os compósitos de cura química (R. E. Jordan, 1993), apresentam uma série de vantagens

cura controlada (no tempo necessário para o médico, após a formação de uma porção do material);

polimerização profunda e fiável de uma parte do material (até 80-85%). Em 40 segundos, uma camada de material com uma espessura de 2,5 a 4,7 mm (dependendo das caraterísticas do material) é endurecida de forma fiável;

estabilidade de cor em comparação com os materiais de polimerização química. Após a polimerização, não contêm aminas terciárias - uma fonte potencial de descoloração após a restauração (E. Asmussen, 1983).

O iniciador da polimerização é a canforoquinona e um ativador de amina, que formam um composto instável. Quando exposto à luz, decompõe-se com a formação de radicais livres. A clivagem intensiva da canforoquinona ocorre sob a influência da luz com um comprimento de onda de 400-500 nm (ótimo - 470 nm). A taxa de polimerização depende da duração da iluminação e da intensidade da luz.

O grau e a profundidade da polimerização dependem, em certa medida, da cor e da transparência do compósito. No entanto, em qualquer caso, a profundidade de cura do material não excede 4-5 mm (a profundidade óptima da camada para uma polimerização completa é de 1-2 mm). Durante a polimerização com luz, o iniciador e o ativador de amina são completamente decompostos na camada de compósito, pelo que os fotopolímeros, na sua maioria, não mudam de cor após a cura do material.

Para garantir a fotopolimerização de um material compósito, é necessária uma certa quantidade de energia luminosa, que é fornecida por fontes de luz especiais - lâmpadas de fotopolimerização. Estas fornecem um feixe de luz bastante potente - 300400 mW/cm2 com uma gama de comprimentos de onda de 450-500 nm (emissão máxima a cerca de 470 nm). Ao longo do tempo, quando o fotopolimerizador está em funcionamento, a potência do seu fluxo de luz diminui gradualmente. Se descer abaixo de 300 mW/cm2, então a lâmpada não consegue polimerizar completamente o material e a lâmpada do fotopolimerizador tem de ser substituída. Para determinar a intensidade do fluxo luminoso, são utilizados dispositivos especiais

- radiómetros. Alguns fotopolimerizadores estão disponíveis com radiómetros incorporados, por exemplo, o XL 3000 (ZM).

Guias de luz especiais de diferentes diâmetros (1-10 mm) são utilizadas para fornecer o fluxo de luz diretamente ao dente. Para maior comodidade do trabalho, as lâmpadas estão equipadas com temporizadores com sinais sonoros que permitem registar o tempo de polimerização (em média, varia de 10-20 s a 40-60 s).

O fluxo luminoso das lâmpadas de cura contém uma proporção significativa de radiação ultravioleta, que é prejudicial para os olhos do pessoal médico e dos doentes. Isto exige a proteção dos olhos com dispositivos especiais: óculos de proteção com filtros de luz amarela, escudos especiais, etc. Tendo em conta os efeitos nocivos das lâmpadas de cura, a sua utilização não é recomendada na presença de várias doenças oculares. A lâmpada também emite uma certa quantidade de raios infravermelhos, que podem sobreaquecer a polpa dentária (um aumento da temperatura da polpa para 60-70 °C provoca a sua necrose). Por isso, na medicina dentária terapêutica, não se recomenda a utilização de fotopolimerizadores com uma potência de lâmpada superior a 100 W; normalmente a sua potência é de 35-75 W.

Para além dos materiais compósitos com uma consistência semelhante a uma pasta comum, surgiram agora materiais compósitos fluidos e compómeros: "Revolution (Kerr), Aeliteflo (Bisco), Dyract Flow (Dentsply), Filtek Flow (3M-ESPE), etc. Caracterizam-se por uma consistência mais líquida e são produzidos em seringas especiais, a partir das quais o compósito pode ser facilmente introduzido mesmo em cavidades muito pequenas. Durante a polimerização de um compósito fluido, praticamente não há tensões internas de polimerização, cuja presença num material de consistência tradicional pode levar a fissuras. No entanto, é necessário recordar

a retração de polimerização bastante significativa dos compósitos fluidos, que é em média de 5-7%. No entanto, a elasticidade do material permite-lhe aderir facilmente e com mais firmeza aos tecidos duros do dente, e a contração da polimerização é notada na superfície do material. Ao mesmo tempo, não há tensão excessiva das moléculas de ligação elástica do adesivo. A consistência líquida do material permite o preenchimento quase perfeito de todas as áreas de difícil acesso da cavidade cariosa ou da boca do canal radicular. Para garantir a consistência fluida do material, a quantidade de carga inorgânica foi ligeiramente reduzida em comparação com
compósitos e compómeros com uma consistência pastosa convencional. Contudo, têm um grau de enchimento bastante elevado - até 60% - e resistência suficiente: 250300 MPa à compressão e 80-120 MPa à flexão. Este facto dá aos dentistas mais oportunidades para a sua utilização clínica (A. Grützner, 1999).

A procura de uma alternativa à amálgama, que é um dos melhores materiais para obturação de dentes para mastigar, levou à criação de materiais compósitos com maior resistência. Estes materiais contêm cerca de 80% de uma carga inorgânica especial, em particular vidro polimérico (Solitaire). A forma específica do material de enchimento assegura uma ligação mais forte com a matriz orgânica e uma maior densidade de enchimento no material. Este facto confere ao material uma consistência bastante densa e permite a sua condensação no canal radicular cariado (F. Schneider, 1998). Devido a este facto, estes materiais - compósitos viscosos - são caracterizados por uma resistência significativa e um nível mais baixo de retração de polimerização (1,6-1,8%). Devido ao elevado teor de carga, o material pode ser introduzido na cavidade em camadas horizontais e polimerizado diretamente a partir da superfície. Propõe-se a utilização destes compósitos para preenchimento e restauração de dentes posteriores, ou seja, nas áreas que estão sujeitas a uma carga mastigatória significativa. Devido ao elevado conteúdo de carga inorgânica, têm um baixo nível de abrasão: aproximadamente 1,6-2,0 microns por 1 ano. Os representantes deste tipo de materiais de enchimento compostos são Solitaire (Kulzer), Prodigy Condensable (Kerr), Sure Fill (Dentsply), Filtek P60 (ZM), etc.

A presença de carga inorgânica nos materiais compósitos piora a adesão marginal da restauração aos tecidos duros dos dentes. Para melhorar a adesão do material de enchimento ao esmalte, M. Buonocore (1955) propôs o condicionamento do esmalte com ácido. Este dissolve os componentes inorgânicos do esmalte, na superfície dos quais se formam microporos com 5-50 microns de profundidade. O material do compósito ou o seu sistema adesivo penetra nestes poros e liga o esmalte ao material compósito. A resistência da ligação resultante atinge 2030 MPa, o que permite a sua utilização em muitas situações clínicas. Na maioria das vezes, são utilizadas soluções ou géis de ácido fosfórico a 35-37% para o condicionamento ácido. O procedimento dura normalmente 20-60 segundos, após os quais o ácido é cuidadosamente lavado do esmalte com um jato de água.

Atualmente, foram criados os chamados géis de gravação indeléveis que não requerem lavagem com água, uma vez que se combinam organicamente com os componentes do sistema adesivo. Exemplos de tais condicionadores são NRC (Dentsply), Etch & Prime (Degussa), etc.

O aparecimento de novas gerações de sistemas adesivos tornou possível obter uma ligação forte entre o material compósito e a dentina. Isto exigiu o condicionamento ácido da sua superfície. Para este efeito, são utilizadas preparações de ácido fosfórico, bem como os chamados condicionadores de dentina - géis nos quais, para além do ácido fosfórico, são introduzidos ácidos mais fracos: málico, maleico, etc.

A capacidade de formar uma ligação forte e permanente com os tecidos duros do dente é uma caraterística necessária dos materiais compósitos. A utilização da técnica de condicionamento ácido do esmalte e de agentes de ligação ao esmalte tornou possível obter uma ligação forte entre o compósito e a superfície do esmalte. A ligação do material compósito à dentina era um problema significativo. Foram criados sistemas adesivos para resolver este problema. Estes são complexos de monómeros de compósito em combinação com solventes e substâncias capazes de formar uma ligação química com os componentes minerais e orgânicos da dentina. Quase todos os sistemas adesivos utilizavam moléculas bifuncionais com a seguinte estrutura esquemática (E. Asmussen, E. S. Munksgaard, 1985):

M - R-X,

onde **M** é um grupo metacrilato, **R** é um ligante e **X** é um grupo funcional que se liga diretamente à superfície da dentina. O grupo metacrilato está ligado aos monómeros do compósito, a molécula elástica de ligação liga o compósito ao adesivo fixado à dentina. O grupo funcional contém vários grupos activos capazes de formar ligações químicas com componentes inorgânicos e orgânicos da dentina.

Nos últimos anos, foram desenvolvidas várias gerações de sistemas adesivos, que diferem consoante o tipo de ligação entre os componentes do sistema adesivo e a dentina. Atualmente, os sistemas adesivos da terceira, quarta, quinta e sexta gerações são utilizados em materiais compósitos. A principal propriedade utilizada para esta diferenciação é a capacidade dos adesivos para formar a chamada zona de dentina híbrida.

Durante a preparação da dentina, forma-se uma camada manchada ou borrada na sua superfície - "smear layer", "Schmutzschicht". É formada por partículas inorgânicas de dentina, apatites, fragmentos de fibras de colagénio da substância dentinária e tem uma espessura de 0,5-5,0 microns. Estes fragmentos, sob a forma de crostas, fecham as aberturas dos túbulos dentinários, impedindo a penetração de várias substâncias nos mesmos (A. Boyd et al., 1963). Os sistemas adesivos de terceira geração incluem esta camada contaminada na sua composição, transformam-na (modificam-na) e aderem assim à dentina.

Os sistemas adesivos de quarta e quinta geração penetram profundamente na dentina, impregnam-na e, após a polimerização, formam uma zona híbrida na mesma. Para que possam penetrar na dentina, é necessário remover a camada contaminada. Isto é conseguido através do condicionamento ácido da dentina. Sob esta condição, esta camada dissolve-se no ácido, é lavada com água e depois as aberturas dos túbulos dentinários abrem-se. Os componentes do sistema adesivo podem penetrar facilmente nas bocas abertas dos túbulos dentinários.

Após o condicionamento ácido, forma-se também uma camada desmineralizada na superfície da dentina, que consiste em 30% de colagénio e as suas fibras desmineralizadas. Em caso de qualquer dano (por exemplo, secagem da cavidade com um jato de ar forte), estas fibras aderem facilmente umas às outras, caem e voltam a fechar as bocas dos túbulos dentinários. Por isso, após uma secagem cuidadosa da cavidade, deve permanecer uma certa quantidade de humidade na superfície da dentina, na qual as fibras de colagénio estão suspensas (parecem flutuar neste líquido). Esta dentina parece areia depois da chuva e brilha um pouco à luz da unidade dentária - a chamada dentina húmida ou cintilante.

As bocas dos túbulos dentinários, que foram abertas após a remoção da camada contaminada, podem agora ser facilmente penetradas pelo sistema adesivo. Para uma penetração mais profunda, são necessários monómeros não viscosos, finos e altamente hidrofílicos, solúveis em solventes orgânicos (acetona, álcool). As composições do sistema adesivo, especialmente criadas para este fim, são chamadas de primários. Estes penetram muito profundamente (quase até à polpa) na espessura da dentina, combinando-se química e mecanicamente com as suas estruturas. De seguida, aplica-se uma película fina do próprio adesivo na superfície da dentina. Após a polimerização ligeira, forma-se uma camada híbrida, ou zona híbrida, na espessura da dentina. Esta é entendida como uma camada de dentina impregnada com o sistema adesivo do compósito (primer e adesivo) que atinge a polpa. Devido à formação de uma zona híbrida, a polpa é isolada de forma fiável dos efeitos tóxicos dos componentes do compósito e é conseguida uma ligação muito forte (até 20-30 MPa) do material compósito com a dentina.

Uma caraterística dos sistemas adesivos de quarta geração é o facto de serem constituídos por dois componentes: primário e adesivo. Formam uma zona híbrida, fechando (selando) os canais dentinários de forma fiável. Estes sistemas são polivalentes e permitem a ligação do material compósito aos tecidos duros dos dentes, metais, porcelana, compómeros, etc. O desenvolvimento adicional dos sistemas de quarta geração foi a criação de agentes de ligação de um componente da quinta geração. Estes combinam as caraterísticas de um primário e de um adesivo e formam uma ligação mais forte com os tecidos duros dos dentes. A composição química e as propriedades básicas destes adesivos não diferem dos sistemas de quarta geração, mas devido à criação de novas condições de estabilização, foi possível combinar o primário e o adesivo num líquido composto (um frasco). Este facto facilita a sua utilização clínica e reduz o risco de erros.

Os sistemas adesivos contêm pequenas partículas de carga, os chamados nanofillers, que podem penetrar nos tubos de dentina: "Optibond Solo (Kerr), Prime & Bond NT (Dentsply), etc. Neste caso, o nanofiller actua como uma

substância com uma estrutura reticulada, reforça a camada adesiva e aumenta a retenção micromecânica do adesivo (A. Grützner, 1998).
O desenvolvimento posterior dos sistemas adesivos foi a introdução de vários ácidos na sua composição, os chamados adesivos autocondicionantes (também chamados sistemas adesivos de sexta geração). A sua vantagem é uma aplicação única na superfície da dentina, sem enxaguamento posterior com água. O ácido (mais frequentemente o ácido maleico) introduzido no adesivo dissolve a camada de dentina contaminada e penetra profundamente nos tubos dentinários. Outros componentes do sistema adesivo penetram quase à mesma profundidade. Durante a polimerização, o ácido também polimeriza e torna-se parte da zona híbrida.
Assim, os materiais compósitos fotopolimerizáveis modernos têm uma série de propriedades específicas, nomeadamente:
- resistência mecânica muito elevada: em média, 300-370 MPa em compressão e 150-170 MPa em flexão;
- formam uma ligação química com os tecidos duros dos dentes (esmalte, dentina);
- unir materiais em fragmentos (compósito - compósito, compósito - cimento de ionómero de vidro, etc.);
- biologicamente tolerantes aos materiais;
- idênticos aos tecidos dentários naturais em termos de propriedades físicas (transparência, cor, resistência à abrasão, etc.).

Isto permite a utilização de materiais compósitos para restaurar quaisquer defeitos nos tecidos duros dos dentes que surjam em resultado de cáries, lesões não cariosas, traumatismos, anomalias na forma e posição dos dentes, para corrigir a dentição e para fazer pequenas pontes.
Os sistemas adesivos dos materiais compósitos proporcionam um isolamento bastante fiável da polpa dos efeitos tóxicos dos monómeros compósitos, mas, em alguns casos, é necessário um isolamento adicional com materiais mais inertes. Para este efeito, são utilizados materiais especiais contendo alguns aditivos medicinais (por exemplo, hidróxido de cálcio), cimentos de ionómero de vidro e compómeros. Para além de um isolamento fiável da polpa, estes materiais devem estar firmemente ligados ao material compósito principal e aos tecidos duros do dente. De acordo com os requisitos modernos, estes materiais devem formar um conjunto monolítico com o compósito, firmemente ligado aos tecidos dentários. Por outro lado, devem estar firmemente ligados ao material compósito principal ou não interferir com a sua ligação aos tecidos dentários. Idealmente, estes materiais auxiliares devem formar um único monólito com o compósito principal, firmemente ligado aos tecidos dentários. Por estas razões, foram desenvolvidos materiais que desempenham determinadas funções na obturação (restauração) dos dentes e que, em geral, proporcionam uma forte restauração do defeito da coroa do dente e a ligação com os tecidos duros dos dentes.
Assim, diferentes fabricantes desenvolveram e produziram não só materiais de

obturação individuais para obturação e restauração dentária, mas também sistemas especiais de materiais para vários fins que estão bem ligados uns aos outros num único monólito. Normalmente, estes sistemas incluem materiais para proteção (contendo hidróxido de cálcio) e isolamento da polpa (cimentos de ionómero de vidro e compómeros), sistemas adesivos e compósitos de várias tonalidades de cor e transparência. Em geral, a utilização de um complexo destes materiais permite-lhe criar uma obturação ou restaurar um dente em qualquer processo patológico complexo. Ao escolher os materiais, é aconselhável dar preferência a um complexo de materiais de um fabricante, uma vez que é muito difícil garantir uma forte ligação monolítica de materiais de diferentes fabricantes. Para além dos materiais de enchimento, recomenda-se a utilização de ferramentas e materiais de polimento do mesmo fabricante. Isto assegurará a melhor qualidade de tratamento da superfície da obturação ou restauração.

Caraterísticas do enchimento com materiais compósitos.

Os materiais compósitos fotopolimerizáveis modernos têm uma série de caraterísticas específicas do método de utilização que os distinguem de outros materiais de enchimento. A tecnologia da sua aplicação é bastante complexa, requer um tempo considerável (1-3 horas) e é muito sensível a quaisquer violações. Por conseguinte, é necessário trabalhar com estes materiais em gabinetes dentários especialmente preparados e equipados com equipamento e instrumentos adequados. Os materiais compósitos são muito sensíveis a qualquer contaminação do campo cirúrgico (cavidade cariada, dente restaurado, etc.), pelo que um isolamento fiável é muito importante. Só as ensecadeiras podem proporcionar esse isolamento durante muito tempo. É desejável que o dentista trabalhe em conjunto com um assistente (ajudante ou enfermeiro) - o chamado trabalho a quatro mãos. O pessoal médico deve usar luvas de borracha, uma vez que os componentes do material compósito, especialmente o sistema adesivo, são alergénios muito fortes.

A restauração de defeitos dentários com compósitos pode dar um efeito cosmético muito elevado, uma vez que é possível preencher a cavidade com materiais que correspondem totalmente a todas as tonalidades dos tecidos dentários perdidos, ou seja, dentina e esmalte, em termos da sua cor e transparência. O princípio básico da restauração é que o tecido dentinário perdido é restaurado com um material com tons de dentina (opalino) e o esmalte - com uma variedade de tons de esmalte. Por isso, a escolha correta da cor do material de preenchimento é de grande importância. Ao selecionar o material, é tida em conta a divisão condicional da coroa do dente em corpo, bordo de corte (superfície de mastigação) e colo do dente. Basicamente, a tonalidade do material é selecionada de acordo com a cor do corpo da coroa, e depois as tonalidades das outras partes já estão orientadas. Também podem ser utilizadas tabelas especiais para este fim.

A preparação de uma cavidade cariosa deve ser efectuada com muito cuidado, com a remoção completa de todo o esmalte duro amolecido e dos tecidos dentinários. Dada a forte ligação entre os materiais compósitos e os tecidos duros do dente, nem sempre é necessário formar uma cavidade em forma de caixa, criar saliências, cavidades adicionais, etc. É desejável a remoção completa das áreas pigmentadas da dentina, uma vez que estas podem afetar o modo de fotopolimerização do compósito.

A forma da margem do esmalte depende da força do sistema adesivo; os materiais modernos não requerem um bisel de 45°. Ao preencher defeitos não cariosos, a chamada camada de esmalte sem prisma deve ser removida durante a preparação para garantir uma melhor adesão do material.

Fases da obturação com materiais de obturação compostos.

O dente preparado para ser preenchido com uma cavidade preparada é cuidadosamente isolado da cavidade oral (de preferência com um cofferdam). Independentemente do tipo de compósito, o processo de preenchimento consiste nos seguintes passos gerais:

1. Gravura ácida.
2. Isolamento da polpa.
3. Tratamento de tecidos dentários duros com um sistema adesivo.
4. Introdução do material compósito após a polimerização.
5. Processamento final (definitivo) e polimento da obturação (restauração).

Gravura ácida. Existem várias variantes deste método, consoante o tipo de sistema adesivo de compósito. No caso dos sistemas adesivos de terceira geração, apenas o esmalte é condicionado com ácido, uma vez que a camada de dentina contaminada é modificada por este tipo de sistema adesivo. Os sistemas adesivos da quarta e quinta gerações requerem o condicionamento total do esmalte e da dentina.

O gel de condicionamento é aplicado no esmalte e deixado sobre ele durante 20-30 segundos, após o que (no caso de condicionamento total) a superfície da dentina é condicionada durante 15-20 segundos. Em seguida, a cavidade é lavada com água durante 20-30 segundos e seca com ar. Não é recomendável dirigir jactos de água ou ar diretamente para a superfície da dentina, para não causar o colapso das fibras de colagénio. A dentina é seca até ter uma superfície ligeiramente húmida que brilha à luz de uma lâmpada (dentina húmida ou cintilante). O bordo gravado do esmalte é completamente seco durante este tempo e adquire uma cor mate calcária. A partir deste momento, não deve entrar qualquer humidade nas superfícies gravadas do dente.

Isolamento da polpa. Os materiais compósitos podem irritar significativamente a polpa dentária. Para evitar a irritação, é necessário utilizar almofadas isoladoras. No caso de compósitos de polimerização química, podem ser utilizados para este fim fosfato de zinco, cimentos de ionómero de vidro, vernizes, materiais contendo cálcio, etc. O único requisito para as juntas é que não contenham eugenol. Regra geral, o revestimento é aplicado no fundo da cavidade cariada até ao nível da junta de esmalte-cimento.

Os materiais compósitos fotopolimerizáveis são utilizados com sistemas adesivos de quarta ou quinta geração. Eles selam hermeticamente os túbulos dentinários, o que constitui um isolamento fiável da polpa. No caso da sua utilização, é possível limitar-se ao revestimento seletivo (pontual) com materiais compatíveis com o cálcio das áreas de dentina que estão perto dos cornos pulpares. Estes podem ser preparados de cura química, mas os materiais de cura ligeira são mais adequados para este fim. Os cimentos de ionómero de vidro, principalmente os que têm um mecanismo de fotopolimerização, e os compómeros podem ser utilizados para o isolamento. Estes materiais são bastante resistentes, pelo que podem ser utilizados não só para um revestimento isolante, mas também para criar o volume principal de uma futura obturação ou restauração ("técnica de sanduíche").

Existem várias variantes da "técnica de sanduíche" que podem ser usadas para preencher cavidades cariosas de classe I e classe P. De acordo com a primeira variante, a maior parte do volume da cavidade cariada é preenchida com cimento de ionómero de vidro, e o compósito é colocado na sua superfície, cobrindo completamente o cimento. Este é um método fechado. De acordo com a segunda variante, numa cavidade de classe II, a parte gengival profunda é preenchida com cimento de ionómero de vidro (compómero, compósito de polimerização química). O restante volume da cavidade é preenchido com fotocompósito em camadas. Neste caso, o compósito cobre apenas parcialmente o ionómero de vidro (por exemplo, apenas na superfície de mastigação). Esta opção é designada por método aberto da "técnica de sanduíche". Também pode ser feito um coto de cimento de ionómero de vidro (compómero, etc.) para restaurar completamente a coroa de um dente despulpado. Quando se utilizam ionómeros de vidro de cura química, pode ser utilizado um método de enchimento retardado para evitar o descolamento do revestimento da dentina, quando a camada de compósito é aplicada 1 dia após a aplicação do revestimento. Durante este tempo, o cimento amadurece e adere firmemente aos tecidos duros dos dentes.

Quando os cimentos de ionómero de vidro são utilizados na técnica de sanduíche, torna-se necessário condicionar o bordo do esmalte e, ao mesmo tempo, o cimento previamente introduzido na cavidade. O condicionamento do cimento com ácido fosfórico pode levar a fissuras, à penetração profunda do ácido e à formação de depósitos de ácido no cimento. Como resultado, pode ocorrer hipersensibilidade da dentina e danos na polpa. Por isso, recomenda-se o condicionamento da superfície do ionómero de vidro com um gel durante não mais de 20 s (K. Nopoga et al., 1987; K. Naricawa, V. Fujii, 1994).

Tratamento dos tecidos duros dos dentes com um sistema adesivo. Após o condicionamento ácido e a secagem da cavidade cariosa, aplica-se um sistema adesivo à superfície dos tecidos dentários duros preparados. Para o fazer, utilize um pincel especial (incluído no conjunto de material compósito) ou uma pequena esponja de espuma com 1-2 mm de tamanho. O adesivo é aplicado numa camada fina, sem excesso visível, e nivelado na superfície com uma corrente de ar fraca. Em seguida, o adesivo é fotopolimerizado.

Na cura química de materiais compósitos, são normalmente utilizados sistemas adesivos de terceira geração, que consistem em dois componentes: um catalisador e um líquido de base. Uma gota de cada um é aplicada numa placa especial e misturada com uma espátula, sendo depois aplicada na cavidade com um pincel (pequena esponja) e espalhada pela superfície. Depois de retirar o excesso de adesivo com um pincel, nivelá-lo com uma corrente de ar. De imediato, a porção misturada do material compósito é introduzida na cavidade.

Os sistemas adesivos de quarta geração são constituídos por um primário e um adesivo. Primeiro, aplica-se um primário na superfície da dentina com um pincel (esponja), que penetra rapidamente (absorve) na cavidade. A superfície da dentina deve estar ligeiramente húmida, sem excesso de líquido de primário. Se estiver seca, o procedimento de tratamento é repetido. O primário é aplicado durante 20-30 segundos, após o que é cuidadosamente seco com ar e, se exigido pelas instruções para este material, polimerizado com luz durante 10-20 segundos. Aplicar o adesivo na superfície tratada com o primário da mesma forma (mas com um pincel separado ou uma esponja nova). Distribuir numa camada fina, sem excesso, sobre a superfície da dentina e do esmalte e nivelar com um jato de ar fraco. Aguardar 10-20 segundos e fotopolimerizar o adesivo durante 10-20 segundos, de acordo com as instruções.

A utilização do sistema adesivo de quinta geração difere no facto de a primeira porção do líquido do sistema adesivo servir como primário.

A superfície tratada com o adesivo tem um aspeto brilhante e o material compósito deve aderir facilmente à sua superfície.

Aplicação do material compósito e sua polimerização. Preencher a cavidade cariada preparada com um compósito de polimerização química numa ou duas porções. O material é cuidadosamente pressionado no fundo e nas paredes da cavidade cariada para evitar a formação de bolhas de ar no futuro preenchimento. O compósito é introduzido na cavidade com algum excesso para compensar a contração de polimerização do material. Após a polimerização, este excesso é processado de acordo com a forma desejada e polido. Isto também é necessário para remover uma camada de material inibido pelo oxigénio da sua superfície, que não está suficientemente polimerizado e pode decompor-se e absorver pigmentos ao longo do tempo. Nos materiais compósitos de polimerização química, a polimerização ocorre de forma relativamente uniforme ao longo da espessura do material, começando mais frequentemente perto das paredes mais quentes da cavidade. Assim, o compósito liga-se inicialmente aos tecidos duros do dente e a contração de polimerização forma-se na superfície da obturação. Esta pode ser facilmente eliminada adicionando algum material em excesso durante a obturação.

Os materiais compósitos fotopolimerizáveis estão disponíveis em seringas opacas (capacidade de 3-4 g) ou em cápsulas especiais contendo 0,25 g de compósito. A quantidade necessária de material é espremida da seringa para uma placa especial e introduzida na cavidade cariada. Se forem utilizadas cápsulas (carpules), o material é espremido diretamente para dentro da cavidade utilizando um dispositivo especial ("pistola"). Os fotopolímeros são introduzidos na cavidade em camadas, a espessura da camada não excede 1-2 mm. Isto é necessário para a polimerização completa do material e para evitar o encolhimento significativo da polimerização. Ao preencher a cavidade, é necessário procurar não uma posição horizontal (em relação ao fundo da cavidade cariosa), mas uma posição mais vertical e oblíqua das camadas de material, colocando-as mais perto das paredes da cavidade. A polimerização leve é efectuada com uma lâmpada a partir do lado da parede (ou melhor, através dela) da cavidade à qual esta porção do material deve ser fixada. A porção seguinte é aplicada do lado da parede oposta e, assim, consegue-se a melhor adesão do material às paredes da cavidade

Cada camada de material compósito que é colocada na cavidade é sujeita a um ciclo de processamento específico que deve ser efectuado com muito cuidado. Este ciclo consiste na introdução de uma porção do material, no processamento plástico, na fixação da forma por polimerização direcional e na polimerização final da porção composta.

Antes de aplicar uma porção do compósito, é necessário certificar-se de que existe uma camada inibida pelo oxigénio na superfície do adesivo polimerizado. É necessário que a porção de compósito adira ao adesivo e se assemelhe a uma camada brilhante e húmida que possa ser facilmente removida com uma ferramenta ou uma bola de algodão. A porção introduzida do compósito deve aderir facilmente à superfície do adesivo polimerizado.

Durante o processamento plástico da porção adicionada do compósito, esta é distribuída com um saca-rolhas sobre a superfície, começando pelo centro. Sob esta condição, a camada inibida pelo oxigénio sob a porção processada do compósito é deslocada e adere firmemente à camada adesiva ou compósita abaixo. Este procedimento é realizado com uma certa pressão sobre a porção de compósito, uma vez que é impossível deslocar a camada inibida pelo oxigénio na ausência de pressão. Também é impossível fazê-lo numa sala com uma temperatura superior a 24 °C, uma vez que o compósito se torna mais fluido a esta temperatura e não pode ser pressionado contra a superfície da camada previamente polimerizada. Após esta "colagem", esta porção do compósito é moldada na forma necessária para o enchimento.

A fixação da forma da porção introduzida do compósito por polimerização dirigida é efectuada com uma lâmpada de fotopolimerização. A polimerização inicial de uma porção do compósito é efectuada dirigindo o feixe de luz através da superfície a ser colada. Uma vez que a polimerização de materiais fotopolimerizados começa no ponto de primeiro contacto entre o feixe de luz e o compósito, esta técnica de polimerização assegura que o material está firmemente ligado à superfície. Neste caso, a contração da polimerização forma-se na superfície livre e virada para a cavidade da porção de material e é facilmente compensada quando a porção seguinte do compósito é aplicada. Regra geral, esta fixação requer metade do tempo necessário, de acordo com as instruções do fabricante, para a polimerização

completa desta camada de material compósito.
Até à data, surgiram materiais fotocompostos com um sistema de polimerização melhorado que garante a polimerização completa do material, independentemente da direção do feixe de luz da lâmpada de fotopolimerização (por exemplo, uma nova série de materiais compósitos "Filtek" fabricados pela ZM ESPE).
A polimerização final de uma porção do compósito é efectuada colocando o guia de luz da lâmpada de polimerização à distância mínima possível e perpendicular à superfície desta porção. O tempo de polimerização é determinado pelas instruções do fabricante e é geralmente igual ao tempo restante após a fixação da camada de compósito. Como resultado, a camada aplicada e fixada na porção anterior é completamente polimerizada, e forma-se uma camada superficial na sua superfície, que é novamente inibida pelo oxigénio e cria assim condições para a aplicação da porção seguinte do compósito.
Posteriormente, este ciclo de acções é repetido tantas vezes quantas as necessárias para preencher completamente a cavidade cariosa ou criar uma restauração de coroa dentária. Na fase final, o material é aplicado e polimerizado num volume ligeiramente superior ao necessário para restaurar o defeito do tecido duro. Este excesso é necessário porque a sua camada superficial é inibida pelo oxigénio e tem de ser removida durante o processamento final da obturação (restauração).
A camada inibida pelo oxigénio forma-se mesmo sob matrizes transparentes utilizadas para restaurar superfícies dentárias, pelo que tem de ser removida, apesar da superfície lisa e brilhante do compósito resultante.
Processamento final e polimento da obturação (restauração). É necessário remover a camada de material compósito sub-polimerizada e inibida pelo oxigénio que se forma na sua superfície. Durante este procedimento, o excesso de material é removido, a superfície é contornada para lhe dar uma forma anatómica e é efectuado o polimento final.
O excesso de material é removido com rebarbas de turbina (diamante, acabamento, etc.) de várias formas. O procedimento é controlado com a ajuda de papel de cópia. A transição dos tecidos duros do dente para a superfície da obturação não deve ser sentida pela sonda. As mesmas brocas são utilizadas para dar à superfície da obturação ou restauração a forma anatómica necessária correspondente ao dente restaurado. A obturação é polida com cabeças especiais, discos, escovas, pastas, etc., recomendados pelo fabricante do material compósito. As superfícies de contacto são tratadas com cintas abrasivas com diferentes graus de grão. Este tratamento deve ser efectuado sem pressão significativa, para não sobreaquecer os tecidos duros dos dentes e danificar a polpa. Dada a dureza significativa dos materiais compósitos, é necessário um tempo considerável para polir a superfície, aproximadamente 60 segundos para polir apenas uma superfície da obturação. A superfície polida deve ter o brilho espelhado de uma superfície seca, caraterístico do esmalte, uma vez que este parece brilhante desde o início quando humedecido com líquido. Alterando as condições de iluminação, verifica-se a escolha correta

das tonalidades do material e o polimento da obturação. Após o polimento, a polimerização final da restauração é efectuada durante 1 minuto.

Caraterísticas do preenchimento de cavidades cariosas de diferentes classes com compósitos. A criação de uma margem de esmalte inclinada durante a preparação de uma cavidade cariosa depende do tipo de sistema adesivo de material compósito e pode não ser efectuada quando se utilizam sistemas de quarta ou quinta geração. A aplicação de uma almofada isolante é recomendada quando se utilizam adesivos de terceira geração. O preenchimento da cavidade com um fotocompósito é efectuado por camadas, obliquamente, devendo as camadas do material aderir o mais possível às paredes da cavidade.

No caso do preenchimento de cavidades cariosas de classe II, o mais difícil é a criação de pontos de contacto e uma boa adaptação marginal do material à parede gengival da cavidade cariosa. É obrigatório calçar os dentes com cunhas ou calços especiais (de madeira ou transparentes, consoante o tipo de material compósito). Estas cunhas fixam simultaneamente a matriz metálica ou transparente.

O material compósito de polimerização química é introduzido na cavidade preparada em excesso de uma ou duas porções. O material fotopolimerizável é aplicado em camadas, em camadas oblíquas que se aproximam o mais possível das paredes da cavidade. Dada a complexidade da fixação do fotocompósito à parede hospedeira, recomenda-se a realização desta parte da restauração com cimento de ionómero de vidro, compómero ou compósito de polimerização química.

A superfície de contacto é processada sem remover as cunhas. Para verificar a fiabilidade do ponto de contacto formado, a matriz é inserida entre os dentes e as cunhas são removidas. Neste caso, a matriz deve ser fixada no espaço interdentário e removida com alguma força. A qualidade do processamento e do polimento da superfície de contacto criada é verificada com a ajuda de um fio de seda dentário: o fio deve deslizar livremente, sem demora, sobre a superfície de contacto.

As cavidades cariosas das classes III e IV são restauradas da mesma forma. Por vezes, para melhorar o efeito cosmético da restauração, recomenda-se que o bordo de esmalte da cavidade na superfície vestibular do dente seja inclinado. Se for preenchida com um compósito, forma-se uma transição gradual para o tecido duro neste local, o que melhora o efeito cosmético e disfarça a linha de transição compósito-esmalte. No topo desta linha, a transição pode ser coberta com um compósito de tonalidades transparentes (a chamada tonalidade incisal do material).

Compositores

Em 1994, surgiu uma nova classe de materiais de obturação poliméricos - os compómeros, que combinam as vantagens dos materiais compósitos e dos ionómeros de vidro. O novo material foi designado por "compómero", um termo derivado de duas palavras - compósito e ionómero de vidro. Este material combina as tecnologias do compósito e do ionómero para criar uma combinação única de excelentes qualidades estéticas, propriedades físicas e facilidade de utilização.

Foram utilizados novos monómeros nos compósitos, que continham tanto grupos polimerizáveis de resinas compostas como grupos ácidos do polímero de ionómero de vidro. A reação de cura inicial ocorre da mesma forma que nos compósitos - devido à polimerização leve do monómero. Ao mesmo tempo, na presença de água, ocorre uma reação de cura ácido-base do ionómero de vidro. Os compósitos incluem resinas acrílicas (por exemplo, POMA e algumas outras), vidro de fluorossilício de estrôncio, fluoreto de estrôncio, iniciadores de polimerização e estabilizadores.

O compómero tem uma dureza e resistência significativas - de 260-280 a 340-350 MPa em compressão e até 120-150 MPa em flexão, o que é quase igual aos mesmos indicadores dos compósitos. Em comparação com os ionómeros de vidro, o material tem propriedades estéticas muito elevadas e estabilidade de cor durante vários anos, sem o aparecimento de superfície mate e fissurada da obturação, que são típicas dos ionómeros de vidro. A utilização de adesivos em combinação com o mecanismo de fixação do ionómero de vidro aos tecidos duros dos dentes confere ao compómero uma elevada resistência de união e densidade de adesão marginal, e a libertação de flúor proporciona um efeito anti-cárie. Tal como os ionómeros de vidro, o compómero não necessita de ser aplicado camada a camada na cavidade, o que facilita muito a sua utilização clínica. Esta combinação de qualidades e facilidade de utilização levou à rápida disseminação destes materiais e à sua popularidade.

Os representantes desta classe de materiais de enchimento são Dyract, Dyract AR, (Dentsply), Elan (Kerr), Compoglass (Vivadent), Hytac (ESPE), etc.

Os compômeros são utilizados principalmente para preencher cavidades cariosas das classes V e III dos dentes permanentes, todas as classes de dentes temporários (de leite), pequenas cavidades das classes I e II dos dentes permanentes, lesões não cariosas em locais sem carga mastigatória significativa (defeitos em forma de cunha, erosão, etc.), como base para restaurações, etc.

Recentemente, apareceram novas modificações de compómeros, por exemplo, Dyract
AP (Dentsply), Elan (Kerr), que têm
propriedades
físicas e mecânicas ainda melhores
, permitindo que sejam utilizados para as mesmas indicações que os compósitos híbridos.

Tal como os materiais compósitos, os compómeros estão disponíveis em seringas e cápsulas. A preparação para o preenchimento da cavidade e as fases iniciais do preenchimento não diferem das do caso dos compósitos fotopolimerizáveis. As diferenças são observadas na fase de aplicação do material, uma vez que os compósitos podem ser aplicados numa camada espessa, preenchendo quase completamente cavidades cariosas de tamanho médio. Reagem menos à direção da luz da lâmpada de polimerização porque têm um mecanismo adicional de polimerização do ionómero de vidro. O processamento final e o polimento não diferem do processamento final dos compósitos.

CAPÍTULO 2

CONCEPÇÃO DE OBTURAÇÕES DENTÁRIAS

Para eliminar cirurgicamente os defeitos nos tecidos duros dos dentes, é necessário prepará-los, o que envolve a remoção do tecido danificado e a formação de uma cavidade cariosa com a subsequente restauração da forma anatómica do dente. Este último pode ser efectuado com obturações feitas de materiais de enchimento (enchimento, restauração de plástico), inlays (restauração dura, microprostética) ou coroas artificiais.

A obturação (restauração plástica) é efectuada com materiais de obturação que têm a consistência de massas moles, fáceis de moldar. Isto torna possível introduzi-los facilmente diretamente na cavidade cariada preparada durante a restauração da coroa anatómica do dente, onde subsequentemente endurecem.

Atualmente, existem muitos materiais de obturação para vários fins. Isto permite ao dentista ser criativo na escolha do material mais eficaz num determinado caso clínico. No entanto, independentemente do tipo de material de restauração, devem ser seguidos certos princípios para obter uma obturação de alta qualidade.

Para restaurar a forma anatómica da coroa de um dente afetado por um processo patológico, também se podem utilizar inlays - uma espécie de microprótese da coroa do dente. A maioria dos autores indica que estes são um dos métodos mais fiáveis de preenchimento de cavidades cariosas, especialmente em dentes posteriores.

As incrustações são efectuadas com base em moldes ou peças em bruto (reproduções) obtidas a partir de cavidades dentárias cariosas preparadas. Podem ser feitas de metal (ouro, etc.), cerâmica ou plástico (compósitos). As incrustações são fixadas na cavidade cariada com a ajuda de materiais de fixação: vários tipos de cimentos, etc.

Atualmente, para restaurar a integridade das coroas dentárias, o método mais utilizado em muitos países é o preenchimento - restauração dentária de plástico. Este facto deve-se à simplicidade e acessibilidade desta técnica.

Uma obturação é um tipo de estrutura dentária feita de um material de enchimento que preenche uma cavidade cariosa e restaura a forma anatómica do dente. O material de preenchimento permanente pode ser aplicado sobre almofadas terapêuticas e isolantes, e o preenchimento inclui estes materiais.

O material de preenchimento permanente no seu estado plástico é introduzido na cavidade cariada preparada, onde se torna sólido. Após o endurecimento, a obturação preenche a cavidade cariada e evita a destruição dos tecidos duros do dente. Com a ajuda de uma obturação, a forma anatómica e a integridade funcional da coroa do dente são restauradas.

De acordo com a sua natureza química, os materiais de obturação permanente dividem-se em três classes principais: cimentos, metal e materiais poliméricos. Consoante o tipo de material, as obturações podem ser de cimento, amálgama, compósito e combinadas.

Dependendo do objetivo e do tempo de utilização, as obturações podem ser permanentes ou temporárias. As obturações temporárias são utilizadas para preencher uma cavidade cariada durante um determinado período de tempo, por exemplo, no tratamento de cáries profundas agudas. Os materiais para obturações temporárias podem ser utilizados para fazer pensos herméticos no tratamento de complicações de cáries. As obturações definitivas são utilizadas para restaurar o tecido duro perdido das coroas dos dentes cariados.

Também é possível sistematizar as obturações de acordo com as suas caraterísticas de conceção. W. Drot (1986) distingue os seguintes modelos básicos de obturações: monolíticas, reforçadas e com pino (Fig. 2.1).

A obturação substitui a parte destruída da coroa do dente. Se for feita de um único material de obturação, trata-se de uma obturação monolítica. Alguns autores não incluem as obturações feitas do mesmo material por meio de obturação camada por camada. Apenas quando descreve os resultados comparativos de diferentes desenhos, W. Drot (1986) utiliza este termo - "obturação monolítica".

Os desenhos mais complexos são as obturações com pinos e pós-pinos e as obturações reforçadas. Numa obturação com pilar e pino, são inseridos pinos adicionais para reforçar a sua retenção na cavidade cariada. Dependendo da sua colocação em relação à cavidade do dente (câmara pulpar), os pinos dividem-se em pinos parapulpares e intra-radiculares. Podem ser metálicos, de fibra de vidro e de polímero.

As obturações reforçadas são obturações que contêm hastes metálicas em forma de U e L que passam para os pinos parapulpares. As seguintes caraterísticas de design proporcionam uma maior estabilidade e resistência do enchimento

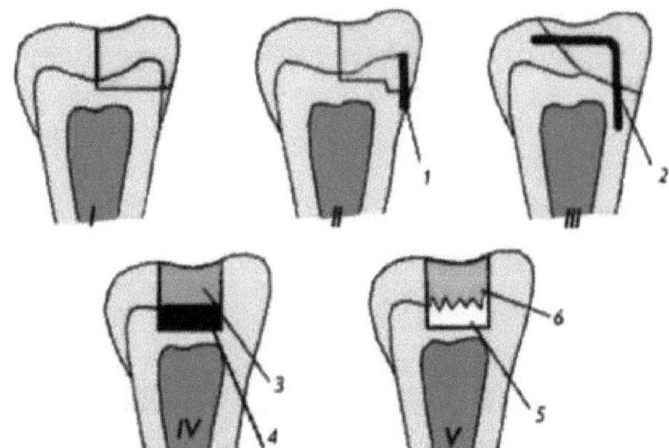

Fig. 2.1. Tipos de obturações dentárias: I - obturação mono-iónica; II - obturação com um pilar parapulpar (1 - pilar); III - obturação reforçada (2 - reforço); IV - obturação combinada de acordo com M.Z. Singer (3 - plástico, 4 - amálgama); V - obturação "sanduíche" (5 - ionómero de vidro, 6 - compósito)

Os pontos de retenção são utilizados para melhorar a fixação da obturação no dente. São colocados em locais de retenção adicionais preparados nos tecidos duros do dente. Desta forma, consegue-se uma distribuição mais uniforme da carga mastigatória nos tecidos do dente, aumentando a estabilidade e a vida útil da obturação.

Foram propostos vários modelos de obturações combinadas. M.A. Singer (1963) utilizou a obturação camada a camada de dentes com diferentes materiais, por exemplo, amálgama e plásticos (compósitos). Do ponto de vista do autor, a combinação destes materiais de obturação numa obturação combinada assegura uma distribuição racional das cargas de força (mecânicas) no sistema dente-obturação e a aparência cosmética da obturação. No entanto, estudos clínicos demonstraram uma rápida descoloração do plástico sob a influência da amálgama.

Propomos a conceção de restaurações combinadas que têm em conta os coeficientes de expansão térmica (CTE) dos materiais de restauro e dos tecidos duros dos dentes. Isto é muito importante, uma vez que no sistema de obturação dentária a expansão térmica é um dos principais factores que determinam a duração da obturação. Numa altura, nos anos 70, foram utilizadas obturações combinadas feitas de cimento de fosfato e amálgama. Estudos sobre a eficácia clínica destas obturações em comparação com a amálgama e o ionómero de vidro realizados por Brien em 1997 confirmaram a sua eficácia na obturação de dentes temporários (primários).

As selagens em sanduíche combinadas são muito utilizadas. São constituídas por uma base feita de cimento de ionómero de vidro, que é coberta com um material compósito. Estes materiais estão firmemente unidos entre si por ligações químicas, formando uma obturação monolítica. No entanto, neste desenho, esta obturação também fica enfraquecida na junção entre o compósito e o ionómero de vidro, devido à diferença no seu CET. No entanto, a "técnica de sanduíche" permite uma transferência mais segura de estímulos mecânicos e térmicos para a polpa e, portanto, tem certas vantagens sobre as obturações monolíticas feitas com esses materiais.

A utilização de obturações com uma base mais elástica permite melhorar o ajuste marginal da obturação, aumenta (quase duas vezes) a estabilidade da obturação e reduz o risco de cáries secundárias. V.N. Artamonova (1978) estudou o efeito do material verniz-adesivo à base de polímero elástico com componentes terapêuticos (hidróxido de cálcio e fluoretos) na eficácia da obturação dentária e na incidência de cáries secundárias. Verificou-se que o "verniz-adesivo" isola de forma fiável a polpa e tem um efeito anti-cárie.

Atualmente, os materiais de obturação mais comuns são os materiais compósitos. No entanto, mesmo os compósitos têm um coeficiente de expansão térmica que não coincide com os tecidos duros dos dentes (1,7 vezes superior). Os sistemas adesivos são utilizados para compensar a expansão térmica linear do compósito e para evitar a adesão marginal da obturação. São constituídos por moléculas elásticas que têm a forma de uma espiral ou mola. Quando o material se expande, estas espirais estreitam-se e, quando se contrai, esticam-se. Isto permite-lhe manter a integridade do ajuste marginal da restauração quando utiliza sistemas adesivos modernos em 97-98% dos casos.

Exemplos de sistemas adesivos modernos são One-Step (Bisco, EUA), Prime&Bond 2.1, Prime&Bond NT (Dentsply), Single Bond (ZM, EUA), Optibond Solo (Kerr), Promt-L-Pop (3M-ESPE) e muitos outros.

Os sistemas adesivos das gerações IV-VII formam uma zona híbrida na dentina. Este facto assegura uma adesão muito forte do sistema adesivo e, consequentemente, do compósito à superfície dos tecidos duros dos dentes: esmalte e dentina.

Assim, quando se utilizam compósitos, a fiabilidade e durabilidade das obturações depende da fixação adesiva do material aos tecidos duros dos dentes: esmalte e dentina.

O termo "adesão" refere-se à ligação molecular entre as superfícies de dois corpos (fases) sólidos ou líquidos dissimilares em contacto. A adesão de materiais poliméricos a diferentes sólidos é determinada pela intensidade da sua interação molecular e química na interface. Os polímeros polares com um grande número de grupos funcionais quimicamente activos nas suas macromoléculas apresentam uma boa adesão. A adesão é medida pela força de tração ou resistência à tração por área de superfície de contacto sob um determinado tipo de deformação (rasgamento, lascamento) e é expressa em MPa.

A força de adesão (ligação) do material de enchimento composto aos tecidos duros dos dentes deve ser de, pelo menos, 18-19 MPa. Quanto maior for a adesão do material ao esmalte e à dentina, mais fiável será a fixação das obturações (A.S. Solntsev, V.V. Aspemovsky, 1991; PR.Hots, 1986). Em média, a adesão dos sistemas adesivos modernos à superfície gravada do esmalte e da dentina é de 20 MPa e pode atingir 32-35 MPa.

Ao eliminar um defeito dentário, independentemente do tipo de material e do desenho da obturação, devem ser observadas as seguintes regras:

1) preparar e modelar cuidadosamente a cavidade cariosa; 2) preparar corretamente a superfície do esmalte e da dentina da cavidade preparada para o preenchimento, de acordo com as instruções, aplicando conscientemente técnicas de preenchimento adesivo; 3) seguir rigorosamente as instruções para a preparação do material (respeitar a proporção recomendada de componentes, utilizar a ferramenta de mistura recomendada) e as condições do seu armazenamento; 4) ter em conta a localização das cavidades e a quantidade de destruição das coroas dos dentes, as condições da retenção criada dependendo do processo patológico.

Enchimentos de cimento

Atualmente, os cimentos dentários dividem-se em cimentos de fosfato de zinco, de silicato, de silicofosfato, de zinco-eugenol, de ionómero de vidro e de polímero

(E.N. Zhulyov, 1997).
Em muitos países, os dentistas utilizam uma vasta gama de cimentos diferentes para a obturação. Isto é causado por problemas económicos, uma vez que os cimentos são materiais de obturação relativamente baratos. No entanto, devido à utilização generalizada de materiais compósitos para a obturação dentária, a utilização de cimentos de silicato diminuiu significativamente.
Os cimentos não são materiais de obturação ideais. Têm propriedades físicas e mecânicas baixas, solubilidade considerável, não aderem ao esmalte e à dentina (exceto os cimentos de policarboxilato e de ionómero de vidro) e o coeficiente de expansão térmica difere significativamente dos tecidos duros dos dentes (A.I. Nikolayev, 1995). Apenas o fosfato de zinco e alguns cimentos de ionómero de vidro têm um coeficiente de expansão térmica próximo do tecido dentário, mas não são utilizados para obturações permanentes. No entanto, a facilidade de utilização, a possibilidade de fabrico e o baixo preço são as razões para a utilização de cimentos.
Os dados da literatura são contraditórios no que respeita à eficácia e durabilidade das obturações de cimento de silicato. Vários investigadores apontam para a qualidade bastante elevada das obturações de cimento. Outros autores mostram que, no prazo de um ano após a cimentação, ocorrem defeitos de magnitude variável que requerem a eliminação até à substituição da obturação (T.L. Sirotina, 1972). Quando os cimentos são utilizados para a reabilitação da cavidade oral, 7 a 12% das obturações têm de ser substituídas anualmente (L.I. Pilipenko et al., 1970). V.I. Mitina (1973) descobriu que a vida útil média das obturações feitas com cimento Silicin é de 3,5 anos, e Silidont - 3,8 anos.
Ao contrário do cimento de fosfato de zinco, o cimento de policarboxilato tem uma solubilidade mais baixa e uma adesão pronunciada aos tecidos duros dos dentes, o que é bastante importante para um material de obturação. Estes cimentos têm um efeito irritante ligeiro e mínimo na polpa dentária.
Nos últimos anos, os cimentos de ionómero de vidro têm sido amplamente utilizados para obturação dentária (M. Kern, J.W. McLean, 1992). Caracterizam-se por uma boa compatibilidade biológica, maior resistência e adesão aos tecidos duros dos dentes. Os cimentos de ionómero de vidro são utilizados para preencher cavidades cariosas, como material para almofadas isolantes e fixação de estruturas ortopédicas fixas (coroas, inlays, pontes). São amplamente utilizados para criar a base de "obturações em sanduíche" devido à sua boa compatibilidade com compósitos (K.F. Leinfelder, 1989; K. Takarda, 1992; S.A. Whitehead, N.H. Wilson, 1989).
Os cimentos de ionómero de vidro são utilizados para o preenchimento de cavidades cariosas das classes III, V, bem como de lesões não cariosas dos tecidos duros dos dentes permanentes e temporários. Os representantes destes materiais são Stion (Raduga-R, Voronezh), Vitacryl (Medpolymer, São Petersburgo), uma série de cimentos Fuji (GC Ind., Japão), cimento de ionómero de vidro para revestimento

Base Line (Dentsply, EUA), Ketac Cem (ESPE) e outros cimentos.

Para melhorar as propriedades físicas e mecânicas, os cimentos de ionómero de vidro foram modificados com resinas acrílicas. O material resultante - compómero - tem uma resistência próxima da dos compósitos, mantendo as propriedades positivas dos ionómeros de vidro. Os representantes desta classe de materiais de obturação são o Dyract, o Dyract AP (Dentsply), o Elan (Kerr), o Hytac (ESPE) e outros.

M.A. Wallmork (1985) refere que atualmente os fabricantes se esforçam por criar novos cimentos de ionómero de vidro que tenham um CET próximo do dos tecidos dentários duros.M.A. Wallmork (1985),

Enchimentos de amálgama

A amálgama é utilizada para a obturação de dentes há quase 200 anos. Este facto deve-se à sua considerável resistência e durabilidade das obturações, que permanecem na cavidade oral durante 10-15 anos. A avaliação clínica da qualidade das obturações feitas de amálgama de prata (M.M. Gerner et al., 1985; N.F. Aleshina, 1986; R.N. Jacobson, 1985) mostra a sua elevada eficiência durante muito tempo. A vida útil média efectiva de uma amálgama é de 6,2 anos ou mais (L.I. Pilipenko et al., 1979).

A amálgama tem boas propriedades físicas e mecânicas, em particular, a sua resistência atinge 450-550 MPa. No entanto, este excelente material tem defeitos estéticos - uma desadequação da cor do dente e um coeficiente de expansão térmica significativo (V.V. Pobochnykh, 1991). A amálgama de prata tem baixa toxicidade e uma condutividade térmica significativa. Por conseguinte, os estímulos de temperatura podem facilmente irritar a polpa. Tendo em conta este facto, a amálgama é utilizada apenas para a obturação de dentes posteriores, uma vez que a sua cor metálica não combina com a cor natural dos dentes.

As desvantagens da amálgama incluem uma contração bastante significativa durante a polimerização. Como resultado, a adaptação marginal da obturação é perturbada e podem aparecer fissuras na sua superfície. Isto pode levar a cáries secundárias (T.F. Sterlyukhina, 1969; J. Komatsu et al., 1970).

Em grande medida, as falhas na obturação de amálgama são explicadas por violações do método da sua preparação e obturação. Atualmente, quando são utilizados misturadores de amálgama, a qualidade e a durabilidade das obturações de amálgama melhoraram significativamente.

Enchimentos feitos de materiais de enchimento compostos

Devido a estas desvantagens, a amálgama está a perder cada vez mais a sua importância como material de obturação padrão. Até à data, não existem provas de um impacto negativo da amálgama na saúde dos pacientes. No entanto, o aumento das exigências estéticas dos pacientes está a estimular o desenvolvimento de novos materiais para a obturação dos dentes, especialmente dos dentes de mastigação, onde a amálgama tem sido dominante até recentemente. Desde 1998, os compósitos viscosos têm sido propostos como alternativa à amálgama. Têm uma elevada resistência de até 450 MPa, que quase atinge a resistência da amálgama, mas são caracterizados por elevadas qualidades cosméticas. Estes materiais têm um baixo nível de contração de polimerização (1,6%), o que lhes permite serem aplicados na cavidade cariada em camadas horizontais. Os representantes desta classe de materiais são Solitaire-2 (Heraeus Kulzer), Prodigy Condensable (Kerr), Sure Fill (Dentsply) e outros.

As principais vantagens dos materiais compósitos são a sua resistência e excelentes qualidades cosméticas: reproduzem totalmente as tonalidades e a transparência dos tecidos duros dos dentes. Isto torna possível criar uma obturação que é quase impossível de distinguir dos tecidos duros das coroas dentárias (H.M. Artelt, V.A. Drozhzhina, 1996).

Quando se utilizam materiais compósitos, o problema é o seu elevado custo e a complexidade da técnica de enchimento. A produção de uma grande obturação feita de compósitos (especialmente a fotopolimerização) demora bastante tempo. Os compósitos requerem uma aderência cuidadosa à técnica de obturação e um processamento final com instrumentos e pastas especiais.

As qualidades cosméticas mais elevadas são proporcionadas por microfilmes e compósitos micro-híbridos (F. Lutz, 1985). Ao utilizá-los, é possível obter um elevado nível de brilho da superfície e mantê-lo durante muito tempo. No entanto, para obter uma elevada qualidade de superfície, é necessário polir durante muito tempo utilizando conjuntos especiais de ferramentas. Os compósitos com microenchimento têm um nível de abrasão ligeiramente mais elevado do que os compósitos micro-híbridos, mas não excede o nível padrão ISO de 15 microns por ano. No entanto, não se pode assumir que os materiais compósitos não têm desvantagens. São bastante resistentes à descoloração, e a resistência à cor de um compósito híbrido é muito superior à de um compósito micropreenchido (L.V. Voropaeva, 1992). Os compósitos com microenchimento também têm maior permeabilidade à água e aos pigmentos. O coeficiente de expansão térmica dos compósitos é maior do que o dos tecidos duros dos dentes (J.G. Bouer, 1987).

Tabela 2.1.

Coeficiente de expansão térmica de materiais compósitos (de acordo com V. Ralph, M. Phillips, 1991 (10-6/°C))

Material	Significado CTR
Tecidos duros dos dentes	10-12
Compósitos não preenchidos	92,8
Compósitos convencionais	25-35
Compósitos de microfibras	50-60
Compósitos híbridos	30-40

O grau de coloração das obturações compósitas é influenciado pelo tipo de matriz orgânica do compósito, o tamanho das partículas de enchimento, o seu conteúdo, o

grau de polimerização do material, a qualidade do processamento e polimento da superfície de enchimento, o nível de absorção de água, o tipo de corante e a duração do contacto com o mesmo. Ao escolher um material para enchimento, é aconselhável ter em conta os hábitos do doente de comer alimentos que contenham vários pigmentos alimentares.
A contração por polimerização dos materiais compósitos é um dos seus graves inconvenientes. Pode levar ao aparecimento de microfissuras na interface dente-obturação, o que perturba a adaptação marginal da obturação. Este facto facilita a penetração de fluidos orais e toxinas bacterianas na cavidade cariada. Estas causam irritação da polpa, coloração dos bordos da obturação e a ocorrência de cáries secundárias. A neutralização da contração de polimerização é conseguida através da utilização de sistemas adesivos modernos e da introdução de uma quantidade significativa de carga no material. Por exemplo, em compósitos viscosos, o enchimento atinge 82-85%. Para este efeito, a matriz orgânica do compósito é modificada. A redução da contração de polimerização é conseguida através da introdução camada a camada do material na cavidade cariosa e da utilização da técnica de polimerização por luz dirigida.
As elevadas propriedades físicas e mecânicas dos materiais compósitos tornam-nos materiais muito fiáveis para obturação dentária. A durabilidade das obturações de compósito é apenas 3-5 anos inferior à da amálgama (P.P. Razumenko, B.V. Svirin, 1991). Aproximadamente as mesmas caraterísticas físicas, mecânicas e clínicas são observadas nas obturações feitas de compósitos. Devido à libertação prolongada de flúor, têm um efeito anticárie, e os distúrbios de adesão marginal nas obturações de compómero ocorrem em apenas 0,5-0,7% dos casos após 7 anos.
Recentemente, as ormoceras tornaram-se cada vez mais populares. Trata-se de um tipo de material compósito com uma matriz inorgânica, que consiste em longas cadeias de polissiloxano reticulado com monómeros orgânicos. Isto confere ao material uma maior resistência - até 420 MPa, têm uma baixa retração de polimerização (1,8%) e um baixo nível de libertação de monómeros livres. O coeficiente de expansão térmica dos ormoceres (22 (10-6/°C), tem valores mais próximos dos tecidos duros dos dentes. Os representantes deste tipo de materiais são "Definite" (Degussa), "Admira" (VOCO), etc.

CAPÍTULO 3

AVALIAÇÃO CLÍNICA DO ESTADO DAS OBTURAÇÕES

Ao realizar restaurações de tecidos dentários duros, a eficácia da obturação é avaliada de acordo com os seguintes critérios: a integridade da forma anatómica da obturação, alterações de cor, adesão marginal, cáries secundárias e perda de obturação. A combinação destes critérios é a base para vários métodos de avaliação do sistema de obturação dentária.

A integridade funcional das obturações imediatamente após a obturação e no período de acompanhamento a longo prazo é avaliada por vários testes clínicos: ajuste marginal, condição do ponto de contacto, grau de abrasão, presença de cáries secundárias (recorrentes), solidez da cor, etc. Para a avaliação clínica do estado das obturações, foram desenvolvidos critérios especiais que nos permitem avaliar a eficácia da obturação e a qualidade do material de obturação: Critérios ISO baseados no USPHS. Com base nestes critérios, foram propostos muitos sistemas clínicos para uma avaliação abrangente do sistema de obturação dentária.

Existem dois grupos principais de métodos de investigação para avaliar o estado das obturações:

imediatamente após o enchimento;

no período de observação a longo prazo.

A avaliação da condição das obturações imediatamente após a obturação é avaliada de acordo com os seguintes parâmetros: facilidade de manipulação (desempenho), obtenção de contacto apical, facilidade de processamento e polimento, seleção e correspondência de cores e aspeto geral. Cada parâmetro é avaliado numa escala de 5 pontos.

Os principais métodos **de inquérito** utilizados para as observações a longo prazo são **os seguintes**...

Avaliação clínica, que inclui os seguintes critérios: resistência à fratura, lascagem; aspeto cosmético (correspondência de cores, forma da obturação); resistência à microinfiltração, abrasão; aspeto geral e satisfação do doente com a obturação (restauração). Todos os critérios são avaliados numa escala de 5 pontos (Tabela 1).

Quadro 1 .

Avaliação clínica de um dente com uma obturação de acordo com os critérios USPHS,

Forma anatómica (AF)	A - a restauração mantém a forma anatómica criada. B - a restauração corresponde à forma anatómica indicada, o material em falta não expõe a dentina ou a junta. C - perda significativa de material de restauração com exposição de dentina ou material de vedação.
Regional adaptação (MA)	A - a restauração está próxima (apertada) do dente ao longo da parte periférica. O investigador não se apercebe onde ocorre a ligação com a margem, e se é apenas numa direção, não são visíveis quaisquer fissuras. B - o examinador observa uma fissura óbvia que pode ser penetrada com uma sonda. Não há exposição de dentina ou revestimento. C - o examinador pode inserir facilmente o instrumento na fenda, através da qual é visível a dentina exposta e o material de revestimento
Superfície superfícies de rugosidade (SR)	**A** - a superfície da restauração é lisa. **B** - a superfície da restauração é ligeiramente rugosa ou porosa pode ser corrigido através de acabamento e polimento. **C** - a superfície da restauração é profundamente porosa. Apresenta depressões irregulares que não estão relacionadas com formações anatómicas. A superfície não pode ser corrigida por acabamento. **D** - a superfície está partida ou delaminada.
Coloração dos bordos (MD)	A - ao longo do bordo entre a restauração e a superfície do dente não há alterações de cor. B - as alterações de cor existentes não se estendem na direção da pasta. C - as alterações de cor estendem-se na direção da polpa.
Correspondência de cores (CM)	A - a restauração corresponde à estrutura dentária adjacente em termos de cor e transparência. B - existe uma discrepância entre a cor e a transparência do dente dentro dos limites permitidos.
Desconforto/sensibilidade (OF)	A - nenhum. B - média.

Foram desenvolvidos métodos especiais para a avaliação clínica do estado das obturações, que permitem avaliar objetivamente a eficácia da obturação e a qualidade dos materiais de obturação, em particular, o método de D.M. Karalnyk e A.N. Balashov.

Critérios para a avaliação clínica de dentes obturados (de acordo com D.M. Karalnyk, 1979)

Ajuste do bordo do enchimento. É determinado através do deslizamento de uma sonda afiada ao longo do bordo da obturação. Se a sonda for atrasada e penetrar até à profundidade adequada, as fases seguintes são avaliadas (distinguidas):

A - não existe qualquer lacuna visível, a obturação está firmemente adjacente ao tecido dentário ao longo de toda a periferia;

B - existe uma fenda visível, a sonda é atrasada durante o deslizamento, mas a dentina do dente e a junta não são expostas;

C - a sonda penetra na fenda a uma profundidade tal que atinge a dentina ou a junta;

D - parte do enchimento está quebrada, incluindo a rutura do ponto de contacto, a sua mobilidade, perda parcial ou total.

Cáries recorrentes. Clinicamente, é diagnosticada com um espelho dentário (visualmente) ou com uma sonda (instrumentalmente). Quando a sonda se desloca ao longo do bordo da obturação, esta fica atrasada e é necessário um certo esforço para a retirar. Ao mesmo tempo, detecta-se um amolecimento dos tecidos duros do dente e uma coloração calcária do bordo (onde existe mineralização) na área da lacuna.

Existem duas fases do critério de cárie recorrente:

A - ausência de cáries entre a parede interna da cavidade e a obturação;

B - a presença de cáries recorrentes no limite com a obturação.

Forma anatómica do enchimento. Avaliado visualmente. Distinguem-se as seguintes perturbações da forma anatómica do enchimento:

A- a forma anatómica primária do enchimento é preservada;

B- há uma perda de uma parte da obturação, mas sem expor a dentina ou o revestimento;

C- existe uma perda significativa de material de obturação com exposição da dentina ou da junta.

Descoloração entre a obturação e as paredes do dente. É avaliada por inspeção visual de acordo com os seguintes critérios:

A - sem alterações ao longo de toda a margem entre a obturação e a parede da cavidade;

B- ligeira descoloração entre a obturação e a margem da cavidade;

C - alterações significativas de cor entre a obturação e a margem da cavidade, que indicam indiretamente a progressão do processo patológico para a polpa.

Corresponder a cor da obturação ao tecido dentário. O exame é efectuado principalmente nos dentes anteriores. O exame é efectuado visualmente a uma

distância de 0,5 m do paciente. Distinguem-se as seguintes fases do estado da cor da obturação:
A - a obturação não difere dos tecidos dentários circundantes, nem em cor nem em transparência;
B - existe uma discrepância na cor ou transparência do enchimento, mas dentro do intervalo normal de variabilidade;
C - existe uma discrepância na cor ou transparência dos tecidos duros dos dentes para além da obturação
O sistema de enchimento de dentes é avaliado com base nos critérios acima referidos.
A qualidade do enchimento é avaliada na dinâmica (por anos), utilizando os critérios acima referidos. É calculado o número de enchimentos satisfatórios e insatisfatórios. Um enchimento é considerado satisfatório se for classificado com a letra A para todos os critérios. Se pelo menos um critério for classificado com uma letra diferente (B, C ou D), é considerado insatisfatório.
Estes sistemas clínicos são também utilizados para avaliar o estado das incrustações.
É de salientar que estes critérios para a avaliação clínica das obturações se baseiam na inspeção visual, que é um método de exame bastante subjetivo. Este facto pode provavelmente explicar as diferenças significativas nos dados sobre a avaliação da eficácia da obturação, mesmo com o mesmo material, realizados por diferentes autores.
Um dos requisitos importantes para a eficácia da obturação é o fecho hermético da cavidade formada. A adesão marginal depende da adesão do material de enchimento, das alterações no seu volume durante a cura (contração da polimerização) e das diferenças no coeficiente de expansão térmica do material de enchimento e dos tecidos duros dos dentes. Os principais factores que afectam significativamente a fixação da obturação na cavidade oral e causam uma violação do ajuste marginal são o stress mecânico e as flutuações de temperatura. O estado da adesão marginal da obturação é relevante para avaliar a eficácia da obturação.
Em condições clínicas, a adaptação marginal das obturações no diagnóstico de cáries secundárias é mais frequentemente determinada usando uma sonda dentária, movendo-a ao longo da superfície do dente através da interface dente-obturação. No entanto, desta forma, é possível registar a presença de um processo patológico suficientemente desenvolvido. O método de sondagem geralmente aceite dá frequentemente resultados falsos, uma vez que a espessura média de uma sonda dentária convencional excede, na maioria dos casos, a largura de uma fissura.
De acordo com V.K. Leontiev (1987), ao medir a condutividade elétrica usando uma solução de cloreto de cálcio a 10%, um valor atual na faixa de 0,5 a 2,0 μA indica um bom estado da permeabilidade marginal das obturações existentes, e mais de 7,0 μ A indica um defeito oculto na obturação e a presença de cáries secundárias.

O electro-odontodiagnóstico permite avaliar corretamente o estado da obturação e do dente, escolher o tratamento mais adequado e controlar a sua eficácia. São amplamente utilizados vários dispositivos para o eletrodiagnóstico de doenças dentárias: OD-2M, EOM-3. IVN-1 (Fig. 106). Com a sua ajuda, ao irritar os receptores de dor da polpa ou do periodonto com uma corrente eléctrica de intensidade variável, é possível determinar o seu estado, o que permite esclarecer o diagnóstico da doença dentária. No entanto, os eléctrodos activos aplicados têm desvantagens que nem sempre permitem detetar o processo carioso localizado na profundidade das fissuras (contacto insuficiente devido à espessura significativa do elétrodo).

CAPÍTULO 4

MÉTODOS DE EXAME CLÍNICO

É utilizado um grande número de métodos diferentes para determinar o estado dos tecidos duros dos dentes. Estes métodos são descritos em pormenor em monografias especiais. Por esta razão, apenas os princípios básicos do exame dentário são descritos abaixo. Os métodos de exame especiais para restaurar a integridade das coroas dentárias são apresentados com mais pormenor.

O diagnóstico correto das doenças dos tecidos duros dos dentes só pode ser feito com base num exame completo do paciente. Tal como em todos os ramos da medicina clínica, o exame de um doente divide-se em duas partes:

1) interrogatório (anamnese), em que o doente fornece ao médico as informações necessárias ao diagnóstico sobre a doença e sobre si próprio;

2) Exame objetivo (exame, palpação, etc.) através de métodos de exame físico de base e de exames complementares (laboratoriais, instrumentais).

A entrevista (primeira fase do exame do doente) começa com o esclarecimento da data de nascimento do doente, da sua idade, do seu local de residência, da sua profissão, etc. Em seguida, identificam-se e detalham-se as queixas do doente, a sua história clínica (anamnesis morbi) e a sua história de vida (anamnesis vitae), tendo em conta a possível influência de factores hereditários, condições sociais e familiares, riscos profissionais e outros factores no aparecimento e desenvolvimento da doença.

Após uma análise exaustiva de todas as queixas e de outros resultados do inquérito, o médico procede ao exame do doente. Juntamente com os dados médicos e a história de vida, as informações obtidas permitem ao médico fazer um diagnóstico correto da doença.

Ao determinar a história clínica, é necessário analisar a sequência de ocorrência e a inter-relação dos sinais individuais da doença e a dinâmica da doença como um todo, com base nas queixas do doente. A história clínica corretamente recolhida e analisada fornece ao dentista informações sobre a natureza da doença, a sua relação com doenças de outros órgãos e sistemas; sobre o tratamento que foi efectuado anteriormente e a sua eficácia. Tudo isto permite ao médico fazer um diagnóstico preliminar da doença e prever possíveis consequências ou complicações da doença e do tratamento em combinação com
as queixas e a anamnese do paciente.

A história clínica dá uma ideia completa e geral das caraterísticas do corpo do doente, o que é muito importante para individualizar o tratamento, bem como para prevenir exacerbações e complicações da doença.

Com base em todas as queixas, na história clínica e na história de vida do doente, é muitas vezes possível assumir o diagnóstico preliminar correto da doença desde o início, que deve ser confirmado por outros métodos de exame. O diagnóstico final é feito depois de complementar a entrevista do doente com dados objectivos de exames clínicos e laboratoriais.

O exame objetivo inclui o exame, o exame da cavidade oral e, se necessário, de todo o corpo do paciente, utilizando várias técnicas de diagnóstico (palpação, percussão, hardware e métodos de investigação laboratorial). O seu objetivo é identificar e detalhar as alterações patológicas dos dentes e da cavidade oral. Após o exame geral do doente, o médico passa a examinar e a examinar a cavidade oral.

O exame da cavidade oral começa com os maxilares e os lábios fechados. Depois, pede-se ao doente que relaxe ligeiramente os lábios e os maxilares e que examine o pavimento da boca. Para o efeito, utiliza-se um espelho dentário ou uma espátula, que é usada para puxar consistentemente os lábios e as bochechas para trás, para um exame completo de todas as suas partes. Durante o exame, presta-se atenção ao estado dos dentes, à parte vestibular das gengivas, à membrana mucosa dos lábios e das bochechas.

A cavidade oral propriamente dita é examinada com um espelho dentário ou uma espátula na seguinte sequência: dentes, gengivas (periodonto), palato duro e mole, faringe, língua e pavimento da cavidade oral. Ao mesmo tempo, presta-se atenção ao estado dos dentes, do periodonto (presença de processos patológicos periodontais), das membranas mucosas de várias partes da cavidade oral, do estado das próteses na boca, etc.

Para examinar os dentes, utiliza-se um espelho dentário, uma sonda, uma pinça e, se necessário, uma escavadora e uma seringa de água. Durante o exame, o espelho é utilizado para afastar a bochecha e o lábio; dirigir o feixe de luz refletido para o objeto de exame, obter uma imagem ampliada do objeto que não está disponível para inspeção direta. Uma sonda dentária afiada é utilizada para examinar as fossas e fissuras na superfície dos dentes, as áreas de desmineralização e as cavidades cariosas. Depois de remover os restos de comida da cavidade cariosa com uma escavadora, esta é também examinada com uma sonda, prestando atenção ao estado do fundo e das paredes. Utilizando uma escavadora ou uma sonda, determina-se o grau de amolecimento dos tecidos duros do dente (esmalte, dentina) na cavidade cariosa. A presença de mobilidade dentária patológica é determinada com pinças, bolas de algodão humedecidas com álcool, éter e outros medicamentos são introduzidos na cavidade cariosa para esclarecer o diagnóstico da doença. A água relativamente fria (17-220 C) ou quente (50-520 C) de uma seringa é utilizada para irrigar o dente para determinar a reação da polpa e o grau da sua dor. A percussão vertical ou horizontal (bater suavemente com o cabo da sonda, espelho ou pinça na coroa do dente) determina o estado do periodonto do dente. A presença de dor durante a percussão indica um processo inflamatório no periodonto.

Durante o exame, presta-se atenção principalmente à cor e ao brilho das coroas dos dentes. Normalmente, o esmalte dos dentes tem vários tons de branco-acinzentado e um brilho peculiar. Alterações na cor de certas áreas da coroa do dente (tom branco gessado, cinzento, cinzento escuro a castanho, etc.) indicam a presença de um processo patológico nos tecidos duros. Se a descoloração for causada por camadas de placa dentária pigmentada, estas podem ser removidas da superfície da coroa do dente com uma escavadora. Com a morte da polpa, os tecidos duros da coroa do dente perdem adicionalmente o seu brilho natural. Alterações na cor do dente (de rosa para azul-acinzentado) podem ocorrer em caso de trauma com hemorragia na polpa, bem como em caso de tratamento endodôntico inadequado. Na ausência de uma razão claramente visível para a descoloração da coroa do dente, é necessário realizar um exame adicional (radiografia, electro-odontodiagnóstico, etc.) com um exame minucioso do estado do dente e dos tecidos que o rodeiam.

A cor do esmalte é uma caraterística importante para fazer um diagnóstico. Os dentes permanentes são normalmente brancos com uma tonalidade amarelada. O esmalte dos dentes intactos também tem uma transparência caraterística, o que provoca um brilho vivo do dente. Como resultado das alterações relacionadas com a idade, o esmalte perde o seu brilho caraterístico e pode adquirir uma tonalidade acastanhada. Estas alterações são causadas por mudanças na polpa relacionadas com a idade e a formação de dentina secundária na mesma.

A cor da coroa do dente deve ser determinada antes da preparação para evitar erros devido à desidratação do dente, descoloração durante o processo de remoção do tecido dentário, etc. Se o dente afetado estiver muito descolorido, é aconselhável determiná-lo pelo dente com o mesmo nome no lado oposto do maxilar. Se ambos os dentes estiverem descoloridos simetricamente, pode guiar-se pela cor dos dentes adjacentes. No caso de fazer coroas artificiais, é aconselhável que o técnico dentário que vai fazer a prótese também participe na escolha da tonalidade da cor.

Nos últimos anos, o branqueamento dos dentes tornou-se muito popular. Por exemplo, nos Estados Unidos, cerca de 50% da população já o fez, e a popularidade deste procedimento está a crescer no nosso país. Por conseguinte, ao escolher a cor do material de preenchimento, este facto deve ser tido em conta, uma vez que os compósitos não mudam de cor quando são branqueados.

A cor da raiz do dente deve ser determinada à luz natural. Não se recomenda a sua realização sob iluminação artificial ou em caso de luz solar direta sobre os dentes. É necessário ter em conta as tonalidades e a transparência do esmalte da coroa do dente sob diferentes condições de iluminação e a direção da luz solar. O procedimento é facilitado pela utilização de dispositivos de iluminação especiais (lanternas em forma de aro com um diâmetro de dez polegadas, etc.), que permitem eliminar o brilho na superfície do esmalte do dente.

O procedimento de preenchimento com materiais compósitos é bastante longo e requer um controlo constante da cor das diferentes tonalidades do compósito. Isto cansa significativamente o órgão visual do médico, o que leva a erros na determinação da cor. Para facilitar a sua determinação e restaurar a visão das cores, recomenda-se que o médico mude periodicamente a sua visão para o fundo azul ou verde das paredes do consultório dentário. O mesmo descanso para os olhos é proporcionado por pinturas nas paredes com o mesmo esquema de cores. Isto restaura a perceção normal das cores pelos olhos do médico e permite-lhe avaliar corretamente as tonalidades do material de enchimento.

Este procedimento é muito facilitado pela utilização de câmaras intra-orais, um computador e programas especiais. Estes permitem objetivar completamente a determinação da cor do dente de acordo com o esquema de cores padrão dos materiais de enchimento. Para este efeito, são também utilizados sensores fotográficos especiais e tecnologias digitais. Esta é a inovação mais progressiva para a determinação objetiva da cor da área do dente e da tonalidade necessária do compósito.

Consoante a tonalidade e a intensidade da cor das coroas dentárias, estas dividem-se em quatro grupos. O primeiro, o mais claro, é constituído pelos incisivos laterais do maxilar superior e por todos os incisivos do maxilar inferior; o segundo, pelos incisivos centrais superiores; o terceiro, pelos pré-molares; e o quarto, os dentes mais escuros, pelos caninos e molares. Os dentes naturais raramente são de uma só cor (monocromáticos), as suas coroas têm várias tonalidades. Normalmente, a zona cervical da coroa do dente é a mais escura, o corpo da coroa é mais claro e o bordo de corte (superfície de mastigação) é o mais claro. Os limites da transição das tonalidades de cor são muito suaves. Também é necessário ter em conta o grau de transparência do esmalte do dente.

A cor da coroa do dente é determinada de acordo com as recomendações das instruções para o material dentário. Ao começar a determinar a cor de uma restauração significativa de uma coroa dentária ou o fabrico de uma coroa dentária artificial, é aconselhável desenhar um esquema de cores da coroa dentária em papel, indicando os limites da distribuição de tons individuais de cor, manchas, linhas e fissuras no esmalte.

Observar as áreas de transparência ou opacidade acentuada do esmalte, outras caraterísticas das tonalidades de cor da coroa do dente. As áreas problemáticas são marcadas com um marcador nos dentes e assinaladas no diagrama (Fig. 4.1).

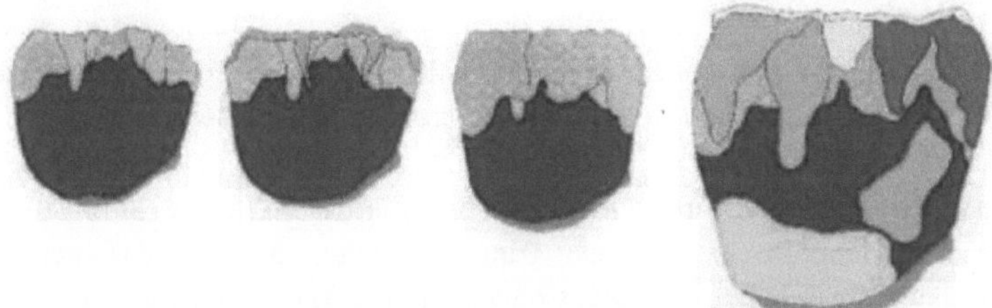

Fig. 4.1 Esquema de designação das diferentes tonalidades de cor do dente durante a restauração ou fabrico de uma coroa artificial.

A forma, o tamanho e a cor da coroa do dente são determinados por factores hereditários. No entanto, dependem em grande medida do estado geral do organismo e de vários processos patológicos (gerais ou locais) que ocorrem durante o período de formação e após a erupção dos dentes.

Cada superfície da coroa do dente é examinada com uma sonda (especialmente as superfícies de contacto, onde as chamadas cavidades cariosas "escondidas" estão frequentemente localizadas). Todas as fissuras, fossas, depressões, áreas pigmentadas, etc. são verificadas. Se a integridade do esmalte não estiver comprometida, a sonda desliza livremente sobre a superfície do dente sem se deter nas depressões e dobras do esmalte. Se existir uma zona de desmineralização, a sonda sente a rugosidade da superfície do esmalte e o paciente pode sentir uma ligeira dor durante a sondagem. O exame da cavidade cariada permite determinar a localização dos locais mais dolorosos (fundo, junção esmalte-dentina) e o grau de amolecimento dos tecidos duros que revestem a cavidade. A sondagem do fundo da cavidade cariada permite igualmente determinar a proximidade da cavidade em relação à polpa e, frequentemente, o estado desta última.

Se existirem obturações nos dentes, a sua integridade funcional é avaliada através dos seguintes testes clínicos: forma anatómica da obturação, adesão marginal da obturação aos tecidos dentários duros circundantes, condição do ponto de contacto, condição e grau de abrasão da superfície da obturação, correspondência da sua cor com a cor dos tecidos dentários, presença de cáries secundárias.

A percussão do dente é realizada com o cabo do instrumento, batendo suavemente na coroa do dente numa direção vertical ou horizontal. A reação dolorosa durante a percussão indica a presença de um processo inflamatório no periodonto, durante a percussão vertical - na sua parte apical (apical) e durante a percussão horizontal - no periodonto marginal. Recomenda-se que se inicie a percussão em dentes aparentemente intactos (para determinar a reação individual do doente à percussão, para posterior comparação) e que depois se realize nos dentes examinados.

A mobilidade do dente é determinada com uma pinça. Os seus ramos cobrem a coroa do dente a partir dos lados vestibular e lingual e são deslocados em diferentes direcções.

Avaliação da dentição. A relação entre os dentes dos maxilares superior e inferior pode ser utilizada para avaliar o valor funcional do aparelho mastigatório, ou seja, a mordida - o fecho caraterístico dos dentes. Dependendo da posição dos dentes na oclusão central, distinguem-se as mordidas fisiológicas e patológicas.

Diagnóstico da temperatura - determinação da reação do dente (principalmente da polpa) a estímulos de temperatura utilizando água fria ou quente, um instrumento aquecido ou guta-percha, éter, etc. Para este efeito, são utilizadas preparações especiais em frascos, por exemplo, Coolan. Um jato fino de refrigerante é dirigido para o dente a examinar, o que permite especificar as sensações do paciente. Normalmente, as flutuações de temperatura na gama de 17-220C a 50-520C (zona indiferente) não provocam uma reação dolorosa do dente. No caso de doenças da polpa, os limites da zona indiferente estreitam-se e ocorre uma reação dolorosa à água fria à temperatura ambiente (18-220C) ou à água quente não superior a 45-500C. Para o diagnóstico da temperatura, o dente é cuidadosamente irrigado com água a uma determinada temperatura a partir de uma seringa (pode utilizar compressas de gaze humedecidas com água, que são aplicadas na superfície da coroa do dente). Quando a polpa morre, os dentes não respondem a estímulos de temperatura.

Ao mesmo tempo que o exame dentário, é examinado o periodonto - um complexo de tecidos que rodeiam e seguram o dente no maxilar (gengivas, periodonto, crista alveolar dos maxilares). Normalmente, as gengivas são de cor rosa pálido, cobrindo firmemente o colo dos dentes. No local de fixação da gengiva ao dente, observa-se um sulco gengival; com o desenvolvimento de doenças periodontais inflamatórias, surgem bolsas gengivais ou periodontais neste local. Para a sua deteção e exame posterior, é utilizada uma sonda periodontal (uma sonda em forma de botão com uma ponta arredondada e espessa e divisões milimétricas para medir a profundidade das bolsas). É utilizada para determinar a profundidade e a configuração das bolsas junto a cada uma das superfícies (vestibular, lingual, medial, distal) da coroa do dente. Pressionando a gengiva com um dedo, o exsudado é espremido para fora da bolsa e a sua quantidade e natureza (serosa, purulenta, etc.) são avaliadas. Através de testes especiais, avalia-se o estado das alterações inflamatórias das gengivas, a natureza do exsudado nas bolsas, a presença de ligação epitelial dente-gengival, etc. Estes métodos de investigação serão descritos mais pormenorizadamente na secção sobre as doenças periodontais.

Recomenda-se que a mucosa oral seja examinada à luz do dia para evitar erros de diagnóstico (sob iluminação artificial, podem não se notar algumas das nuances da sua cor, lesões, etc.). Uma mucosa saudável tem uma cor que varia de um rosa pálido delicado na zona da gengiva a um vermelho mais avermelhado ou mesmo mais escuro nas pregas de transição e nos bordos palatinos.

Métodos de exame complementares e funcionais

Exame radiográfico. É muito importante porque muitas doenças dos dentes e do periodonto desenvolvem-se com danos nos seus tecidos duros e ósseos. É muito difícil e, por vezes, impossível detetar alterações patológicas nos mesmos através de métodos de exame clínico. Por conseguinte, os métodos radiológicos de exame de várias partes da cavidade oral são amplamente utilizados para o diagnóstico. Os métodos mais frequentemente utilizados são a radiografia intra-oral de contacto com foco próximo, a radiografia de contacto por mordida, a radiografia panorâmica, a ortopantomografia, a tomografia, etc. Para a sua realização foram desenvolvidos aparelhos especiais: desde os pequenos e compactos que podem até ser incorporados em unidades dentárias universais até unidades sofisticadas altamente especializadas com computadores para obtenção e análise de imagens de raios XPeHireHonorЇ4He обстеження.

Transiluminação. O método é semelhante à luminescência e baseia-se no brilho dos tecidos duros dos dentes sob a influência da luz verde. Para o diagnóstico, é utilizado o aparelho UVL-112 (Luxdent). Os tecidos duros do dente (esmalte, dentina) desmineralizados devido ao desenvolvimento de um processo carioso têm um aspeto castanho à luz verde. No caso de pulpite, a coroa do dente torna-se baça ("efeito de brilho fraco"), que é mais pronunciado na pulpite gangrenosa crónica - escurecimento completo da superfície da coroa ("efeito de buraco negro").

Durante a primeira consulta, ao examinar o paciente, o médico traça um plano geral para o tratamento dos dentes e da cavidade oral como um todo.

Nos últimos anos, foram publicados muitos trabalhos sobre os chamados métodos "objectivos" de avaliação da integridade de uma coroa dentária clínica. No entanto, até à data, nenhum deles foi amplamente utilizado na prática. Não se sabe qual é a razão destes insucessos: a imperfeição dos métodos ou a limitação das suas capacidades de diagnóstico, que não permitem desenvolver indicações adequadas a estes métodos.

A falta de métodos de investigação clínica suficientemente fiáveis leva os clínicos a concentrarem a sua atenção apenas nos processos patológicos que são acompanhados por queixas dos pacientes e métodos de exame subjectivos. No entanto, é sabido que na maioria das doenças dos tecidos duros dos dentes, é apenas na última fase do seu desenvolvimento que surge a necessidade de restaurar a integridade da forma anatómica. Por isso, outro aspeto do problema de diagnóstico é extremamente importante - a avaliação da condição dos tecidos duros remanescentes dos dentes. Na prática diária, esta condição dentária não é frequentemente diagnosticada e não é registada na documentação. Por conseguinte, existem questões controversas relativamente à necessidade de uma determinada intervenção dentária, à possibilidade de complicações do processo patológico, etc. Todas estas questões não podem ser consideradas resolvidas atualmente, pelo que há ainda muito trabalho a fazer para as resolver.

É evidente que a melhoria dos métodos existentes de exame clínico para avaliar a condição dos tecidos duros dos dentes remanescentes após a destruição por um processo patológico é uma das tarefas urgentes da medicina dentária moderna.

Objetivação da investigação para o diagnóstico do estado dos tecidos duros dos dentes

Para avaliar o grau de danos nos tecidos duros dos dentes posteriores, calcula-se o índice de destruição da superfície oclusal do dente (IDOTS). O método foi proposto pelo Professor V.Y. Milikevich em 1984 e foi devidamente avaliado por especialistas. No entanto, até à data, não tem sido amplamente utilizado na prática.

A metodologia para determinar o índice é a seguinte (Fig. 4.2). A área do tecido duro ou defeito de preenchimento e a área de toda a superfície oclusal do dente afetado são determinadas a partir da superfície de mastigação do dente. De seguida, calcula-se a área da superfície do defeito ou da obturação em relação à área da superfície oclusal. Por outras palavras, a área total da superfície oclusal é tomada como uma unidade e a área do defeito ou a área restaurada pela obturação (inlay) é calculada em relação a esta (como uma parte ou percentagem).

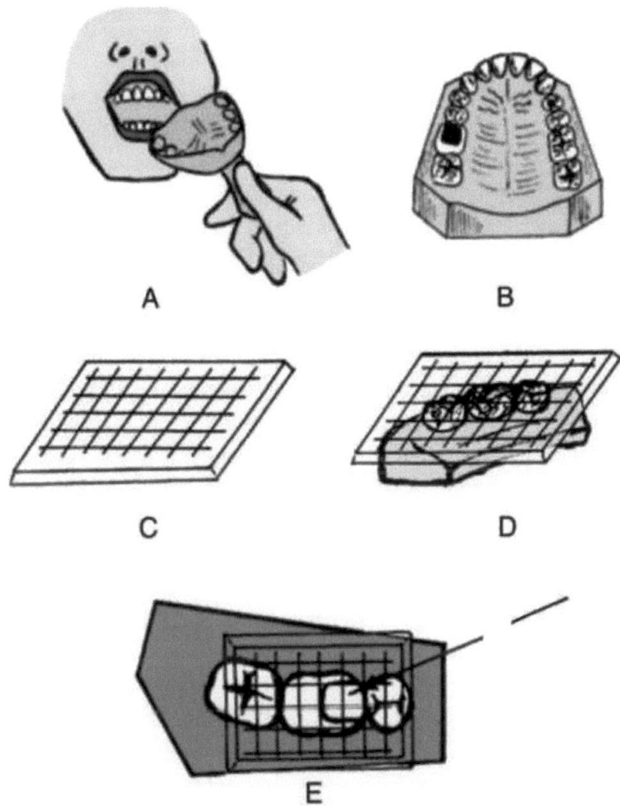

Fig. 4.2. Etapas da determinação do índice IPOPE por V. Milikevich.
a) fazer uma impressão; b) modelo de diagnóstico; c) placa transparente padrão com uma grelha milimétrica; d) fixar o vidro ao modelo; e) calcular a área do defeito e a superfície oclusal do dente examinado.

Para calcular o índice de destruição da superfície oclusal do dente, é necessário determinar a área destas zonas (defeito e superfície oclusal como um todo). V.Y. Milikevich utilizou uma placa transparente padrão com uma grelha milimétrica para determinar a área. Para este efeito, os dentes do paciente foram impressos e foi feito um modelo de gesso.

No modelo de diagnóstico em gesso da mandíbula resultante, foi aplicada uma placa transparente com uma grelha milimétrica na superfície oclusal do dente com o defeito.

Deve ser colocado paralelamente à superfície oclusal do dente e, se possível, fixado ao modelo, por exemplo, com cera. Utilizando uma grelha milimétrica, determina-se a área do defeito e a superfície oclusal do dente examinado. Calcular o IPOD.

Esta metodologia garante uma precisão bastante elevada da investigação. Ao mesmo tempo, é bastante trabalhosa e consome muito tempo. Isto deve-se ao facto de o estudo ser realizado em várias fases (tirar uma impressão, obter um modelo, determinar a área, calcular o índice). Para além disso, são necessários materiais para fazer a impressão e moldar o modelo. Este facto dificulta a sua aplicação generalizada no sistema prático de cuidados de saúde, especialmente na prática da medicina dentária terapêutica, uma vez que implica a obtenção de impressões. Ao mesmo tempo, a elevada precisão do estudo permite-nos recomendá-lo para fins de investigação, bem como para a resolução de litígios e conflitos. Em ortopedia dentária, esta técnica tem certamente todo o direito de existir, especialmente quando se utiliza um modelo de diagnóstico para avaliar a condição dentária.

A necessidade de uma utilização mais alargada deste índice obrigou a um maior desenvolvimento e aperfeiçoamento da metodologia de cálculo do IPDI, que seria aceitável para diferentes situações clínicas e resolveria problemas práticos e de investigação específicos.

Propusemos e testámos métodos originais melhorados para determinar o VPI, que nos permitem aumentar a precisão e simplificar a realização deste estudo.

Estes são os seguintes métodos:

- - Metodologia melhorada para determinar o índice utilizando um placa transparente e papel quadriculado normal;
- - determinação do índice no modelo utilizando uma placa com um grelha milimétrica;
- - determinação do índice na impressão do dente;
- - determinação do índice através de um molde feito de borracha não vulcanizada ou silicone;
- - determinação visual do índice;
- - determinação do índice por formações anatómicas do superfície oclusal;
- -determinação do índice com um espelho dentário;
- -determinação do índice com um espelho dentário graduado;
- -determinação do índice através de uma fotografia intra-oral;
- - utilização de tecnologias informáticas para determinar o índice.

É possível que surjam novas ideias ao longo do tempo, uma vez que o potencial de melhoria desta metodologia ainda não está certamente esgotado.

Dependendo do local e do tipo de manipulação efectuada nestes estudos, deve ser feita uma distinção entre métodos diretos e indirectos (proxy) de determinação do índice.

Método direto. O índice ou os indicadores para o seu cálculo são determinados diretamente na cavidade oral.

O método indireto envolve a obtenção de uma impressão ou imagem ótica do dente examinado e a determinação do índice fora da cavidade oral.

Os métodos diretos de determinação do IPDI são mais aceitáveis para utilização em instituições dentárias práticas, e os métodos indirectos são utilizados quando indicado de acordo com aspectos clínicos, económicos e especializados. À medida que a metodologia para a determinação do IPD for sendo aperfeiçoada, os seus benefícios serão percebidos em várias áreas da medicina dentária, tanto na prática como na investigação.

Em alguns casos, o cálculo do IPRF requer a utilização de métodos auxiliares de coloração das obturações para clarificar os resultados do exame da superfície oclusal. Isto é demonstrado nos casos de restauração de coroas dentárias com materiais de obturação modernos: a interface dente-obturação não está claramente definida, e a coloração permite a sua deteção. Com o mesmo objetivo, no caso do exame dentário, pode ser utilizado um líquido para colorir a dentina cariada antes de preparar a cavidade. Também simplifica o processamento subsequente da cavidade, uma vez que permite monitorizar de forma fiável a preparação da cavidade cariada, distinguir claramente entre dentina cariada e saudável e tecidos de esmalte, e identificar cáries ocultas. Tudo isto permite um exame mais exato da condição dos tecidos duros remanescentes dos dentes e a determinação do IPOPD.

Metodologia melhorada para determinar o índice utilizando uma placa transparente e papel quadriculado normalizado (método indireto)

É preferível efetuar uma moldagem para investigação utilizando o método de moldagem de camada única monofásica com materiais de alginato (Upin, Stomalgin, etc.). Isto garante a precisão necessária, a rapidez e a rentabilidade do estudo. No caso do exame de dentes restaurados com materiais de obturação modernos, é necessário utilizar uma impressão bifásica de duas camadas (Cielast-05, etc.). A sua utilização proporciona o relevo necessário ao longo da interface dente-obturação, aumentando a precisão da impressão. Para a moldagem de modelos, recomendamos a utilização de gesso fino. Este proporciona um relevo mais nítido destas áreas e do limite dente-compósito.

Após a obtenção do modelo de diagnóstico em gesso, é colocada uma placa transparente na área do dente com o defeito ou a obturação e fixada com cera. A configuração da superfície oclusal e do defeito é desenhada na placa com um esclerógrafo ou uma caneta de feltro. Para maior clareza e conveniência da investigação posterior, é aconselhável fazer um desenho em cores diferentes. Em seguida, o vidro com os relevos aplicados é colocado num papel milimétrico normal. A área do defeito e a superfície oclusal são determinadas com base nas marcações (Fig. 4.3).

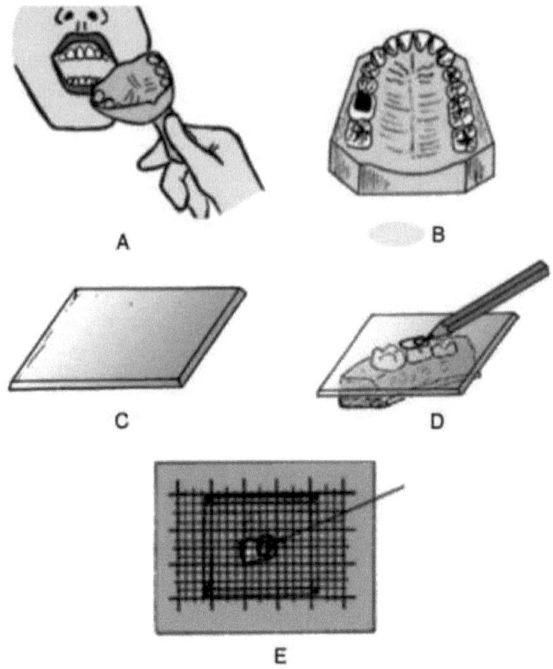

Fig. 4.3 Etapas da determinação do índice do IPOPZ utilizando vidro e papel milimétrico

a) fazer uma impressão; b) obter um modelo de diagnóstico; c) uma placa transparente (vidro) para delinear os contornos da superfície oclusal; d) fixar o vidro ao modelo e delinear (desenhar) os contornos da superfície oclusal; e) calcular a área do defeito e da superfície oclusal colocando uma placa transparente sobre papel milimétrico.

Devido à utilização de uma grelha milimétrica no papel para o estudo, esta técnica permite aumentar a precisão da determinação da área das zonas necessárias do dente. Ao mesmo tempo, a técnica é trabalhosa, exigindo materiais de impressão e materiais para o modelo. Pode ser utilizada em instalações práticas de cuidados de saúde nos casos em que é necessário obter um modelo de diagnóstico para exame da área maxilofacial.

A área dos contornos no vidro também pode ser determinada com um dispositivo especial, como um planímetro. Para este efeito, é preferível utilizar um planímetro polar (Fig. 4.4). A sua utilização facilita muito a determinação da área das zonas de estudo e aumenta a precisão da determinação do IPOPD pelo método indireto num modelo de gesso (Fig. 4.5).

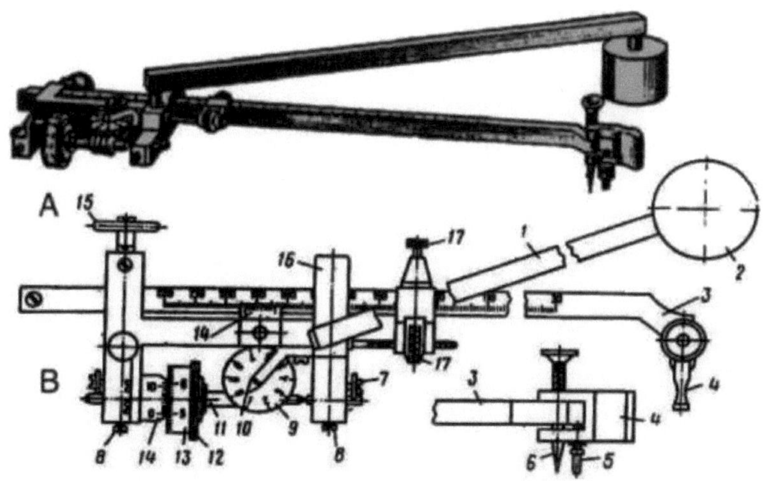

Fig. 4.4. Planímetro polar

a) vista geral; b) partes principais:

1 - alavanca da vara; 2 - peso da vara; 3 - alavanca de bypass; 4 - manípulo; 5 - haste (batente); 6 - agulha; parafuso de fixação do eixo; 8 - parafusos de fixação; 9 - mostrador; 10 - seta; 11 - eixo horizontal do rolo de contagem; 12 - roda do rolo de contagem; 13 - tambor; 14 - verniers; 15 - roda do carro; 16 - carro; 17 - parafusos de fixação e de guia do carro.

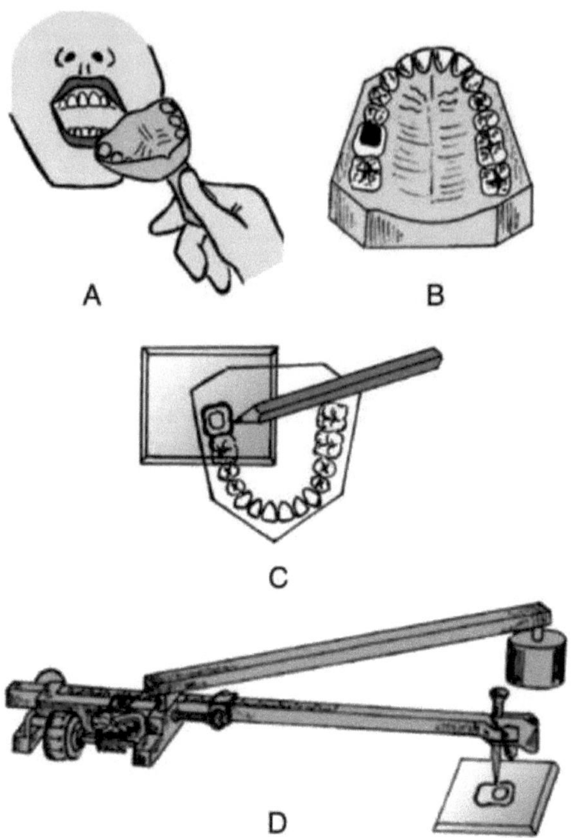

Fig. 4.5. Etapas da determinação do índice IROPZ com um planímetro polar: a) fazer uma moldagem; b) modelo de diagnóstico; c) desenhar os contornos da superfície oclusal no vidro; d) calcular a área do defeito e da superfície oclusal utilizando um planímetro polar.

Após a obtenção do modelo de gesso, é colocada uma placa transparente na área do dente com o defeito ou a obturação. Esta é colocada paralelamente à superfície oclusal. Os contornos da superfície oclusal e do defeito são desenhados na placa. De seguida, coloca-se o copo na mesa ao lado do planímetro polar. Colocar o valor zero.

Colocar a agulha do braço de bypass no vidro e traçar o contorno da superfície oclusal. Ler a área no mostrador. Definir novamente o valor zero e traçar o contorno do defeito. Ler a área no mostrador. Calcular o PIROP a partir dos valores de área obtidos.

Metodologia para determinar o índice no modelo de mandíbula utilizando uma placa padrão transparente com uma grelha milimétrica (método indireto)

Este método é um método melhorado do Professor V.Y. Milikevich, que tem como objetivo facilitar e melhorar a precisão dos cálculos (Fig. 4.6). A impressão é efectuada e o modelo de diagnóstico é obtido de acordo com o esquema descrito anteriormente.

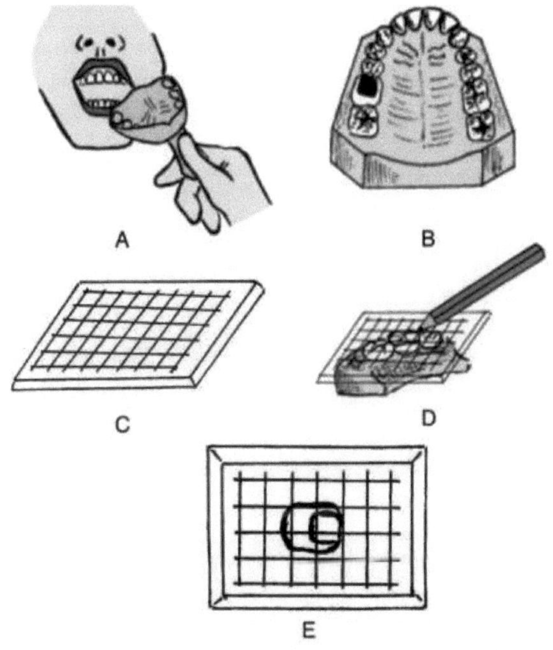

Fig. 4.6. Etapas da determinação do índice IPOPZ, desenhando os contornos da superfície oclusal num vidro transparente com uma grelha milimétrica:
a) recolha de uma impressão; b) modelo de diagnóstico; c) placa transparente padrão com uma grelha milimétrica; d) desenho dos contornos da superfície oclusal numa placa transparente com uma grelha milimétrica; e) cálculo da área das áreas.

Uma placa transparente com uma grelha milimétrica é colocada paralelamente à superfície oclusal do dente posterior em estudo. Os contornos da superfície oclusal são desenhados nesta placa. A placa é removida do modelo, a área das áreas aplicadas é determinada e o IROPZ é calculado.

A metodologia facilita o cálculo das áreas das zonas examinadas, uma vez que a sua determinação é efectuada de acordo com os contornos da placa com uma grelha milimétrica. No entanto, o estudo continua a ser bastante trabalhoso e em várias etapas. Por isso, é aconselhável utilizá-lo nos mesmos casos que o método de V.Y. Milikevich.

Determinação do índice por impressão (método indireto)

Para o estudo, é necessário obter uma impressão que revele claramente o relevo da superfície oclusal do dente em estudo. A utilização de materiais de moldagem de silicone de viscosidade média, utilizando o método de moldagem de fase única,

permite-nos resolver tecnicamente este problema. Também podem ser utilizados materiais de moldagem de alginato. Ao avaliar a impressão, deve ser dada especial atenção à clareza do limite entre os tecidos duros da superfície oclusal e o defeito. A preparação da impressão para o estudo consiste em cortar a massa de impressão ao nível dos contornos do dente examinado. Isto permite uma colocação óptima da placa transparente na área do dente a examinar. A área é determinada utilizando uma placa transparente com uma grelha milimétrica ou um vidro transparente no qual os contornos são aplicados com a utilização subsequente de
papel milimétrico (Fig. 4.7). A utilização do método de determinação do índice por impressão permite uma precisão suficiente do estudo, o que possibilita a sua utilização na investigação científica.

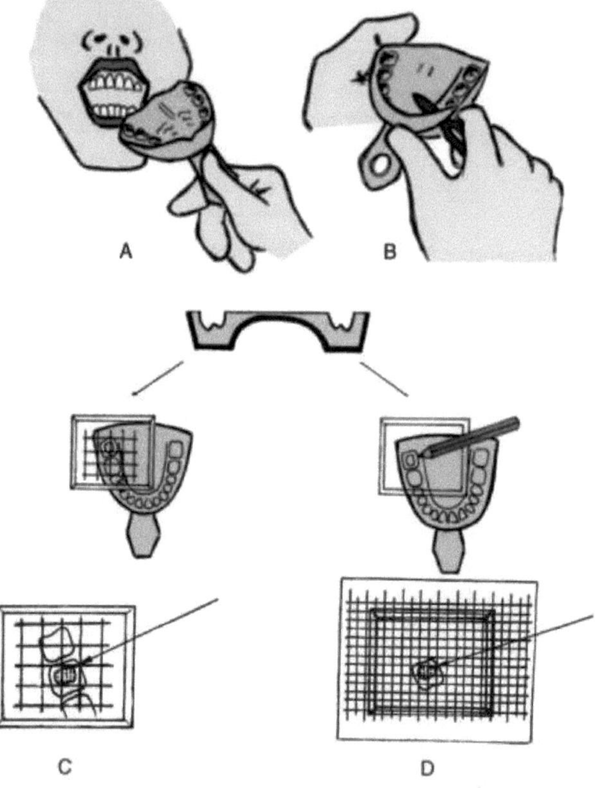

Fig. 4.7. Etapas da determinação do índice do IPRP por impressão.
a) recolha de uma impressão; b) preparação da impressão (remoção do excesso); c) análise utilizando uma placa transparente normalizada com uma grelha milimétrica; d) análise utilizando uma placa transparente com posterior utilização de papel milimétrico.

Esta técnica demora 15 a 20 minutos a ser efectuada (5 a 15 minutos para fazer a impressão e 5 a 10 minutos para determinar o índice). Por conseguinte, este método é aceitável para instalações práticas de cuidados de saúde.

Determinação do índice a partir de uma impressão dentária feita de borracha não vulcanizada (método indireto)

Para obter uma impressão de um dente, pode utilizar massas de impressão de silicone de alta viscosidade (massa de base, por exemplo, Celast-05) e borracha de qualidade alimentar para pastilhas elásticas.

Coloca-se uma luva ou um protetor de dedos na mão sobre o dedo indicador. A massa de impressão é colocada no dedo indicador e pressionada firmemente contra a superfície oclusal do dente a ser examinado. A impressão é imediatamente removida da cavidade oral.

O uso da metodologia acima, como regra, fornece uma exibição clara do limite entre os tecidos duros do dente e o defeito. Para determinar a área, é utilizada uma placa transparente com uma grelha milimétrica ou um vidro transparente, na qual são desenhados os contornos do dente e do defeito (Fig. 4.8).

Esta metodologia demora 10 a 15 minutos a aplicar. No entanto, a precisão do estudo neste caso é inferior à dos métodos indirectos acima referidos. Este facto deve-se à possível ocorrência de vestígios de material de impressão. Por conseguinte, não é adequado utilizar esta técnica para fins de investigação. No entanto, é bastante simples e aceitável para utilização em qualquer instituição dentária. Também pode ser utilizada eficazmente numa consulta terapêutica.

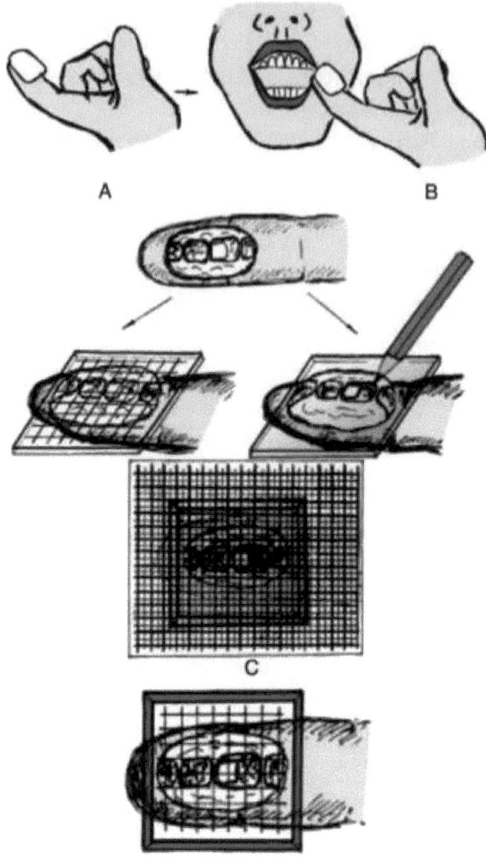

Fig. 4.8. Etapas da determinação do índice de IPRP por impressão (método indireto):

a) impressão do material no dedo (mão enluvada); b) remoção da impressão; c) impressão da superfície oclusal; d) desenho dos contornos da superfície oclusal no vidro com a subsequente utilização de papel milimétrico; e) utilização de uma placa transparente padrão com uma grelha milimétrica.

Os métodos acima referidos baseiam-se na determinação da área da superfície oclusal. Isto garante uma elevada exatidão do estudo, mas requer manipulações médicas e dentárias adicionais e demora muito tempo. Por conseguinte, não são muito aceitáveis para uma utilização generalizada no sistema prático de cuidados de saúde.

Na prática da medicina dentária, os métodos mais aceitáveis para determinar o índice IPOD baseiam-se no seu cálculo sem determinar a área da superfície oclusal. Este princípio é a base para a determinação do índice através de formações anatómicas da superfície oclusal, determinação visual e outros métodos deste estudo.

Determinação visual do IPPC (método direto)

O método de determinação visual do índice consiste em determinar que parte da superfície oclusal é destruída durante o exame. O índice neste caso é determinado como aproximadamente 1/4, 1/3, 1/2 parte (Fig. 4.9).

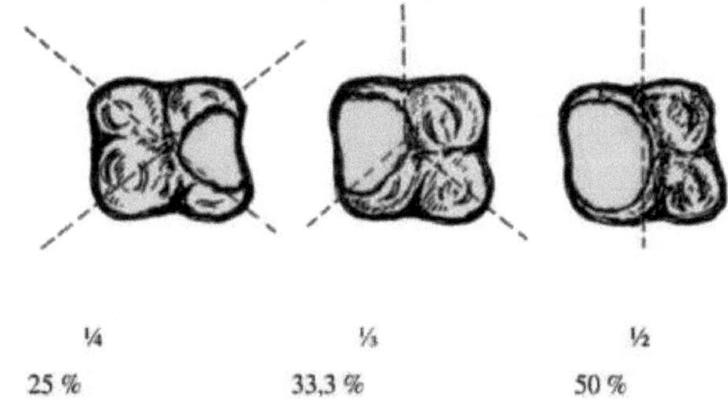

Fig. 4.9. Definição visual do IPPC.

Este método de determinação do IPDD é, portanto, classificado como empírico. É certamente muito utilizado pelos profissionais desde há muito tempo e até registado num cartão de consulta externa. No entanto, eles não associam este processo de diagnóstico ao índice, mas utilizam-no para determinar as indicações para a escolha de desenhos de próteses e restaurações dentárias.

Os resultados obtidos no estudo podem ser facilmente convertidos em percentagens ou decimais, que são geralmente aceites para registar o índice IPOD (1/4=25%, 1/3=33,3%, 1/2=50%).

O método destina-se a ser utilizado em contextos práticos de cuidados de saúde. É bastante subjetivo, mas cómodo e prático, mas requer alguma experiência e competências para ser aplicado. Dado que o IPCI é calculado como uma percentagem ou decimal, os resultados devem ser registados sob esta forma no registo médico.

Determinação do índice pelas formações anatómicas da superfície oclusal dos dentes (método direto)

O cálculo do índice por formações anatómicas da superfície oclusal baseia-se na utilização das suas caraterísticas anatómicas, a área de superfície afetada para determinar o grau de cárie dentária.

Para determinar o IPDI, tivemos em conta e utilizámos as formações anatómicas na superfície oclusal dos dentes - tubérculos, as suas inclinações e ápices. O tamanho dos tubérculos não foi tido em conta. Por conseguinte, este método é menos adequado para a investigação científica e mais aceitável para as instalações práticas de cuidados de saúde.

O número total de tubérculos da superfície oclusal é considerado como um e, em relação a ele, é determinado o número de inclinações de tubérculos que são destruídas ou afectadas pelo processo patológico (Fig. 4.10)

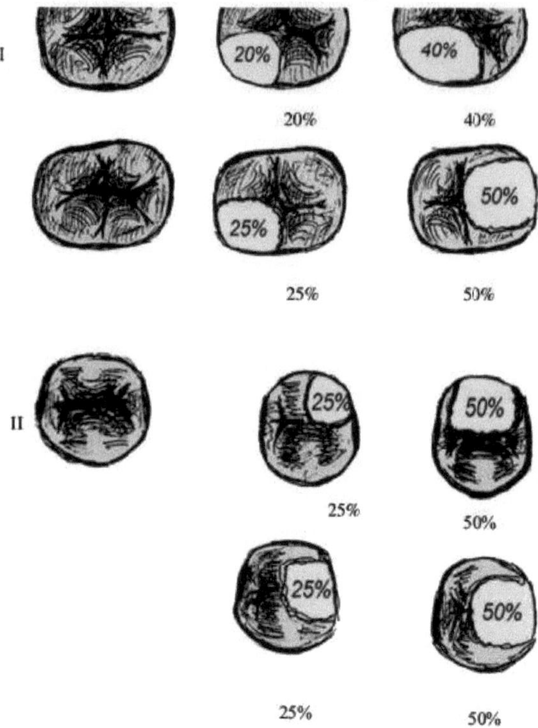

Fig. 4.10. Determinação do IPOPD pelas formações anatómicas do dente (método direto): 1 - primeiro molar inferior; 2 - segundo molar inferior; 3 - primeiro molar inferior.

A aplicação desta metodologia permite prestar cuidados dentários em qualquer instituição dentária de uma forma simples e racional, bem como efetuar um exame em situações de conflito específicas.

Determinação do índice com um espelho dentário (método direto)

Para melhorar a precisão do exame direto, foi proposta a utilização de instrumentos dentários especiais.

Um espelho dentário vulgar também pode ser utilizado para este efeito. Este método de determinação do IPOP requer a utilização de um espelho com uma superfície plana.

No caso da determinação do IPOPZ, o paciente deve ser colocado numa posição tal que, ao colocar o espelho paralelamente à superfície oclusal do dente examinado, o médico possa desenhar os contornos da superfície oclusal, do defeito ou do bordo de preenchimento do dente no vidro do espelho. Para este efeito, é preferível fixar firmemente o espelho na dentição do paciente, por exemplo, utilizando um material de impressão termoplástico. Depois disso, os contornos da superfície oclusal, do defeito (interface de enchimento do dente) são aplicados ao espelho. Retirar o espelho da cavidade oral.

Determinar a área da superfície oclusal e a parte em falta do dente. Para este efeito, pode ser utilizada uma placa transparente com uma grelha milimétrica ou vidro. Os contornos da superfície oclusal e do defeito são transferidos para ela e a sua área é determinada com papel milimétrico. De seguida, calcula-se o RPE (Fig. 4.11). Esta técnica é simples e pode ser facilmente aplicada em qualquer instituição dentária. Permite obter resultados de investigação bastante exactos, pelo que pode ser usada com sucesso tanto para fins práticos como de investigação. Para dominar esta técnica, um dentista precisa de algum tempo e prática. Por conseguinte, é imperativo efetuar um estudo especial desta técnica.

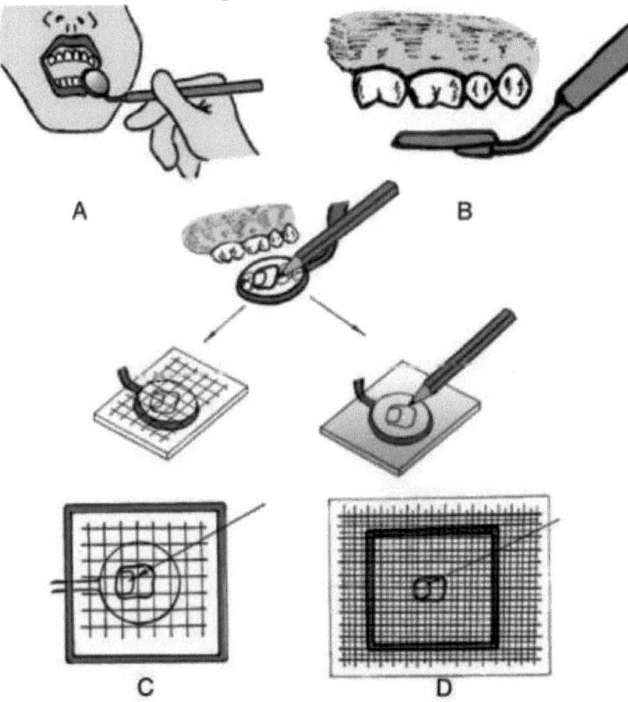

Fig. 4.11. Determinação do IPOP pelo método direto utilizando um espelho dentário:

a) exame do dente; b) colocação de um espelho dentário paralelo ao

superfície oclusal do dente examinado; c) desenho dos contornos da superfície oclusal no espelho dentário; d) análise através de uma placa transparente normalizada com uma grelha milimétrica; e) análise dos contornos em vidro com papel milimétrico.

Determinação do índice com um espelho dentário graduado (método direto)

Para aumentar a precisão do método direto, foi proposto um instrumento dentário especial - um espelho graduado dentário.

Quando se utiliza um espelho dentário com uma grelha milimétrica especialmente aplicada no seu vidro (Fig. 4.12), é possível determinar o ROPD pelo método direto. A grelha milimétrica do espelho permite determinar a área da superfície oclusal na cavidade oral.

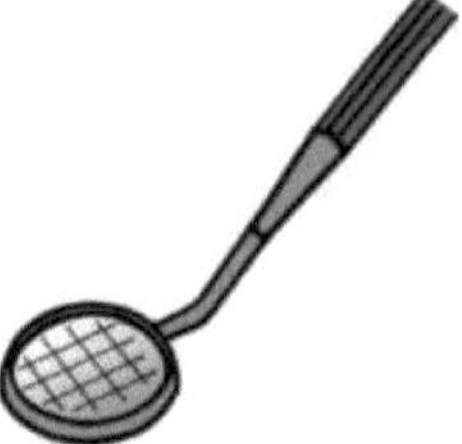

Fig. 4.12. Espelho dentário com uma grelha milimétrica especialmente aplicada.

O doente está sentado de tal forma que, se o espelho for colocado paralelamente à superfície oclusal, o médico pode examinar o dente. Um espelho dentário com uma grelha milimétrica é colocado paralelamente à superfície oclusal do dente. Utilizando a grelha milimétrica, é determinada a área da superfície oclusal e a parte correspondente do dente. Depois disso, calcula-se o IPD (Fig. 4.13).

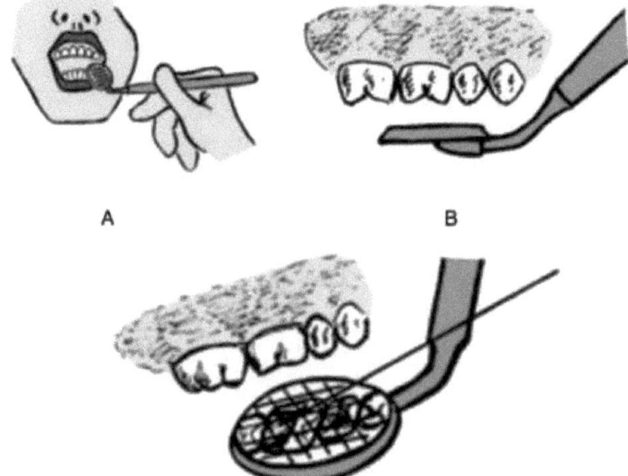

Fig. 4.13. Determinação do IPRF com um espelho graduado:
a) exame do dente com um espelho dentário graduado b) colocação do espelho dentário paralelamente à superfície oclusal do dente examinado; c) cálculo da área diretamente na cavidade oral.

A técnica é simples e um espelho deste tipo pode ser facilmente fabricado em qualquer instituição dentária.
Num espelho graduado deste tipo, é possível desenhar os contornos das obturações dentárias e depois, utilizando uma grelha, determinar a área e calcular o IPOPZ (Fig. 4.14) fora da cavidade oral.

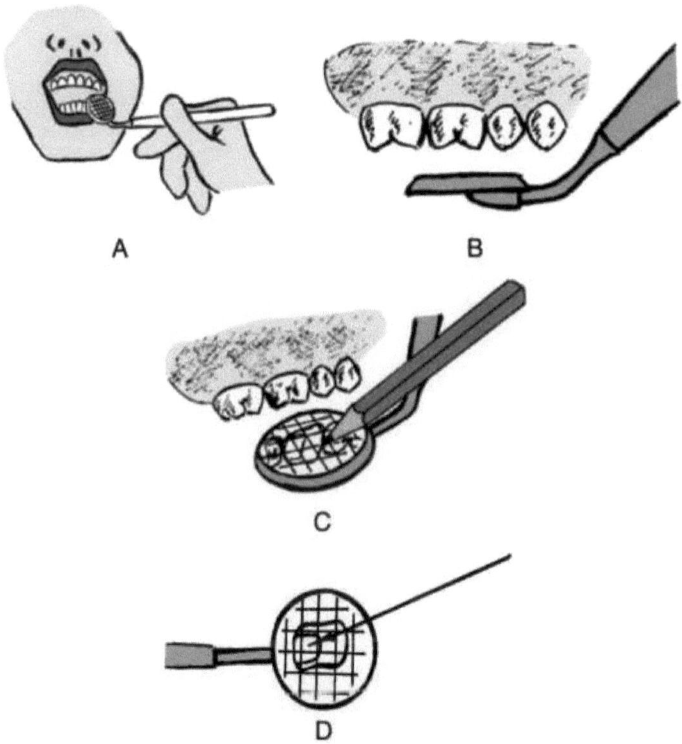

Fig. Fig. 4.14. Determinação do IPOP utilizando um espelho dentário graduado (segundo método):

a) exame do dente com um espelho odontológico graduado; b) colocação do espelho odontológico paralelo à superfície oclusal do dente examinado; c) desenho dos contornos da obturação no espelho; d) cálculo da área pelos contornos no espelho.

A exatidão da investigação e a simplicidade do procedimento permitem a utilização desta metodologia para fins de investigação e em instalações práticas de cuidados de saúde.

Determinação do IPOPD através de fotografia intra-oral (método indireto)

Atualmente, a fotografia intra-oral está a ser cada vez mais introduzida na prática dentária. É utilizada para diagnosticar e monitorizar o estado dos órgãos e tecidos da dentição. Acessórios especiais permitem fotografar a superfície oclusal do dente. A utilização de câmaras digitais para este fim permite obter rapidamente impressões. Por conseguinte, estes métodos serão cada vez mais utilizados na prática dentária. Também podem ser utilizados para determinar o índice do IPOPZ.

Existem várias formas de determinar o IPRF numa fotografia:

O primeiro método. Depois de obter uma fotografia da superfície oclusal do dente, coloca-se uma placa transparente padrão com uma grelha milimétrica. A área é determinada e o índice é calculado (Fig. 4.15).

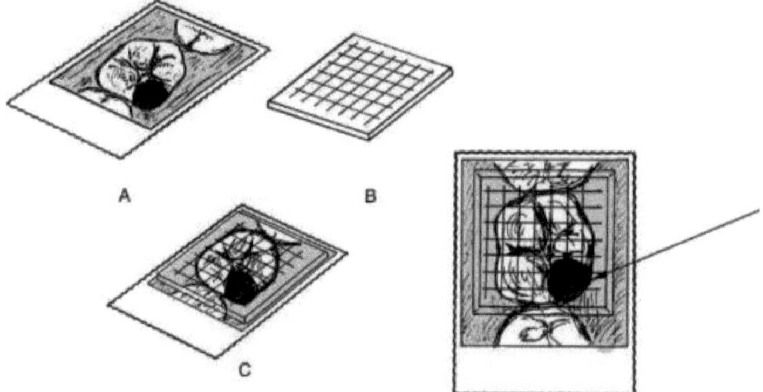

Fig. 4.15. Determinação do IPOP numa fotografia utilizando uma placa transparente padrão com uma grelha milimétrica: a) fotografia intra-oral; b) placa padrão com uma grelha milimétrica; c) placa padrão com uma grelha milimétrica numa fotografia intra-oral do dente examinado; d) determinação da área da superfície oclusal do dente.

O segundo método. Os contornos do dente examinado são delineados na fotografia da superfície oclusal. Para este efeito, pode também ser utilizada uma placa transparente, na qual são desenhados os contornos do defeito e da superfície oclusal. Utilizando um planímetro polar, a área da superfície oclusal e a área do dente perdido são determinadas na fotografia ou na placa. Com base nos dados obtidos, calcula-se o índice (Fig. 4.16).

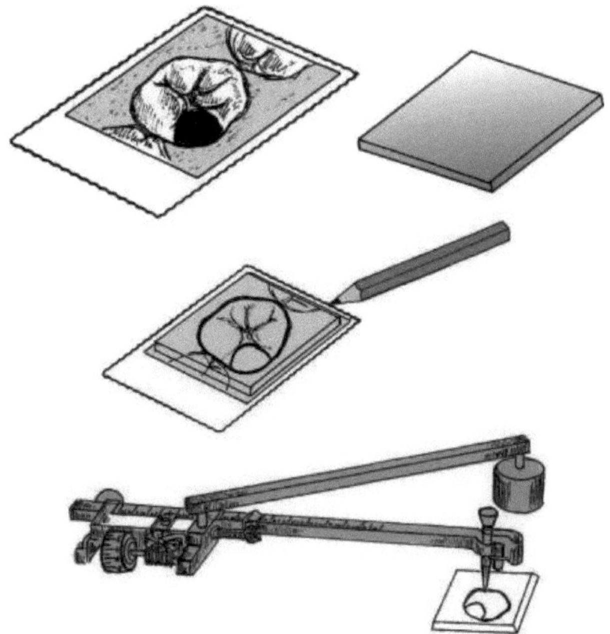

Fig. 4.16. Determinação do IPOPD numa fotografia com um planímetro polar: a) exame de fotografias intra-orais; b) exame da superfície oclusal do dente com um planímetro polar.

O terceiro método. Uma placa transparente padrão é colocada sobre a fotografia do dente examinado. Os contornos da superfície oclusal e a área perdida são delineados. Em seguida, o vidro com os contornos é colocado num papel quadriculado normalizado. Com base nos contornos, as áreas das áreas são calculadas e o índice é calculado (Fig. 4.17).

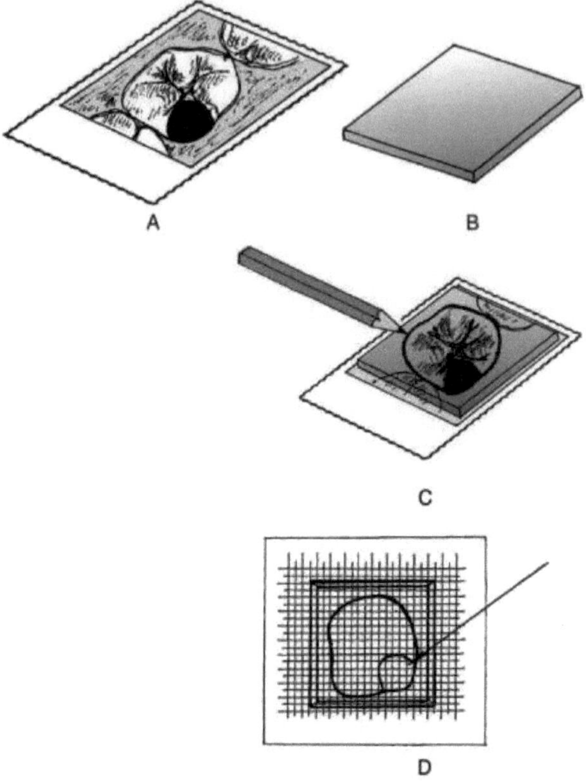

Fig. 4.17. Determinação do IPOPD na fotografia utilizando contornos no vidro e papel milimétrico: a) fotografia intra-oral; b) placa de vidro para exame; c) desenho dos contornos do defeito e da superfície oclusal no vidro; d) determinação da área em papel milimétrico padrão.

Outras manipulações de diagnóstico são facilitadas se os contornos da superfície oclusal e a obturação forem delineados na fotografia antes do exame (ou seja, a superfície oclusal do dente é avaliada).

A determinação do índice através da fotografia deve ser reconhecida como um passo mais progressivo no diagnóstico. A futura introdução da fotografia na prática dentária permite-nos fazer uma utilização mais alargada dos métodos que propusemos para a determinação do IPDI.

No entanto, a possibilidade de utilizar esta técnica é limitada pela disponibilidade de equipamento especial. Para implementar estas técnicas, basta ter uma câmara especial na instituição dentária que permita tirar uma imagem intra-oral. É ainda melhor se for uma máquina fotográfica digital, porque assim é possível imprimir as fotografias numa impressora.

A utilização da fotografia para determinar o IPOPD pode ser utilizada com êxito para fins de investigação e para a resolução de problemas práticos.

4.1 Utilização de tecnologias informáticas para determinar o IPRIA

A utilização da tecnologia informática no diagnóstico é uma área muito promissora. Permite analisar imagens e armazená-las na memória de um computador. Programas especiais permitem determinar a área dos objectos e calcular índices com base nas alterações de cor da imagem. A utilização de câmaras intra-orais, que permitem obter imagens das superfícies dos dentes, está cada vez mais difundida no complexo de meios técnicos das instituições dentárias.

A utilização destas inovações também é possível na determinação do IPDP (Fig. 4.18).

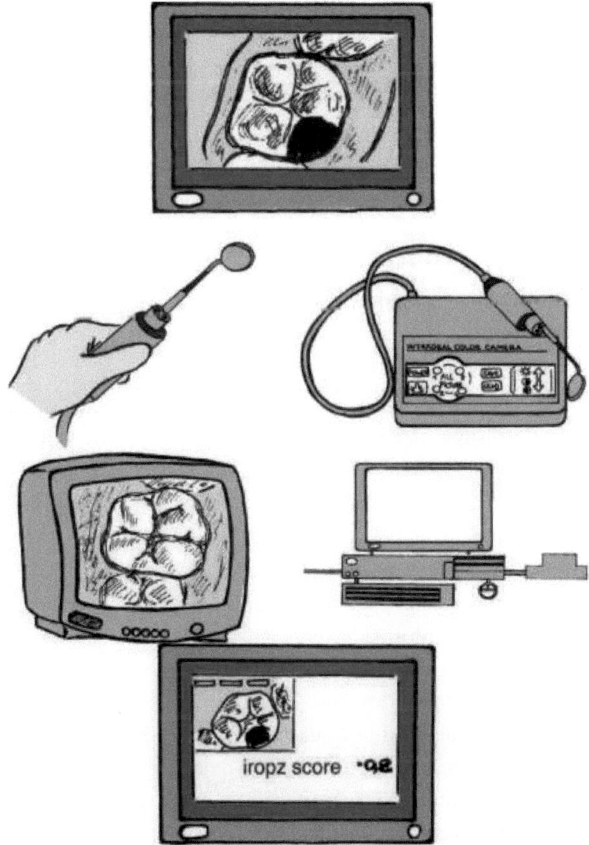

Fig. 4.18. Determinação do índice IPPC com recurso a tecnologias informáticas.

A metodologia para o exame intra-oral e a determinação do IPAP é a seguinte

- - exame visual da cavidade oral e da dentição e seleção da área de exame;
- - fotografia intra-oral;
- - preparação de uma imagem de montagem combinada do exame primário;

- - tratamento da imagem (contorno dos limites das zonas examinadas das obturações dentárias), preparação para o estudo;
- - análise informática das imagens obtidas através da determinação dos parâmetros geométricos e da área das zonas;
- - formação de um modelo dentário baseado na análise informática;
- - tratamento matemático da imagem obtida;
- - obtenção de resultados quantitativos e qualitativos (IROPS) para que o médico possa tomar uma decisão sobre o diagnóstico e o tratamento.

Esta metodologia para determinar o DPI é a mais objetiva e produtiva. No entanto, a sua aplicação prática é limitada pelo custo do equipamento, pela disponibilidade de software e pelas capacidades de serviço. Por conseguinte, a introdução desta metodologia deve-se a estas últimas circunstâncias.

A utilização da tecnologia informática tornou o procedimento de determinação da RVPI (em comparação com outros métodos) mais fácil, mais rápido e menos fastidioso para o investigador, o médico e o doente.

Dado que este método requer equipamento especial dispendioso - um sistema informático com uma câmara de vídeo intra-oral - desenvolvemos um método simplificado para determinar o IPOPD utilizando um computador e um scanner.

A análise é efectuada sobre um diagrama da superfície oclusal fixado num vidro ou numa película, obtido a partir de um modelo de um dente ou de uma dentição. As áreas de exame são coloridas em diferentes cores, por exemplo, preto e branco, vermelho e azul, etc.

A metodologia para determinar o IPD é a seguinte:

- - digitalização do regime;
- - análise informática das imagens obtidas através da determinação dos parâmetros geométricos e da determinação da área;
- - formação de um modelo dentário baseado na análise informática;
- - tratamento matemático da imagem obtida;
- - obtenção de resultados quantitativos e qualitativos (IROPZ) para que o médico possa tomar uma decisão sobre o diagnóstico e o tratamento.

A utilização da tecnologia informática com a organização correta da gestão conduz a uma redução real do tempo de tratamento, confortável para o paciente, sem aumentar o custo dos serviços.

A determinação do grau de destruição da superfície oclusal do dente não é apenas um teste de diagnóstico, mas também um ponto de referência para a escolha de um método de tratamento (obturação, incrustação ou coroa artificial), a fim de evitar uma maior destruição das coroas e a extração do dente.

De acordo com V.Y. Milikevich, se o valor do IPD for superior a 0,6 após o preenchimento de cavidades cariosas, está indicada a utilização de coroas artificiais, e se o IPD for superior a 0,8, é necessário utilizar estruturas de coto de pino, de acordo com V.Y. Kopeykin. Esclarecemos as indicações absolutas para o

uso de estruturas dentárias em relação ao valor determinado do índice IPDP.
Mas parece-me mais apropriado falar sobre isto em pormenor. Por exemplo..:
Nas cavidades cariosas da classe I, com um valor de IPRP de 0,2-0,6, está indicada a obturação (restauração) dos dentes com materiais de obturação modernos (compósitos, amálgama) ou a utilização de inlays. No caso de valores mais elevados do IPRP (0,6-0,7), a utilização de materiais de obturação isolados parece ser mais arriscada, devido à ameaça de quebra das paredes finas da cavidade cariada. Isso é especialmente verdadeiro quando se preenche cavidades cariosas em pré-molares. Para evitar tais complicações, é necessário formar uma obturação com sobreposição (após preparação preliminar) das paredes finas da cavidade cariada com o material de preenchimento. Quando se utilizam inlays, deve dar-se preferência a inlays onlay. Se forem utilizados materiais de preenchimento menos duráveis, deve ser feita uma coroa artificial após o preenchimento da cavidade cariada.

Nas cavidades cariosas da classe II, as possibilidades de reter a obturação são muito piores. Já com um valor de 0,5-0,6, é necessário sobrepor as paredes com um material de preenchimento ou inlay. Para uma melhor fixação, é necessário formar uma cavidade adicional (plataforma). No caso de um valor de 0,7-0,8, a solução pode ser cobrir a superfície de mastigação com um material de enchimento ou um onlay. Mais realista é a utilização de coroas artificiais.

Ao planear o âmbito dos cuidados dentários e ao escolher um método para restaurar a integridade da coroa do dente, devem ser tidos em conta vários outros indicadores. Estes devem provavelmente ser considerados como métodos auxiliares ou alternativos ao IPRT. Isto deve-se ao facto de o IROPS ser o método mais conhecido e bastante preciso em relação a outros métodos.

O tamanho do defeito nos dentes posteriores também pode ser estimado usando o **índice de distância intercuspídeo**. Este índice é amplamente utilizado para justificar a utilização de materiais de obturação modernos. Nas instruções de utilização, as indicações para a obturação são indicadas de acordo com este indicador. Por exemplo, os compômeros não são recomendados para uso em dentes posteriores se o tamanho das cavidades de classe I e II for maior que 2/3 da distância intercuspídea.

No entanto, dado que os compómeros modernos têm praticamente a mesma resistência que os compósitos, esta regra pode ser alargada às indicações específicas da utilização de compósitos.

Em 1991, G.I. Rogozhnikov propôs a seleção da estrutura de restauração por inlay, tendo em conta o grau de perda dos tecidos duros do dente e dependendo da topografia do defeito. Com base em medições antropométricas, verificou que o grau de destruição dos tecidos duros da coroa do primeiro molar depende da topografia do defeito.

Isto permite-lhe escolher a melhor opção de desenho de inlay. No caso da escolha ideal de estruturas, o defeito é substituído da melhor forma possível e a forma anatómica da coroa é restaurada. Isto assegura a resistência mecânica da parte restante do dente, melhora a fixação do inlay e contribui para uma distribuição mais uniforme da carga mastigatória. G.I. Rogozhnikov distinguiu cinco graus de destruição da coroa do dente, dependendo do número de superfícies afectadas da coroa do dente.

Grau I - a perda de tecido é de até 20%, e no caso do grau V, há destruição completa da coroa e perda de tecidos duros do dente até 100%.

O esquema proposto de graus de perda de tecido duro dentário tem não só significado teórico, mas também valor prático. Em cada caso específico, este esquema permite-lhe determinar as tácticas do médico e a escolha de uma estrutura de restauração (inlay).

No caso do primeiro grau de perda de tecidos dentários duros, o defeito pode ser substituído por uma obturação ou inlay. Neste caso, a fixação pode ser conseguida através da criação de pontos de retenção adicionais sob a forma de plataformas, ranhuras e micro canais artificiais.

O grau II é caracterizado por danos em duas superfícies dentárias com uma perda de 20 a 40% de tecido duro. Neste caso, o desenho do inlay é determinado pela localização da cavidade, e os pontos de retenção são criados de acordo com a classe da cavidade. Nos dentes com polpa viva, são utilizados os mesmos pontos de retenção que no primeiro grau de perda de tecido duro dentário. Nos dentes despulpados, o canal radicular pode ser utilizado adicionalmente para fixar o inlay.

III grau - perda de tecido duro de 40 a 80%. Neste caso, a coroa do dente está significativamente enfraquecida e não consegue resistir totalmente ao stress mecânico.

Neste caso, juntamente com a substituição do defeito da coroa do dente, é necessário reforçar as restantes paredes enfraquecidas da coroa do dente. Isto é conseguido através da utilização de meias argolas, o que reforça a coroa do dente e melhora significativamente a fixação do inlay, excluindo a sua deslocação. Neste caso, as incrustações oclusais, que podem ser feitas com pinos, também são eficazes.

IV grau. Destruição de 60 a 80% das quatro superfícies da coroa do dente. Para assegurar um tratamento racional, o médico tem de resolver três tarefas: restaurar a forma anatómica da coroa do dente, assegurar uma boa fixação do inlay e reforçar as restantes paredes do dente. Para este efeito, o inlay é fixado com um pino, meias argolas para reforçar as paredes e uma peça de substituição monolítica da estrutura que restaura a forma da coroa do dente. A estrutura deve ser de uma só peça.

Fase V. Destruição total (80 a 100%) da coroa do dente. Neste caso, o autor sugere o tratamento ortopédico em duas etapas. Na primeira fase, é necessário dissecar as raízes com um disco de separação ao longo da linha de bifurcação, ou seja, pré-molarização. Na segunda fase, é necessário restaurar a forma anatómica da coroa do primeiro molar permanente através de dois pré-molares feitos de inlays monolíticos com pinos.

A principal desvantagem do esquema proposto por G.I. Rogozhnikov é que a avaliação não tem em conta a dimensão da área de destruição das superfícies dentárias afectadas, sendo recomendadas estruturas complexas para a restauração da coroa do dente.
Este esquema destina-se a justificar a utilização apenas de inlays de vários desenhos (indicações alargadas) e de obturações, o que cria algumas dificuldades para justificar a utilização de outras estruturas de restauração.
Neste caso, o volume de destruição do tecido duro do dente é efetivamente considerado, embora a atenção não esteja centrada nele.
Os indicadores de cárie dentária determinam em grande parte o tipo de estrutura de restauração, especialmente no caso dos compósitos. Dada a importância dos indicadores, nomeadamente a correspondência entre o coeficiente de dilatação térmica dos tecidos duros e a estrutura de restauração, estes indicadores clínicos ocupam um lugar de destaque no diagnóstico. A utilização de materiais compósitos para restaurar a integridade dentária prevalece sobre outros materiais.
É muito importante determinar o volume do defeito quando se utilizam materiais compósitos para a seleção de estruturas de restauração. Isto determina as caraterísticas de design do enchimento, a sua implementação tendo em conta as leis da termodinâmica. Devem fornecer as propriedades mecânicas necessárias às estruturas durante uma longa vida útil. A engenharia considera a fiabilidade da estrutura durante um determinado período de tempo. A estrutura compósita formada durante o restauro da integridade do dente é criada pela síntese de "enchimento de dente", "dente-inlay", "meia-coroa de dente", etc. A relação de volume determina a fiabilidade de cada estrutura. Esta é, de facto, uma indicação para uma estrutura dentária.
I.V. Yanishin (1997), sob a orientação do Professor V.P. Golik, propôs a utilização do índice de destruição volumétrica dos tecidos dentários (VDTT) para justificar a escolha do método de substituição dos tecidos duros do dente. Ele é calculado pela razão entre o volume dos tecidos dentários destruídos e o volume dos tecidos da coroa.
O cálculo do PORTD é efectuado através da fórmula:

PORTZ = V1/V2

em que **V1** é o volume do defeito do tecido duro do dente;
V2 - volume da coroa do dente.

$$V = \pi \cdot r^2 \cdot h$$

em que **n = 3,14;**
r2 - raio da coroa do dente ou da cavidade (defeito);
h - altura da coroa do dente ou profundidade da cavidade (defeito)
A determinação do grau de destruição através do índice de fratura do volume do dente (TVI) não é apenas um teste de diagnóstico, mas também um ponto decisivo na escolha do método de tratamento (obturação, inlay, post and post, coroa

artificial), a fim de evitar uma maior destruição da coroa ou a extração do dente. No caso de uma escolha diferencial do método de substituição de defeitos nos tecidos duros, o grau de PORTD é tido em conta da seguinte forma. No caso do primeiro grau de PORTZ - até 0,2 - o defeito é substituído principalmente por uma obturação. No caso do segundo grau de PORTZ - de 0,2 a 0,55 - uma obturação e um inlay são utilizados para substituir o defeito (dependendo da classe da cavidade).

No caso do terceiro grau de PORTZ - de 0,55 a 0,75 - é aconselhável utilizar coroas artificiais.

No caso do grau IV de PORTZ - de 0,75 a 1,0 - são utilizadas várias modificações de dentes postiços ou coroas.

Dado que a superfície oclusal é considerada como um círculo e que a altura da coroa e a profundidade da cavidade em diferentes partes do mesmo círculo são diferentes, esta técnica não permite uma investigação precisa.

Para melhorar a exatidão da investigação, devem ser clarificados alguns dos parâmetros utilizados para o cálculo.

A forma do dente está muito longe da forma geométrica correta. A este respeito, as dimensões máxima e mínima devem ser determinadas para os cálculos e, em seguida, o valor médio deve ser determinado.

A superfície oclusal e a forma do defeito do dente devem ser consideradas como uma figura geométrica - uma elipse, e o dente - como um cilindro elíptico. A área da elipse - a superfície oclusal e o defeito do dente - é determinada pela fórmula:

$$\mathbf{S} = \frac{\pi \cdot \mathbf{rmax} \cdot \mathbf{rmin}}{\mathbf{4}}$$

em que $\pi = \mathbf{3{,}14}$;

r_{max} - raio máximo da elipse;

r_{min} - raio mínimo da elipse.

O volume do cilindro elíptico - dente e defeito do dente - é determinado pela fórmula:

$$\mathbf{V} = \frac{\pi \cdot \mathbf{rmax} \cdot \mathbf{rmin} \cdot \mathbf{h}}{\mathbf{4}}$$

em que $\pi = \mathbf{3{,}14}$;

r_{max} - raio máximo da elipse; r_{min} - raio mínimo da elipse. **h** - altura do cilindro.

Dado que a altura da coroa do dente e a profundidade da cavidade na maioria dos casos não coincidem, estes conceitos devem ser claramente distinguidos nos cálculos.

Para determinar o **índice de destruição volumétrica de uma coroa dentária clínica (PORKKZ), utilizámos a seguinte fórmula:**

$$\mathbf{PORKKZ} = \frac{\mathbf{rmax} \cdot \mathbf{rmin} \cdot (\mathbf{hmax} \cdot \mathbf{hmin})}{\mathbf{Rmax} \cdot \mathbf{Rmin} \cdot (\mathbf{Hmax} + \mathbf{Hmin})}$$

onde

r_{max} - raio máximo do defeito;

r_{min} - raio mínimo do defeito;

R_{max} - raio máximo da superfície oclusal;

R_{min} - raio mínimo da superfície oclusal;

$\mathbf{h_{max}}$ - profundidade máxima da cavidade do defeito; $\mathbf{h_{min}}$ - profundidade mínima da cavidade do defeito; H_{max} - altura máxima da coroa de um dente clínico; $\mathbf{H_{min}}$ - altura mínima da coroa de um dente clínico.

Estes indicadores são apresentados de forma mais clara na Figura 4.19.

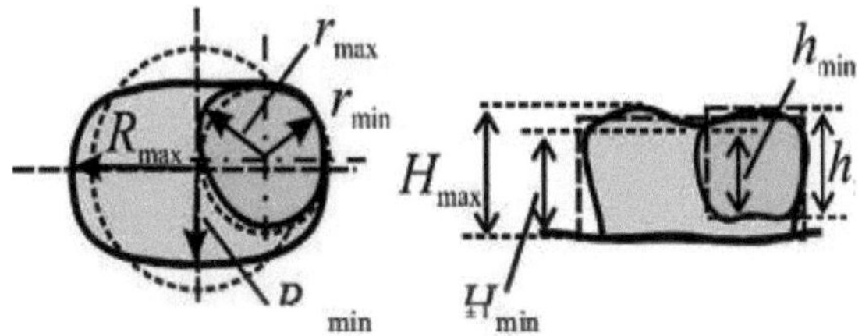

Fig. 4.19. Diagrama de um dente com um defeito e indicadores para determinar a PORCKD

Dado que é mais fácil determinar o diâmetro no dente, apresentamos uma fórmula para calcular o índice PORCS utilizando também estes parâmetros:

$$\mathbf{PORKKZ} = \frac{\mathbf{dmax \cdot dmin \cdot (hmax + hmin)}}{\mathbf{Dmax \cdot Dmin \cdot (Hmax \cdot Hmin)}}$$

Onde

dmax - diâmetro máximo do defeito;

dmin - diâmetro mínimo do defeito;

Dmax - diâmetro máximo da superfície oclusal;

Dmin - diâmetro mínimo da superfície oclusal;

hmax - profundidade máxima da cavidade do defeito; **h min** - profundidade mínima da cavidade do defeito;

Hmax - altura máxima da coroa de um dente clínico; **Hmin** - altura mínima da coroa de um dente clínico.

O indicador de destruição volumétrica dos tecidos dentários é muito importante para justificar o método de restauração da integridade da coroa do dente. Por isso, requer uma melhoria incondicional para aumentar a precisão da investigação aceitável para a medicina dentária prática e para resolver problemas de investigação. Surgem especialmente grandes oportunidades relacionadas com a utilização de tecnologias informáticas modernas.

Para resolver este problema, é aconselhável utilizar uma impressão ótica. Este conceito está diretamente relacionado com as tecnologias informáticas para o fabrico de inlays dentários.

As tecnologias de fabrico de incrustações assistidas por computador estão entre as mais recentes conquistas. Trata-se de tecnologias dentárias universais sofisticadas, com grande intensidade científica, altamente eficientes, de custo elevado, amigas do ambiente e baseadas nos avanços modernos da tecnologia informática. Surgiram nos anos 80 do século XX. A base desta tecnologia é uma impressão ótica (Fig. 4.20), cujas capacidades de diagnóstico são consideradas apenas em alguns trabalhos.

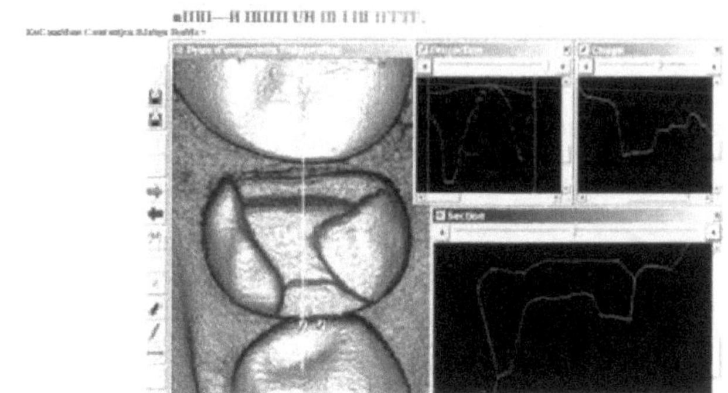

Fig. 4.20. Impressão digital ótica determinada por um programa de computador CEREC Link

A tecnologia de fabrico de inlays assistida por computador mais conhecida atualmente é o método CEREC, que foi desenvolvido em 1980 por Morman e Brandestini. Eles procuraram otimizar o trabalho e aumentar a eficiência da restauração de defeitos nos tecidos duros dos dentes.

Desde 1986, a Siemens produz equipamento informático e materiais adequados a esta tecnologia.

A essência da tecnologia informática para obter uma impressão ótica é que uma câmara de vídeo estéreo é utilizada para captar uma imagem do defeito preparado, que é transferida para um computador. Um programa especial processa a imagem e planeia a estrutura.

Para além do sistema CEREC, existem outros: "O sistema Duret" (desenvolvido em 1985 pela Duret em Grenoble, França, em cooperação com a Hennson Int), "O sistema Minnesota" (desenvolvido pela Kekon em 1986 na Universidade de Minnesota. Funciona com base na obtenção de imagens do leito protésico de uma forma estereofotográfica com processamento posterior utilizando um dispositivo de controlo de software), "Sistema CAM-CAM Sopha Bioconcept" (desenvolvido em 1991 em França. Funciona de acordo com o esquema "modelo de mandíbula - computador").

As vantagens da tecnologia informática para a obtenção de uma impressão ótica para diagnóstico são as seguintes

- Aumento da precisão da investigação devido às diferentes possibilidades de investigação de impressões ópticas;
- não é necessário tirar uma impressão (em alguns sistemas);
- exclusão da fase técnica de fabrico de modelos de maxilas (em alguns sistemas);

- a possibilidade de realizar um estudo complexo por um operador informático que, não sendo médico, pode facilmente efetuar esse estudo utilizando uma câmara intra-oral e um computador.

A remoção de diagnóstico dos tecidos dentários duros alterados para a impressão ótica não difere dos requisitos padrão. Apenas é necessário salientar a necessidade de criar uma ligeira divergência de cada parede num ângulo não superior a 4° a 6°, o que é efectuado durante a preparação de diagnóstico. Isto é feito para obter uma "impressão ótica" completa, ou seja, é necessário ver todos os contornos internos da cavidade formada simultaneamente numa única projeção.

De acordo com um programa especial baseado na "impressão ótica" sob o controlo de um computador, o volume de tecidos duros destruídos e intactos do dente é determinado e o PORCS é determinado.

O fator mais importante na escolha de um método de investigação é a precisão e a objetividade, bem como o tempo que pode ser poupado. Por conseguinte, a utilização de uma impressão ótica para determinar a PORCS deve ser reconhecida como uma prioridade.

Outro indicador clínico importante no caso da justificação do método de restauração de coroas dentárias é o **grau de destruição da coroa clínica**. É de salientar que a destruição da coroa clínica do dente é de até 1/3, 2/3 e mais de 2/3. Estes valores de referência são o ponto de partida para justificar os cuidados dentários nos cuidados de saúde práticos.

Em caso de deterioração da coroa até 1/3, é aconselhável utilizar obturações, e quando a deterioração da coroa do dente se situa entre 1/2 e 2/3, é indicada a utilização de inlays. Em caso de destruição de mais de 2/3, é necessário recorrer a coroas artificiais.

Outro indicador clínico que deve ser tido em conta na escolha de uma estrutura restauradora para eliminar um defeito dos tecidos duros são as fissuras do esmalte dentário (dilaceração). Existem fissuras simples e múltiplas.

Consoante a dificuldade da sua deteção, devem distinguir-se três tipos de fissuras:

Tipo I - fissuras muito finas que só são detectadas quando coradas com corantes (azul de metileno, etc.);

Tipo II - fissuras que podem ser detectadas por luz intra-oral;

Tipo III - fissuras que podem ser detectadas sem iluminação intra-oral.

A presença de fissuras simples não determina quaisquer caraterísticas da restauração de coroas dentárias. Na ausência de fissuras e do tipo I, a escolha da estrutura de restauração é efectuada de acordo com o esquema acima. Quando existem numerosas fissuras dos tipos II e III, deve ser dada preferência às coroas dentárias. No caso de se utilizarem outras estruturas, a eliminação do defeito durante a restauração da coroa pode ser insatisfatória, uma vez que existe uma grande probabilidade de se partir um fragmento da coroa do dente.

As complicações no caso de fissuras têm um quadro clínico específico. Em 1976, Synder descreveu uma fratura dos tubérculos distais, Hiatt - uma fratura incompleta da raiz da coroa, Cameron - "síndrome do dente rachado", Silvestri - "síndrome do dente rachado (raiz dividida)".

A localização das fissuras do esmalte e da dentina deve ser considerada separadamente. Isto também determina as tácticas médicas no tratamento de defeitos nos tecidos duros.

A primeira classificação da prevalência de fissuras proposta por Gibbs em 1954 baseava-se na sua localização.

Numerosos investigadores desenvolveram e propuseram classificações de fissuras de acordo com diferentes princípios, em função da sua natureza:

- - direção (vertical, horizontal, oblíqua);
- - posicionamento anatómico (coroa, raiz, tubérculos, bordo de corte, sulcos, superfícies lisas, superfícies proximais)
- - tecidos dentários (esmalte, dentina);
- - comprimento (completo e incompleto);
- - combinação de dois ou mais parâmetros (por exemplo, comprimento e direção).

Na literatura dentária são apresentadas várias classificações generalizantes e unificadoras. Segundo I.K.Lutska (2000), a mais difundida é uma **classificação** simplificada **das fissuras por localização (R.Tarum):**

As fissuras do esmalte são fissuras simples que estão apenas a começar.

Fissuras na dentina - fissuras que estão a progredir em comprimento e profundidade.

Fissuras planas inclinadas (rectas) - desenvolvem-se devido a cargas repetidas ou a impactos excessivos em caso de compressão, estiramento, etc.

As fissuras na coroa incluem todas as fissuras clinicamente detectadas localizadas acima ou abaixo da margem gengival.

As fissuras tubulares estão localizadas na superfície oclusal, como o nome indica.

As fissuras periféricas são raramente detectadas, uma vez que ocupam uma pequena área na superfície oclusal. Elas se espalham em comprimento e direção e são frequentemente escondidas ou disfarçadas por mudanças relacionadas à idade que precedem a obturação. São frequentemente os precursores de fissuras radiculares mediodistais.

As fissuras em sulco e em figura podem ser segmentadas ou descontínuas. A presença de uma carga altera o seu comprimento e profundidade. Surgem ligando pontos "fracos" no processo de desenvolvimento.

As fissuras que envolvem a polpa podem ser de dois tipos: dolorosas e assintomáticas. As primeiras são acompanhadas de dor de intensidade variável: desde a aguda severa até à dor ligeira. No caso das assintomáticas, os doentes queixam-se sobretudo de desconforto e, em alguns casos, não há qualquer queixa. Este facto cria algumas dificuldades no seu diagnóstico. Deve ter-se em conta que a presença de fissuras assintomáticas pode levar a uma pulpite crónica com a ocorrência de outros processos inflamatórios odontogénicos (periodontite crónica, reabsorção intra-radicular, osteomielite, etc.) Estas complicações são diagnosticadas durante um exame radiográfico do paciente. No caso de reabsorção intra-radicular, os odontoblastos da polpa viável destroem as paredes internas do canal radicular, formando um defeito de tecido duro. A reabsorção radicular externa depende de um maior número de osteoblastos que destroem o osso alveolar e o cemento da raiz do dente adjacente.

As fissuras radiculares ocupam a área desde o colo até ao ápice da raiz do dente.

As fissuras cervicais localizam-se em qualquer superfície (medial, distal, vestibular, lingual) ou curvam-se ao longo de todo o dente.

As fissuras tortuosas medianas não se limitam à zona do colo, estendendo-se frequentemente a outras superfícies na direção dos tubérculos, do bordo de corte e do ápice da raiz do dente. Este defeito sinuoso manifesta-se no caso de ranger ou apertar os dentes, o que provoca tensão ou estiramento do tecido dentário. O risco de fissuras nos dentes aumenta após o tratamento endodôntico, com as alterações relacionadas com a idade, na presença de defeitos na estrutura dos tecidos duros, bem como de doenças imunitárias.

A desvantagem desta classificação é a falta de caraterização das alterações, forma ou tamanho da fissura progressiva. Trata-se de uma sistematização da estática e não da dinâmica do processo. A classificação que tem em conta a dinâmica da direção e propagação da fissura não apresenta tais desvantagens (I.K. Lutska, 2000).

As fissuras incompletas oblíquas (desviantes) podem começar como fissuras verticais e depois aumentar em comprimento ou profundidade. Isto resulta em fissuras secundárias que se desviam da direção primária. Estas fissuras são mais profundas e continuam numa nova direção. É difícil prever a direção e o desenvolvimento das fissuras. A parte principal do dente permanece intacta. Como resultado de uma progressão posterior, estas fissuras podem tornar-se completas.

As fissuras completas oblíquas (desviantes) ocorrem como resultado de cargas muito elevadas e/ou repetidas. Elas percorrem os prismas de esmalte e, posteriormente, os tubos de dentina. As fissuras podem desviar-se ou deslocar-se para outras superfícies. Os segmentos - lascas - formam um ângulo obtuso com a superfície do dente. Isto é típico em todas as faixas etárias.

As fissuras verticais incompletas aparecem cedo. O seu desenvolvimento é típico em todas as faixas etárias. Estas fissuras podem ser detectadas com a ajuda de coloração vital e luz ultravioleta.

As fissuras verticais completas aumentam em comprimento e profundidade sob a influência de cargas excessivas repetidas. Podem ocorrer em qualquer idade, mas as primeiras manifestações são muito vagas. Se as fissuras verticais atingirem a cavidade dentária, o prognóstico é mais desfavorável.

As fissuras verticais-horizontais ou rectangulares (completas, completas) ocorrem na direção vertical e intersectam-se com as fissuras horizontais existentes. Nalguns casos, estas últimas partem da parede ou do fundo da cavidade cariada preenchida, devido a perturbações da estrutura dentária nas áreas delimitadas pelas fissuras incompletas. Se este fragmento se partir, o paciente sente a borda afiada do dente. Isto ocorre em dentes que são sujeitos a efeitos adversos repetidos. Também pode ocorrer uma lascagem do tubérculo e, em seguida, aparece uma borda afiada, e a borda de esmalte-cimento pode ser exposta com o aparecimento de hiperestesia.

As fissuras cervicais verticais sinuosas e curvas ocorrem sob a influência de um aperto dentário excessivo, ranger de dentes, muitas vezes no contexto de alterações relacionadas com a idade. Estas fissuras devem ser distinguidas da erosão, abrasão patológica, especialmente na zona do colo do dente. Em alguns casos, as fissuras cervicais curvas acompanham defeitos verticais nos tecidos duros do dente. Nos caninos e pré-molares dos jovens, têm o aspeto de lesões não cariosas. Existe um risco elevado de aparecimento destas fissuras em caso de ranger de dentes (bruxismo).

Oclusais verticais, que esfoliam ou lascam os tecidos. Ocorrem na superfície oclusal dos dentes em jovens devido a um forte aperto ou ranger de dentes (bruxismo). Os doentes queixam-se de dores provocadas por irritantes químicos (doces, etc.). No caso de sondagem, a sonda não permanece nas fissuras, mas o seu deslizamento na direção medio-distal ou vestíbulo-lingual ao longo de um sulco incompletamente mineralizado pode causar dor. Esses dentes geralmente não são restaurados, e é possível selar as fissuras. É possível que o condicionamento ácido enfraqueça as estruturas do esmalte, que depois "esfoliam" sob a influência da pressão, stress e fricção. Isto é provavelmente mais caraterístico de figuras incompletamente mineralizadas. Não foram efectuados estudos especiais sobre o impacto das figuras de selagem, ou mais especificamente do condicionamento ácido, no desenvolvimento de tais fissuras.

Fissuras em ziguezague. São causadas por uma carga rápida e significativa, ou impacto. Portanto, são uma fratura complexa que ocorre como resultado de um trauma na parte "cortante" do dente ou do desenvolvimento subsequente de fissuras tortuosas. O risco de tais fissuras aumenta na presença de grandes restaurações, tratamento endodôntico, posição anormal do dente e oclusão.

As fissuras horizontais são o resultado de cargas de baixa resistência, mas repetidas, de dois tipos: curtas e longas. Ocorrem mais frequentemente nos incisivos e na superfície lingual dos molares sob a influência de uma carga oclusal significativa. As fissuras são encontradas na superfície de dentes restaurados ou intactos que estão sujeitos ao mesmo tipo de tensão.

As fissuras combinadas (combinadas) ocorrem nos dentes na presença de determinados factores: má oclusão, restaurações complexas, obturações grandes (mais de 1/2 da coroa do dente), tratamento endodôntico, alterações relacionadas com a idade.

O conhecimento de uma única classificação permite-lhe escolher o método correto de tratamento das fissuras. Algumas delas requerem a remoção imediata da pressão excessiva através da trituração selectiva. As fissuras longas e profundas podem ser tratadas em dentes com polpa viva através de uma restauração periférica completa. Fissuras extensas sobre a superfície da coroa requerem o fabrico de uma coroa artificial devido ao risco de lascar partes da coroa. Algumas fissuras (totalmente profundas que penetram na polpa) têm um prognóstico bastante desfavorável.

Os clínicos sabem que os defeitos nos tecidos duros dos dentes com a mesma localização e danos num dente semelhante, com a mesma profundidade de destruição dos tecidos, requerem diferentes tácticas de tratamento, dependendo do grau de atividade do processo patológico.

Foram propostos vários métodos para avaliar a suscetibilidade de um dente à destruição dos tecidos duros, com base na avaliação do índice de higiene, na determinação da situação cariogénica (teste do lactobacilo, propriedades da saliva mista, taxa de remineralização, etc.). Uma avaliação comparativa do seu valor prognóstico mostrou vantagens significativas de três destes testes: teste do lactobacilo, avaliação clínica da taxa de remineralização do esmalte (teste COSHRE) e determinação da resistência estrutural e funcional do esmalte aos ácidos (teste TER).

O teste de Lactobacillus baseia-se na contagem do número de lactobacilos no fluido oral. Acredita-se que este teste pode servir como critério para a atividade do processo carioso e para o prognóstico de novas lesões cariosas. No entanto, este indicador não corresponde ao desenvolvimento real da cárie, o teste é bastante complicado e requer equipamento de laboratório. Até à data, foram desenvolvidas modificações muito simples deste teste que permitem determinar a suscetibilidade à cárie utilizando um único tubo de ensaio com um meio nutritivo especial. É recolhida uma pequena quantidade de saliva e o tubo de ensaio é colocado num termóstato durante 24 horas. Após um dia, o resultado é avaliado: em caso de predisposição para a cárie, o líquido adquire uma intensidade de cor diferente.

Em 1976, T.L. Redinova propôs um método para determinar a resistência dos dentes à cárie, baseado numa avaliação do estado do esmalte dentário e das propriedades remineralizantes da saliva (teste COSHRE). A suscetibilidade do esmalte ao ácido é avaliada pela intensidade da coloração da área gravada do esmalte. O método é tecnicamente simples, mas a necessidade de efetuar várias análises num período de 5 a 7 dias dificulta a sua utilização.

O teste CRT é utilizado para estudar a solubilidade do esmalte. Um disco de papel de filtro com um diâmetro de 3 mm é colocado na superfície vestibular do dente, isolado da saliva, seco e cuidadosamente limpo da placa bacteriana. Preliminarmente, o disco é humedecido durante 30 segundos com uma solução aquosa de violeta cristal a 0,02%, que colore o esmalte com uma cor verde clara.

Uma gota de solução de ácido clorídrico 1 n é aplicada ao disco com uma micro pipeta e o tempo durante o qual a cor do disco muda de verde-claro para rosa-púrpura é determinado utilizando um cronómetro. O tempo de reação da cor é utilizado para avaliar o grau de solubilidade ácida do esmalte, que é um indicador da sua resistência à cárie.

Normalmente, o teste CRT varia de 20 a 120 segundos. Após o teste, a superfície do dente é obrigatoriamente coberta com verniz fluoretado ou é-lhe aplicada uma solução remineralizante (remodente, flúor, preparações de cálcio, etc.).
Estudos clínicos e experimentais efectuados por V.R. Okushko e L.I. Kosareva (1982) permitiram desenvolver um método para determinar a resistência estrutural e funcional do esmalte aos ácidos - o teste de resistência do esmalte (teste ER). Consiste em avaliar o grau de intensidade da coloração da área de esmalte após o condicionamento ácido. O teste TER permite prever com exatidão o desenvolvimento do processo de cárie durante um período de 1 a 1,5 anos.
A resistência do esmalte ao ácido é determinada pela estrutura e composição química das camadas superficiais do esmalte. Como demonstrado pelos dados experimentais e clínicos de L.I. Kosareva (1982), a resistência à cárie dos dentes de crianças e jovens não é determinada apenas pela resistência ao ácido. A estrutura, a composição química e as propriedades funcionais do esmalte são de grande importância, as quais dependem do estado funcional do centro regulador do dente, a polpa, e da sua capacidade de mobilizar o fluxo do fluido dentário. Tudo isto determina a chamada resistência funcional do esmalte aos ácidos (V.R. Okushko, 1980).
V.R. Okushko e L.I. Kosareva (1982) também desenvolveram um método clínico para avaliar a intensidade da coloração do local do condicionamento ácido (dependendo da perda de tecido dentário duro) após uma lesão com ácido doseado.
Para realizar o teste TER, são necessários: uma solução normal de ácido clorídrico, uma solução de azul de metileno a 1%, um cronómetro, bastões ou pipetas de vidro, um conjunto de padrões azuis de diferentes intensidades de cor (Figs. 4.21-4.23).

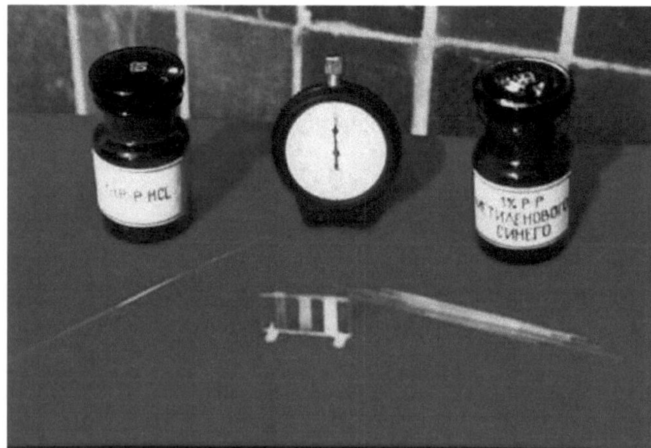

Fig. 4.21. Ensaio TER

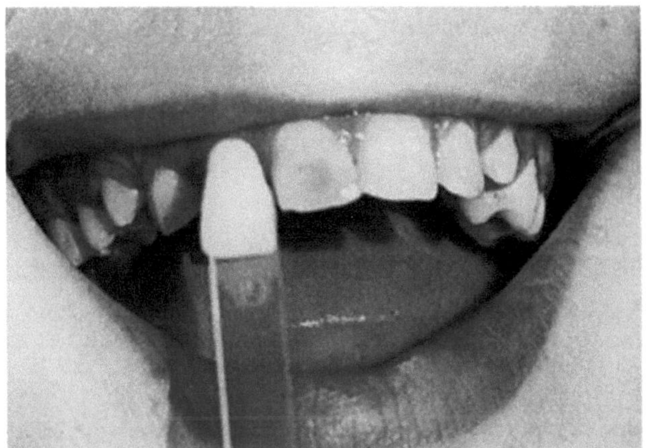

Fig. 4.22. Definição clínica do teste TER

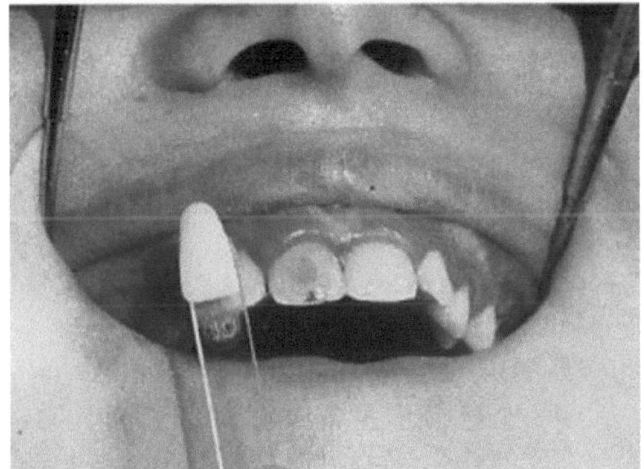

Fig. 4.23. Variante do ensaio TER

Realização do teste. O teste TER é efectuado à luz do dia nos incisivos centrais superiores. A superfície vestibular do dente é cuidadosamente limpa de placa bacteriana e isolada da saliva. Utilizando uma vareta de vidro ou uma pipeta, aplica-se uma gota de solução de ácido clorídrico 1 n com um diâmetro de 1-2 mm no esmalte ao longo do eixo central do dente, a meio da distância entre o bordo de corte e a gengiva. Após um minuto, a gota é removida com algodão, a superfície do esmalte gravado é enxaguada com água e seca. No local da gravação do esmalte, forma-se um ponto de cor esbranquiçada e baça. Aplica-se uma solução aquosa de azul de metileno a 1% na superfície vestibular do dente. O corante é lavado em 2 segundos com um jato de água à temperatura ambiente através de um empurrador ou de uma seringa. A área gravada do esmalte é corada com um corante azul de intensidade variável, que depende da profundidade da gravação do esmalte. Para avaliar a intensidade da cor, utilize uma escala azul padrão de dez barras.

Avaliação dos resultados do teste. Se a intensidade da cor da área de esmalte gravada for inferior ou igual à norma n.º 3, é diagnosticada uma elevada resistência estrutural e funcional do esmalte. Se for igual aos padrões

N.º 4 ou N.º 5, então é diagnosticada a intensidade estrutural e funcional média do esmalte; padrões N.º 6-7 - intensidade estrutural e funcional reduzida do esmalte. Se a intensidade da coloração exceder a intensidade do padrão nº 7, isso indica uma resistência extremamente baixa do esmalte.

Este indicador caracteriza-se por uma elevada fiabilidade prognóstica. Com base na sua utilização, os autores recomendam a divisão dos doentes em diferentes grupos de dispensários e em diferentes períodos de exame.

Mas os dados deste teste também indicam as peculiaridades dos cuidados dentários. No caso de um índice de resistência do esmalte baixo, é aconselhável utilizar coroas artificiais completas para restaurar a integridade do dente aquando da prestação de cuidados ortopédicos. Se o índice de resistência for elevado, podem ser utilizadas coroas artificiais parciais, inlays (micropróteses) e obturações.

Electro-odontodiagnóstico (electro-odontometria)

A electro-odontometria permite avaliar corretamente o estado do dente e é um método bastante objetivo de diagnóstico do estado da polpa dentária em caso de traumatismo, neoplasias, processos inflamatórios e outras doenças da dentição. Com base neste exame, é possível escolher um tratamento racional e monitorizar a sua eficácia.

Este método baseia-se nas propriedades do tecido vivo para ser excitado sob a influência de irritação. O melhor dos estímulos inadequados é a corrente eléctrica. Isto deve-se ao facto de a duração da sua ação poder ser doseada e de a irritação poder ser repetida muitas vezes sem qualquer dano nos tecidos.

O Odontodiagnostics não deve ser utilizado em pacientes com pacemaker!

As caraterísticas da análise da vitalidade da polpa utilizando vários aparelhos de electro-odontodiagnóstico são apresentadas a seguir. É de salientar que existem melhorias nestes aparelhos e nos métodos de investigação. As principais são a ligação automática, a taxa de aumento da intensidade da estimulação eléctrica, a melhoria dos bicos, o retorno automático à posição ascendente (o nível da tensão de saída volta automaticamente à posição ascendente após cada teste, etc.)

No seu tempo, L.R. Rubin (1955) descobriu que existem pontos sensíveis nos dentes, nos quais a irritação é provocada pela mais pequena corrente. Isto deve-se ao teor de água nos tecidos dentários, que determina alterações na sua condutividade eléctrica, bem como à estrutura anatómica do dente. Deve ter-se em conta que a deslocação mínima do elétrodo em relação aos pontos sensíveis exige uma intensidade de corrente mais elevada para obter uma resposta do dente.

Nos dentes anteriores, os pontos sensíveis estão localizados no meio da aresta de corte, e nos dentes laterais - na parte superior dos tubérculos.

Os métodos de electro-odontodiagnóstico propostos e testados permitem um exame bastante objetivo. O principal deles deve ser considerado a determinação de microcorrentes num circuito fechado.

O circuito elétrico deve ser considerado da seguinte forma: tecidos duros dos dentes - elétrodo ativo - dispositivo de registo - reóstato - elétrodo passivo (corpo do doente) - periodonto - polpa - tecidos duros dos dentes (Fig. 4.24).

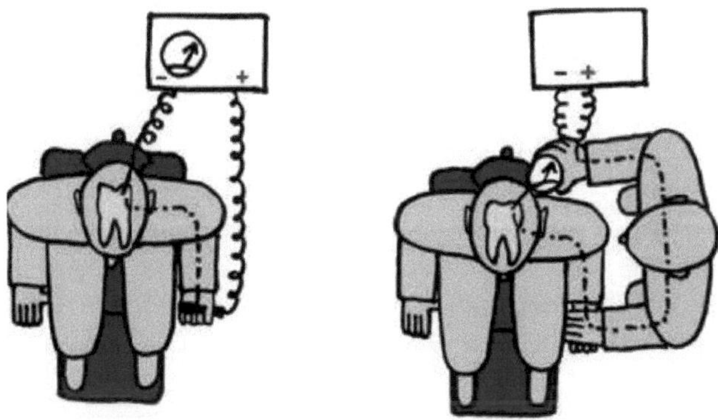

Fig. 4.24. Variantes do circuito elétrico em electro-odontodiagnóstico.

É aconselhável que o médico teste o efeito do aparelho em si próprio antes de começar a examinar os doentes. Neste caso, saberá como funciona a estimulação eléctrica.

No caso de grandes obturações metálicas em contacto com os dentes adjacentes, é aconselhável isolar esses dentes (cofferdams, quikdams, etc.).

O estudo é realizado com dispositivos especiais (OD-2M, EOM-3, IZN1, OSM-50, etc.). O indicador estudado é registado em µA.

O microamperímetro destes aparelhos regista a corrente que passa pelo paciente, sem distinguir a corrente que irrita a polpa. Isto distorce a reação da polpa à corrente eléctrica, pelo que os dados obtidos não podem ser considerados fiáveis. Por isso, se a obturação for removida, é necessário um estudo do fundo da cavidade cariada para esclarecer o diagnóstico.

Com base nos dados sobre a excitabilidade eléctrica dos receptores de dor do dente, a condição da polpa e dos tecidos periapicais é determinada tanto em condições normais como patológicas. A polpa saudável reage com estimulação dolorosa a uma corrente de 2-6 µA. Uma diminuição da excitabilidade para 20-30 µA indica inflamação da polpa coronal, e uma reação dentária a uma corrente de 60 µA indica o envolvimento da polpa radicular no processo patológico. A reação a uma corrente de 100 µA ou mais confirma o fato da necrose pulpar, uma vez que os receptores nervosos do periodonto já reagem a essa corrente.

Um dos testes objectivos para o diagnóstico da hiperestesia dos tecidos dentários duros é o método de electro-odontodiagnóstico baseado na determinação do limiar de excitabilidade eléctrica.

Normalmente, o dente reage à estimulação da corrente elétrica com uma força de 2-6 µA, mas às vezes esse valor pode variar de 2 a 10-12 µA. A reação do dente à corrente elétrica depende da origem do aumento da sensibilidade dos tecidos duros (hiperestesia) do dente. No caso do primeiro grau de hiperestesia, que está associado à perda de tecidos duros do dente (hiperestesia dentinária na área de cavidades cariosas; hiperestesia dentinária que ocorre após a preparação do dente para uma coroa artificial; hiperestesia em caso de abrasão patológica dos tecidos duros do dente), o limiar de excitabilidade elétrica é ligeiramente aumentado, o paciente nota dor quando exposto a uma corrente de 1-3 μA e estímulos de temperatura (frio, calor). O segundo grau de hiperestesia é caracterizado por um aumento adicional na sensibilidade, como evidenciado por uma reação dolorosa a um estímulo elétrico mais fraco (1-2 μA) e o aparecimento de uma reação a estímulos químicos (alimentos azedos, doces e salgados). No caso de hiperestesia de terceiro grau, juntamente com o aumento da sensibilidade à temperatura, estímulos químicos e táteis, os tecidos dentários começam a responder a uma corrente elétrica fraca na faixa de 0,5-1,5 μA. Uma diminuição no limiar de sensibilidade é observada tanto diretamente na área de hiperestesia quanto na área da borda cortante do dente. Para hiperestesia não associada à perda de tecidos dentários duros, por exemplo, como resultado da exposição dos pescoços dos dentes em caso de doença periodontal, os seguintes indicadores de excitabilidade elétrica são caraterísticos: I grau - 2-6 μA, II grau - 1,5-4 μA, III grau - menos de 1,5 μA.

No caso da doença periodontal, a excitabilidade eléctrica da polpa pode estar dentro do intervalo normal, ou aumentada ou diminuída para 30-40 μA.

A excitabilidade eléctrica dos dentes situados fora da arcada dentária é frequentemente reduzida

No caso de uma cavidade cariosa, o estudo é efectuado a partir do fundo da cavidade após o tratamento mecânico com uma escavadora e brocas. A excitabilidade eléctrica da polpa pode ser normal (2-6 μA) ou reduzida, especialmente no caso de cáries profundas.

A presença de uma obturação no dente, colocada no colo do dente, na superfície de contacto ou na fissura, não interfere com o estudo. Se a amálgama estiver adjacente à gengiva, é difícil determinar a excitabilidade eléctrica, uma vez que os tecidos moles da gengiva também reagem à corrente.

Se houver um enchimento no ponto sensível (saliência, aresta de corte), o elétrodo ativo é colocado sobre o enchimento. Não esquecer que o plástico e a resina epoxi são dieléctricos. Por conseguinte, os estudos não são efectuados através dessas obturações. Uma obturação feita de cimento ou amálgama é um bom condutor de corrente eléctrica, que penetra facilmente através dela até à polpa.

Os nossos estudos sobre a excitabilidade eléctrica dos dentes com defeitos de tecido duro substituídos com diferentes desenhos de micropróteses dentárias mostraram que, em dentes não esgotados, varia de 2 a 24 μA. Em contraste com as estruturas plásticas, no caso das estruturas metálicas, observa-se um aumento da excitabilidade elétrica da polpa do dente restaurado.

Os aparelhos de eletrodiagnóstico da polpa são também designados por scanners de vitalidade da polpa. Para cada um destes aparelhos, o fabricante descreve as suas vantagens em relação a outros aparelhos semelhantes. Cada afirmação é acompanhada por um parágrafo da instrução correspondente. Até à data, não foi efectuada qualquer análise clínica comparativa destes aparelhos. A análise dos parâmetros técnicos não revelou diferenças significativas.

A análise da vitalidade da polpa com a ajuda de um aparelho de electro-odontodiagnóstico "pulp vitality scanner" (Kerr) permite realizar investigações a nível moderno.

Se for obtido o contacto elétrico adequado entre a ponta da sonda e o dente, o scanner de vitalidade da polpa (PVS) é automaticamente ligado. Ao mesmo tempo, a luz indicadora no punho da sonda acende-se. A capacidade do dispositivo de se ligar automaticamente permite evitar um diagnóstico incorreto devido a um mau contacto entre a sonda e os tecidos duros do dente. Também protege o doente de uma exposição inesperada à corrente eléctrica ("choque elétrico") em caso de bom contacto entre a sonda e o dente. O EPS não é ativado em caso de contacto com uma coroa total de porcelana. Atualmente, está disponível uma Mini Tip adicional com o dispositivo, que permite o acesso ao dente através do bordo cervical da coroa. O aparelho também pode ser utilizado para testar dentes através de obturações metálicas. No entanto, deve ser lembrado que a resistência eléctrica dos metais é significativamente inferior à dos tecidos duros dos dentes, pelo que os dados obtidos através de uma obturação metálica podem ser significativamente inferiores aos obtidos diretamente através dos tecidos duros dos dentes.

A taxa de aumento da intensidade da corrente para a irritação da polpa é ajustada através do painel de controlo do aparelho. A corrente ascendente é gerada pelo aparelho de tal forma que aumenta lentamente no início do teste de diagnóstico e depois aumenta muito mais rapidamente.

O paciente sente a estimulação da corrente eléctrica como uma pressão pulsante, um calor ou uma sensação de formigueiro no dente, que aumenta gradualmente de intensidade. Este aparelho difere dos aparelhos convencionais de electro-odontodiagnóstico na medida em que, ao utilizar estes últimos, a estimulação por corrente eléctrica é sentida imediatamente como um "choque elétrico" súbito bastante forte. Se o contacto do elétrodo com o dente for interrompido no espaço de 2-3 segundos, as caraterísticas da corrente eléctrica voltam aos valores mínimos ascendentes. Ao mesmo tempo, a última leitura de tensão é apresentada no ecrã do dispositivo até o médico iniciar outra sessão de teste. Se o contacto entre a sonda e o dente for restabelecido no espaço de 2-3 segundos, o teste continua automaticamente sem que as caraterísticas da corrente voltem ao mínimo. Graças a esta caraterística, o dentista pode evitar voltar a colocar acidentalmente o dispositivo SWP na posição ascendente no caso de uma perda acidental de contacto de curta duração entre a sonda e o dente.

O retorno automático aos valores de corrente ascendentes torna rápido e fácil examinar mais dentes, bastando mover a sonda de um dente para o outro. O nível de corrente ascendente regressa automaticamente ao valor ascendente após cada teste. Ao contrário de outros aparelhos de electro-odontodiagnóstico, este aparelho, devido à descida automática e acentuada da corrente para os valores ascendentes, permite evitar ao paciente a sensação desagradável de irritação acidental por uma corrente elevada (nos casos em que o médico se esquece de reduzir a intensidade da corrente antes de um novo estudo).

A escala do aparelho SVP tem 80 divisões, ao contrário das 10 divisões dos aparelhos de electro-odontodiagnóstico convencionais. Isto é feito para uma visualização mais profunda dos resultados do teste. Quando o teste atinge a 80ª divisão, o indicador na pega do aparelho começa a piscar, indicando o fim do teste.

A reação normal da pasta de papel, de acordo com esta escala de ensaio, situa-se dentro dos seguintes limites

- para incisivos - 10-40;
- para pré-molares - 20-50;
- para molares - 30-70.

No caso dos testes, é necessário distinguir entre falsos negativos e resultados positivos, que podem ser facilmente identificados e corrigidos. Uma reação falsa negativa ocorre quando um dente saudável não responde à estimulação máxima, ou seja, quando o aparelho indica 80. Isto pode ser causado pela presença de humidade na superfície do dente ou por uma obturação metálica que entra em contacto com o tecido periodontal. Outra razão pode ser a mineralização significativa do tecido pulpar, a formação significativa de dentina secundária, alterações distróficas na polpa com uma diminuição do número dos seus elementos celulares.

A indicação falsa negativa ocorre nos casos em que o paciente sente o efeito da estimulação num dente com polpa necrótica. Esta sensação pode ser causada pela reação de um dente vizinho que está em contacto com o dente examinado. Ou o paciente reage à irritação do tecido nervoso do periodonto, e não da polpa. A reação periodontal é significativamente diferente da reação pulpar, pelo que se sugere que, antes de iniciar o teste de viabilidade pulpar, se comparem as sensações do paciente obtidas durante a estimulação dentária e a estimulação direta do tecido periodontal.

O aparelho possui um dispositivo eletrónico de estabilização da tensão, pelo que o funcionamento do equipamento não depende das flutuações da tensão da bateria. A estabilização da tensão minimiza o risco de diagnóstico incorreto devido a flutuações na tensão das baterias com um recurso gasto. Quando as pilhas estão fracas, aparecem dois pontos no ecrã. Isto indica a necessidade de substituir as pilhas.

O scanner de vitalidade pulpar é provavelmente o melhor dispositivo para o electro-odontodiagnóstico, uma vez que o contacto acidental da sonda com o dente não provoca no paciente uma sensação desagradável, o que acontece frequentemente quando se utilizam outros dispositivos. A caraterística distintiva patenteada desta sonda é a sua sensibilidade ao contacto, que garante que não se liga e aumenta a corrente ascendente na ausência de um contacto elétrico fiável com o dente. Ao utilizar outros dispositivos, o médico não tem a certeza se existe um contacto fiável com o dente, ou seja, as condições corretas para o efeito da estimulação eléctrica no dente. Em alguns casos, existe contacto mecânico do sensor com o dente, mas não existe contacto elétrico. Nestes casos, os valores dos parâmetros a montante podem ser demasiado elevados e a reação do doente é completamente inexistente. E se o contacto elétrico for criado subitamente, o paciente experimenta sensações fortes e bastante dolorosas provenientes da polpa. A diferença patenteada do SVP é a sua sensibilidade ao contacto elétrico - nenhum dos outros aparelhos de electro-odontodiagnóstico tem tais vantagens.

Outra vantagem do dispositivo são os parâmetros ascendentes automáticos, que garantem um aumento suave do nível de estimulação e o regresso automático aos dados ascendentes em caso de perda de contacto da sonda com a superfície do dente. O médico não precisa de desligar constantemente a sonda antes de iniciar outra sessão de teste.

Para estes casos, recomenda-se a aplicação de gel de flúor. Também podem ser utilizadas pastas de dentes ou pastas de eléctrodos, mas o gel de flúor conduz melhor a corrente eléctrica do que as pastas de dentes e é mais acessível ao dentista. A pasta Sensodyne não é recomendada, uma vez que é um mau condutor de corrente eléctrica.

O SWP é um dispositivo relativamente insensível à humidade. No entanto, a cabeça da peça de mão não deve entrar em contacto com a gengiva ou com uma obturação metálica que esteja em contacto com um dente adjacente. Tudo o que o médico precisa de fazer é colocar corretamente o elétrodo na superfície limpa do dente a ser examinado.

O doente sente uma pulsação cada vez mais forte que aparece muito antes do início da dor. Alguns doentes sentem um certo aumento da pressão, enquanto outros sentem uma sensação de calor ou um sobressalto pulsátil.

Existe um acessório especial para testar os dentes sob uma coroa, o Minitip/crown test, com um sensor sob a forma de um fio fino que permite penetrar no bordo cervical da coroa. Este fio está completamente isolado, exceto na ponta. Este isolamento protege a sonda do contacto com a gengiva, o que permite um resultado fiável do teste. No entanto, é de notar que esta ponta funciona melhor quando a margem cervical da coroa do dente está exposta.

Este dispositivo utiliza valores baixos de corrente eléctrica, mas não é recomendado para testar doentes com pacemaker devido à possibilidade de complicações.

Após a conclusão do exame, são efectuados diagnósticos diferenciais (se necessário) e é feito um diagnóstico final. Em seguida, com a participação ativa do doente, são planeadas as medidas de tratamento necessárias. O doente deve ser informado sobre outros métodos de tratamento possíveis. Esta é a chamada terapia diferencial planeada.

Nas instituições médicas autónomas e privadas, é determinado o custo aproximado do tratamento. O paciente deve confirmar com a sua assinatura o seu acordo com o plano de tratamento possível (escolhido) e a sua disponibilidade para pagar os custos necessários.

Em todos os casos, o médico deve explicar ao paciente o objetivo e a essência das intervenções dentárias planeadas. O paciente deve documentar o seu consentimento a este plano de tratamento.

Os princípios gerais do planeamento de possíveis cirurgias para eliminar defeitos nos tecidos duros do dente dependem das competências individuais específicas do médico e são determinados pelo seu nível de qualificação. Convém recordar que as expectativas do paciente relativamente ao resultado do tratamento devem ser justificadas pela sua situação clínica dentária. Finalmente, a decisão final de escolher um determinado método de tratamento depende em grande medida do paciente.

CAPÍTULO 5

VEDAÇÃO COM COMPENSADOR TÉRMICO

Até à data, foram propostos vários desenhos de restaurações combinadas que têm em conta os coeficientes de expansão térmica do sistema dente-obturação. Isto é bastante relevante, uma vez que alguns materiais de obturação têm um CTE muito superior ao do tecido duro do dente. Tais desenhos incluem obturações com um compensador térmico.

Fundamentação para a conceção de um vedante com um compensador térmico

A qualidade das obturações dentárias foi recentemente melhorada nos seguintes domínios:

> melhoria dos materiais de enchimento com base nas realizações da ciência fundamental e aplicada. O desenvolvimento deste domínio é determinado pelos esforços dos cientistas de materiais;

> desenvolvimento de modelos de vedantes. Como resultado destes desenvolvimentos, são oferecidos novos desenhos de obturação. Estas melhorias são efectuadas por dentistas;

> melhoria da técnica de obturação. Estas melhorias podem resultar na criação de novas estruturas de restauração. Estes desenvolvimentos são efectuados por técnicos de investigação em conjunto com dentistas.

Nos anos 40 do século XX, eram utilizados plásticos para obturações dentárias e, no final dos anos 60, eram utilizados materiais compósitos. O aperfeiçoamento intensivo dos materiais de obturação ainda está em curso. Apesar das suas elevadas propriedades físicas e mecânicas, têm um elevado coeficiente de contração de polimerização e de expansão térmica. Este facto pode ser uma das razões para a ocorrência de cáries secundárias e perda de obturação. A eliminação destas deficiências dos materiais de obturação é um problema urgente da medicina dentária moderna.

É de salientar que, no final do século XIX e início do século XX, os investigadores chamaram a atenção para a diferença nos coeficientes de expansão térmica dos tecidos dentários e do material de preenchimento. Foram propostos projectos originais de restaurações com pilares e pinos, como a coroa De Trey. Foi um dos primeiros desenhos que satisfazia quase completamente os requisitos estéticos, funcionais e fisiológicos. Colocou grande ênfase nas propriedades dos materiais. Em particular, o desenho da coroa teve em conta a "diferença no coeficiente de expansão térmica da platina e da porcelana", ou seja, o CET dos materiais utilizados para o seu fabrico. Os materiais não eram tóxicos e eram biologicamente compatíveis com a raiz do dente e com o organismo no seu todo. Foi dada uma atenção considerável à redução da retração dos materiais de restauração utilizados para o fabrico desta estrutura.

Uma das formas de eliminar o desajuste das deformações de temperatura é desenvolver novos materiais que tenham um CET próximo dos tecidos duros dos dentes. Estes materiais incluem algumas marcas de amálgamas e cimentos de ionómero de vidro. No caso dos materiais compósitos, este problema ainda não foi resolvido. Atualmente, existe a necessidade de melhorar ainda mais o desenho das obturações em compósito.

O encolhimento do polímero durante o enchimento é uma das razões que leva à perda do enchimento. É desejável que a contração de polimerização do material não seja superior a 3%. Nestas condições, a polimerização consegue a adesão necessária do material de preenchimento aos tecidos duros dos dentes. Uma retração significativa da polimerização leva ao aparecimento de lacunas na interface entre a obturação e o dente. Isto pode levar a cáries secundárias, descoloração e perda de dentes.

Assim, a redução da contração da polimerização é a principal tarefa no desenvolvimento e melhoria da qualidade de novos materiais de enchimento neste grupo.

Uma certa compensação da contração de polimerização de um material compósito de preenchimento pode ser conseguida alterando o método de preenchimento de uma cavidade cariosa. O método mais conhecido é a introdução do material na cavidade, camada por camada. Isto reduz os valores de retração linear e melhora a adesão do material às paredes da cavidade cariada.

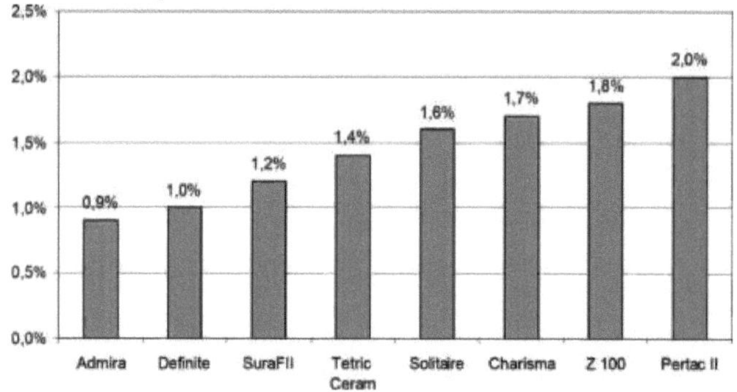

Fig. 5.1. Contração de polimerização de materiais compósitos modernos.

A otimização da CTR e a redução da retração do enchimento durante a restauração podem ser conseguidas através de métodos tecnológicos utilizados em vários campos da tecnologia, incluindo a radioelectrónica. A essência do método consiste em criar uma estrutura de enchimento combinada.

Para fundamentar e desenvolver a conceção de uma obturação dentária com base nestes princípios, foram efectuados estudos experimentais com várias amostras de materiais de obturação. Estes foram efectuados utilizando um método adaptado para determinar o coeficiente médio de expansão térmica linear e a contração de polimerização dos materiais.

Foi sugerido que a utilização das mesmas amostras de materiais de obturação com um aumento do volume da inserção, que tem um CET próximo dos tecidos duros do dente, conduzirá ao alinhamento do CET da obturação e do dente. Este desenho não reduz a taxa de contração do material de enchimento, mas, em geral, a contração do enchimento é reduzida.

Para a inserção nas amostras de obturações, foram utilizados materiais dentários com um CTE próximo dos tecidos duros dos dentes. Estes incluem cimentos de fosfato de zinco (CTE 8-9 - 10'6C°'1) e alguns tipos de aço inoxidável, por exemplo, 1X18H9T (CTE
12 - 10-6C0-1). Estes materiais têm um CTE próximo dos tecidos duros dos dentes: esmalte - 11-12 - 10-6C0-1 e dentina 8-9 - 10-6C0-. .[1]

Os espécimes para o estudo do CTR foram feitos sob a forma de cilindros de materiais de enchimento. A inserção foi feita de cimento fosfatado e aço inoxidável de grau 1X18H9T. As combinações de amostras foram as seguintes: material de enchimento de polímero (compósito) com uma inserção de cimento fosfatado; material de enchimento de polímero (compósito) com uma inserção de aço inoxidável. Nas amostras combinadas, o volume da inserção foi de 1/2, 1/3 e 1/4 de parte. A metodologia de teste está em conformidade com os requisitos e recomendações do CEA PC 1518-68.

Os resultados do estudo CET das amostras de materiais de enchimento são apresentados nas Tabelas 5.1 e 5.2.

Quadro 5. 1

Coeficiente de expansão térmica linear de cimento fosfatado e monolítico amostras de material de enchimento inseridas (10-6 C ')[01]

Material	Espécime monolítico	Amostra combinada (material de enchimento e cimento fosfatado)		
		1/2	1/3	1/4
Acrilóxido	80±5.47	46±3,24	56±4,18	63±4,88
Carbodent	75±4,75	42±3,18	54±4,06	57±4,06
Evicrol	50±6.21	30±2,96	38±3,15	39±3,12
Terafil -20	45±7.41	29±2,99	34±3,08	36±3,04
Cristalino	42±5,24	27±3,16	31±2,11	35±5,16

Quadro 5.2

Coeficiente de expansão térmica linear de amostras de materiais de enchimento inseridos em aço inoxidável e monolíticos (10-6 C ')[01]

Material	Monolítico espécime	Amostra combinada (material de enchimento e aço inoxidável)		
		1/2	1/3	1/4
Acrilóxido	80±5,47	49±5,34	63±6,93	64±6,18
Carbodent	75±4,75	47±4,92	59±5,11	61±6,11
Evicrol	50±6,21	34±3,81	43±5,06	44±3,96
Terafil -20	45±7,41	31±3,72	39±3,98	40±3,82
Cristalino	42±5,24	30±4,21	37±4,18	39±3,74

A análise do estudo do coeficiente de expansão térmica linear das amostras revelou o seguinte.

As amostras monolíticas investigadas de materiais de enchimento têm um coeficiente de expansão térmica mais elevado do que os tecidos duros dos dentes - 9-11*10' 6C0-1. Nas amostras com uma inserção, o CTE muda no sentido da sua aproximação aos tecidos duros dos dentes. Esta correspondência aumenta com o aumento do tamanho da pastilha. Os melhores resultados foram observados quando se utilizou uma pastilha de cimento fosfatado.

As alterações lineares no desenho das obturações sob a influência da temperatura devem ser comparadas em termos percentuais (O. Maximova, G. Rona, 1996). Os dados obtidos quando se utilizou cimento de fosfato para compensar a aproximação do CET da amostra ao CET do dente (esmalte 11-12 - 10-6 C0-1, dentina 8-9 - 10-6 C0-1) são apresentados na Tabela 5.3. No caso da utilização de aço inoxidável, os resultados obtidos são apresentados na Tabela. 5.4.

Quadro 5.3

Correspondência do CET das amostras estudadas com o CET dos tecidos duros dos dentes em função do tamanho do compensador térmico de cimento (%)

Material de enchimento	Dimensões da junta de dilatação em cimento (relativamente às dimensões do enchimento)		
	1/2	1/3	1/4
Acrilóxido	63,2%	55,2%	49,6%
Carbodent	70,6%	62,2%	60,1%
Evicrol	85,0%	81,0%	80,5%
Terafil -20	88,4%	86,4%	85,6%
Cristalino	87,9%	84,2%	81,7%

Quadro 5.4

Correspondência do CET das amostras estudadas com o CET dos taninos de dente duro em função do tamanho do compensador térmico metálico (%)

Material de enchimento	Dimensões do compensador metálico (em relação às dimensões do vedante)		
	1/2	1/3	1/4
Acrilóxido	60,8%	49,6%	48,8%
Carbodent	67,8%	58,7%	57,3%
Evicrol	83,0%	78,5%	77,5%
Terafil -20	87.6%	84,4%	83,9%
Cristalino	86.3%	81,6%	79,4%

Assim, utilizando materiais para restauração de tecidos dentários duros, que têm um CET mais elevado do que os tecidos dentários duros, é possível reduzir significativamente esta diferença alterando o desenho da obturação. Para tal, é necessário introduzir um compensador de cimento ou metal na obturação.

Um elemento estrutural que permite obter a coincidência dos indicadores CTE é designado por compensador térmico.

Assim, a presença de um compensador torna possível aproximar o CET da obturação ao tecido duro dos dentes. No caso de um compensador térmico de cimento, 49,6 a 88,4% do ETC dos dentes, e 48,8 a 87,6% do metal. Pequenas diferenças nos indicadores entre os materiais de inserção são determinadas pela proximidade do CET dos materiais utilizados.

Os resultados obtidos dos estudos experimentais para determinar a retração das amostras monolíticas e combinadas são apresentados na Tabela 5.5.

Quadro 5.5

Taxa de contração linear de amostras monolíticas e combinadas de materiais de enchimento

(%)

Material de enchimento	Espécime monolítico	Amostra combinada		Diferença entre amostras monolíticas e combinadas			
		cimento fosfatado	metal	cimento fosfatado	P	metal	P
Carbodent	3,8±0,24	2,6±0,47	2,6±0,32	1,2±0,04	<0,01	1,2±0,04	<0,05
Acrilóxido	2,2±0,16	1,5±0,34	1,6±0,45	0,7±0,02	<0,01	0,6±0,03	<0,05
Evicrol	1,6±0,94	1.1±0,15	1,0±0,25	0,5±0,01	<0,05	0.6±0,02	<0,05
Terafil-20	1,8±0,48	1,2±0,18	1,2±0,24	0,6±0,02	<0,05	0-0,02	<0,05
Cristalino	1,5±0,83	1,0±0,24	0,8±0,21	0,4±0,03	<0,05	0,6±0,02	<0,05

Foram estudadas amostras monolíticas e combinadas ("polímero-compensador") feitas com os mesmos materiais. O compensador foi feito de cimento fosfatado e aço inoxidável de grau 1X18H9T.

As amostras tinham a forma de discos idênticos. As combinações de amostras foram feitas da seguinte forma: material de enchimento de polímero (compósito) com uma inserção de cimento fosfatado; material de enchimento de polímero (compósito) com uma inserção de aço inoxidável. As amostras combinadas tinham inserções de 1/2 do seu volume, respetivamente.

A taxa de contração dos materiais dentários é menor para o Evicrol (República Checa) e o Crystalline (EUA), e o Terafil-20 (Ucrânia, Kharkiv) está próximo destes. A retração mais elevada foi observada no material "Carbodent" (Ucrânia, Kharkiv).

Nas amostras com um inserto, a contração foi significativamente menor em comparação com as amostras monolíticas. Verificou-se que o material a partir do qual a inserção compensadora foi feita (cimento, aço) dá aproximadamente a mesma quantidade de compensação para a contração de polimerização.

Estudos demonstraram que os materiais utilizados encolhem, mas este valor pode ser reduzido em 31-33% em amostras combinadas. O material da inserção (cimento ou aço) não afecta a quantidade de retração do compósito.
Assim, a quantidade de retração de polimerização num enchimento pode ser reduzida através da introdução de uma inserção no mesmo.
Os estudos demonstraram que, através da criação de uma estrutura de um material de obturação e de uma inserção (compensador térmico), é possível assegurar o funcionamento racional da obturação no dente obturado. A Fig. 5.2 mostra um

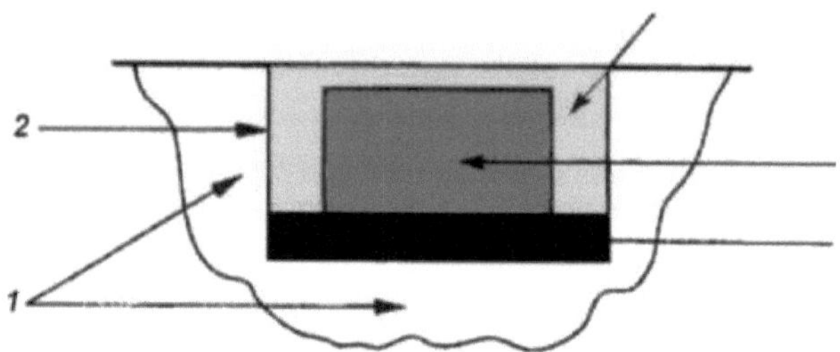

diagrama de uma obturação com um compensador térmico.

lubrificantes do sistema de enchimento; 3 - material de enchimento; 4 -

4

5

compensador térmico; 5 - junta;

Método de enchimento de dentes com enchimentos com um compensador térmico .

Fig. 5.2. Uma obturação com um compensador térmico: 1 - tecidos duros do

O método de fabrico de obturações deste tipo é determinado pelo tipo de materiais de obturação utilizados. Comum a todos os casos é a preparação da cavidade cariada

preparada

para o fabrico da obturação.

Após a preparação da cavidade cariosa, o revestimento necessário (isolante, terapêutico) é colocado no fundo e nas paredes. Os tecidos duros dos dentes são também preparados para a introdução do material de preenchimento - condicionamento ácido e aplicação do sistema adesivo.
A produção de um compensador fora da cavidade oral é realizada utilizando materiais de enchimento poliméricos de polimerização química. Um compensador pode ser feito diretamente na cavidade oral utilizando materiais fotopolimerizáveis. Muitos deles têm um CTE próximo dos tecidos duros dos dentes.

O método de enchimento com o fabrico de um compensador fora da cavidade preparada (método indireto) (método indireto)

Após a preparação da cavidade cariosa, é feito um compensador térmico de acordo com a configuração da cavidade antes da aplicação do material de preenchimento. Deve ser imerso no material de enchimento da cavidade e afastado uniformemente das suas paredes em 0,3-0,6 mm. Para o efeito, o material de restauração é introduzido na cavidade preparada. Um compensador é imediatamente imerso no mesmo e os bordos exteriores visíveis da restauração são moldados, invertendo a forma anatómica do dente. Depois de o material endurecer, a restauração é processada e polida.

A restauração da integridade do dente com a ajuda de materiais de enchimento compostos do tipo pasta-pasta, utilizando uma estrutura de enchimento com um compensador térmico de cimento feito pelo método indireto, é mostrada na Fig. 5.3-5.25.

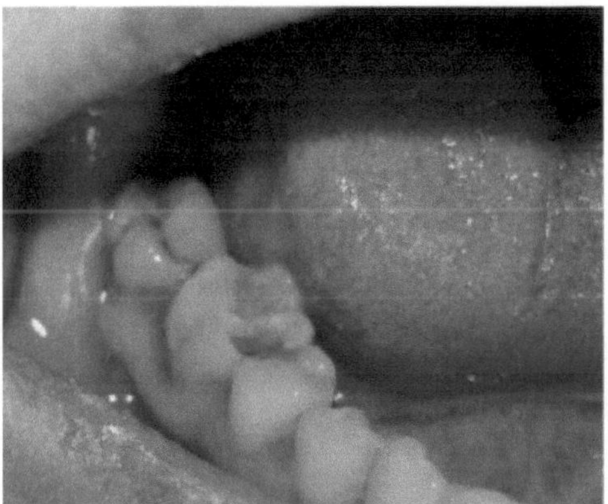

Fig. 5.3. Cavidade cariosa do dente 46 preparada para restauração com uma obturação
com um compensador térmico (método indireto)

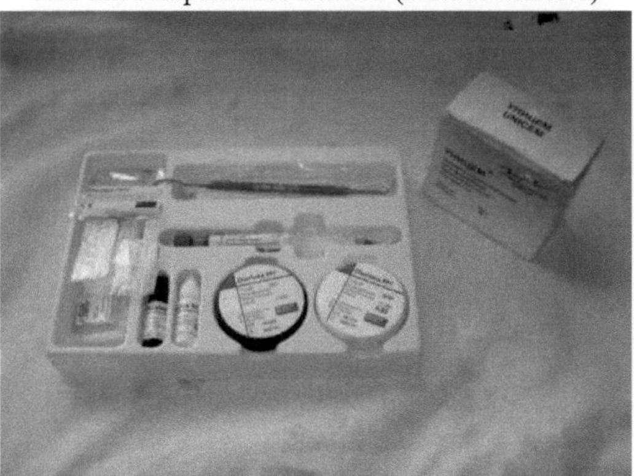

Fig. 5.4. Materiais para o fabrico de um enchimento combinado.

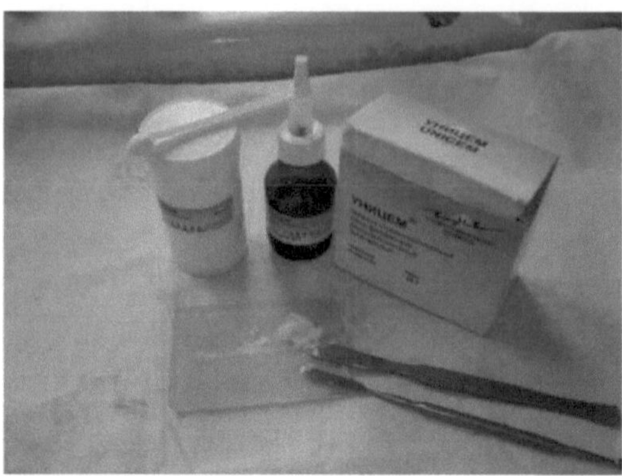

Fig. 5.5. Material para o fabrico de um compensador térmico de cimento.

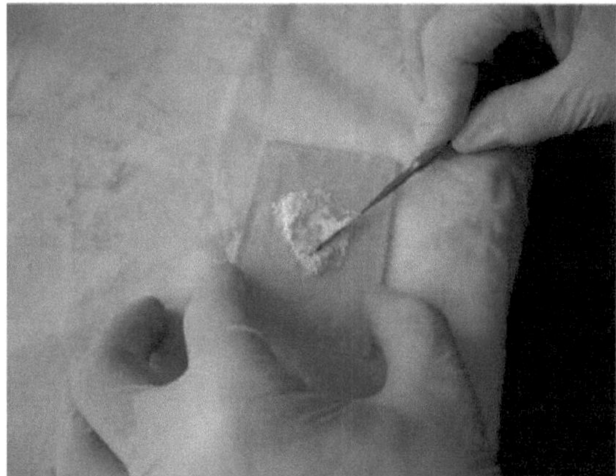

Fig. 5.6. Mistura de cimento para o fabrico do compensador térmico de cimento

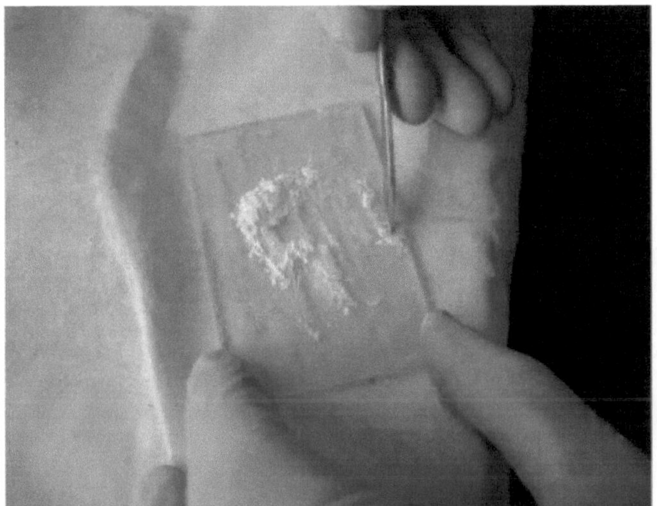
Fig. 5.7. O momento de fabrico do compensador térmico.

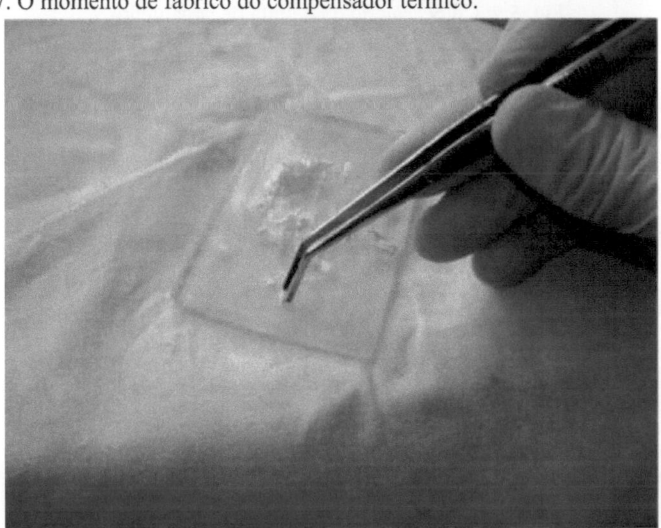
Fig. 5.8. Compensador térmico em cimento.

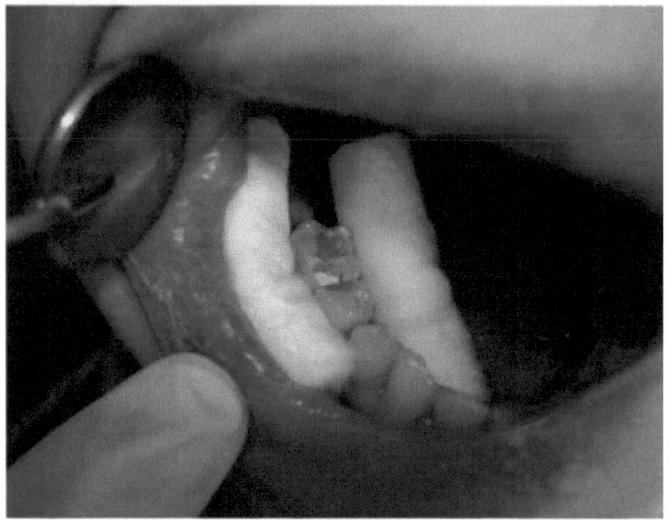

Fig. 5.9. Colocação de uma junta de isolamento.

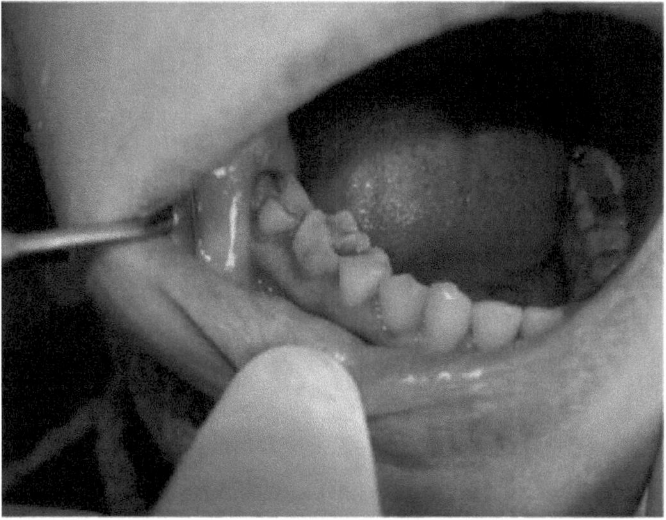

Fig. 5.10. Cavidade cariosa do dente 46 tratada com ácido

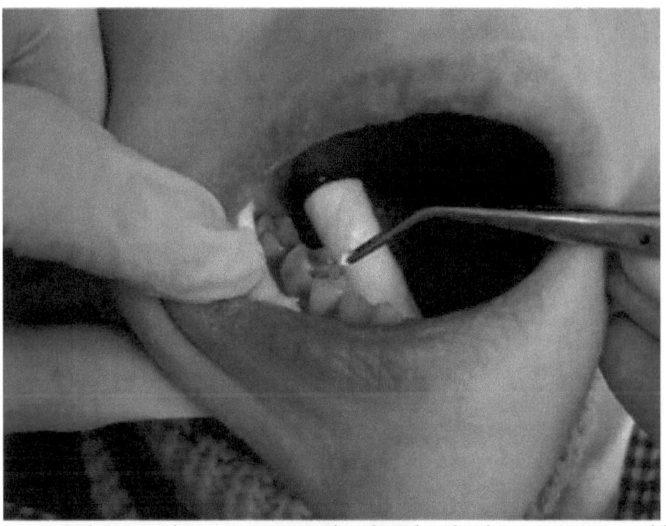

Fig. 5.11. Colocação de um compensador de calor de cimento numa cavidade cariada preparada

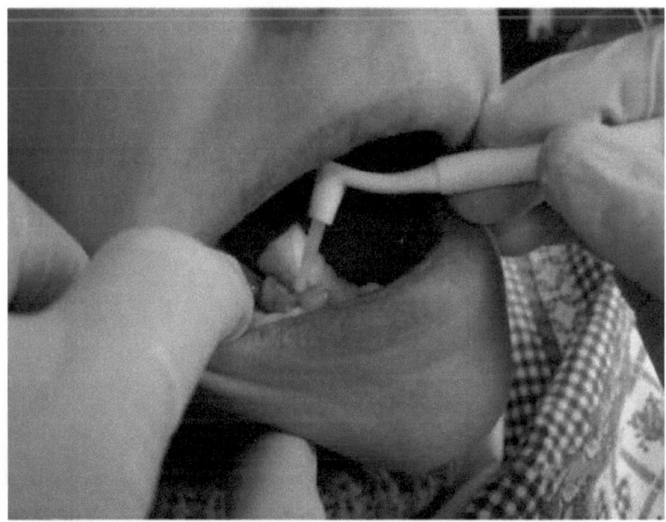

Fig. 5.12. Aplicação do sistema adesivo

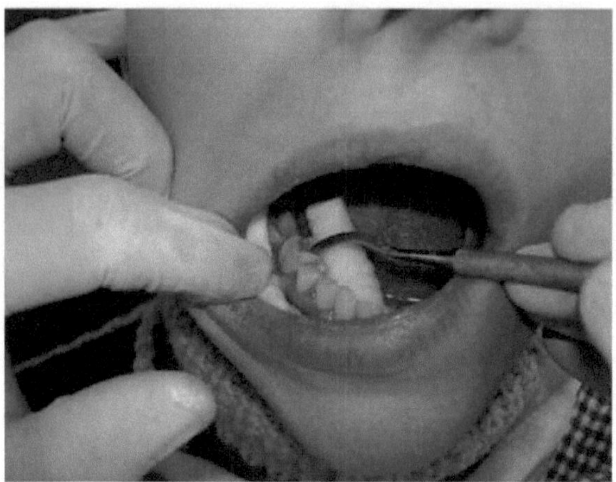

Fig. 5.13. Introdução de um material de enchimento de polimerização química do tipo "pasta-pasta" numa cavidade cariosa preparada.

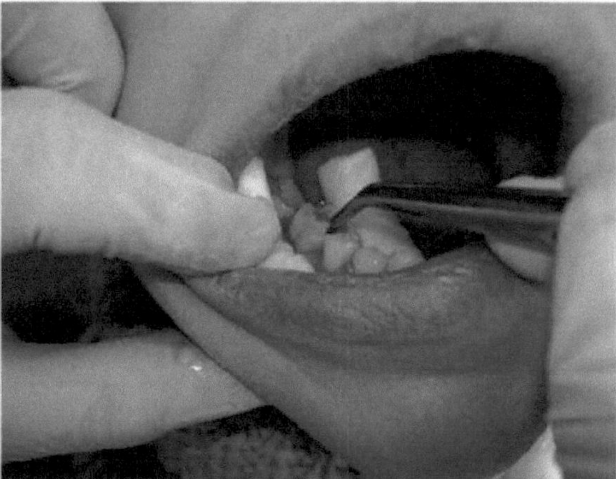

Fig. 5.14. Imersão do compensador térmico no material de enchimento.

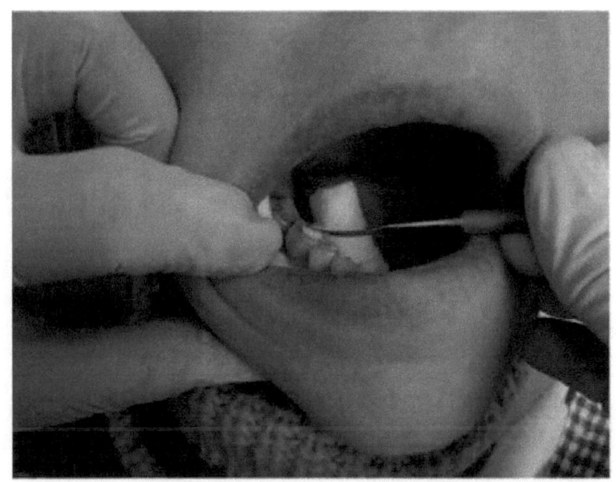

Fig. 5.15. Aplicação do material de enchimento por cima do compensador térmico, alisando os bordos da restauração.

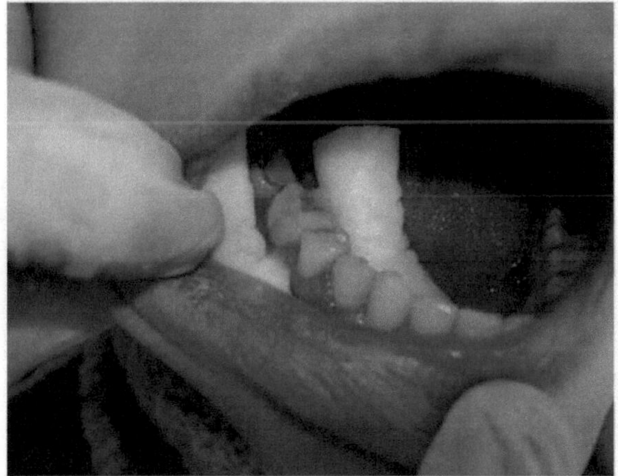

Fig. 5.16. Restauro acabado com compensador térmico.

As Figs. 5.17-5.25 mostram a produção de uma obturação combinada numa cavidade cariosa de classe I de 46 dentes.

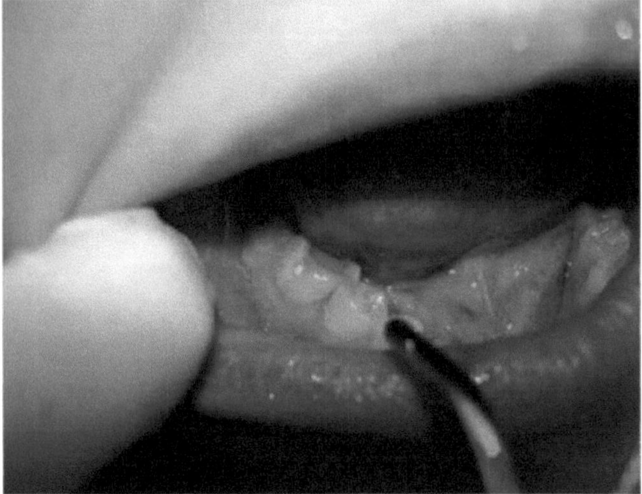

Fig. 5.17. Cavidade cariosa preparada com um revestimento isolante.

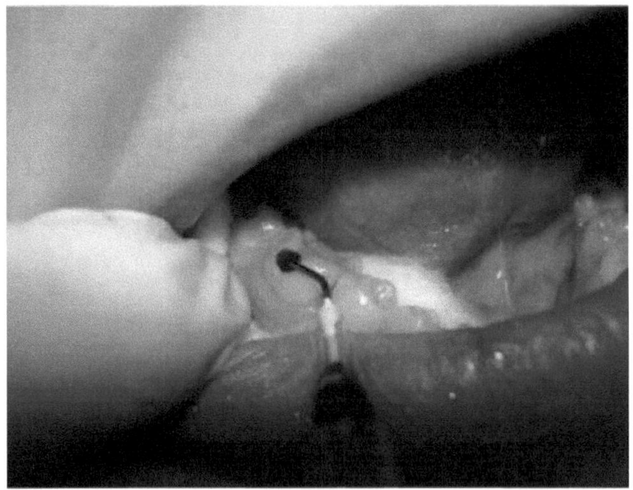

Fig. 5.18. Condicionamento de uma cavidade cariosa com um gel de condicionamento.

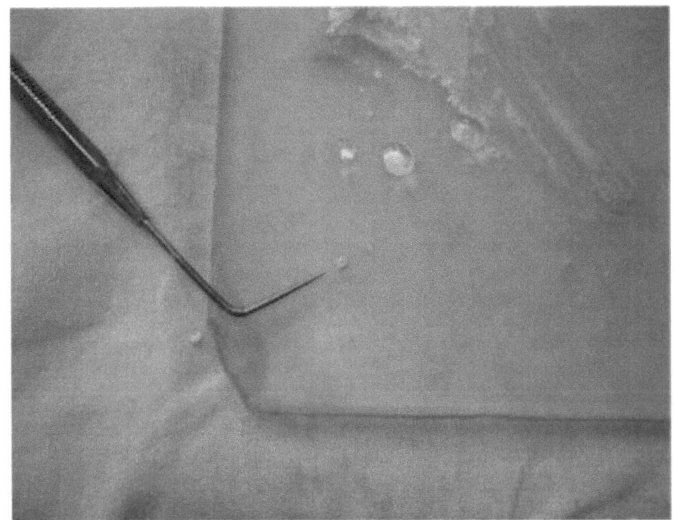

Fig. 5.19. Fabrico de uma junta de dilatação térmica em cimento no exterior da cavidade.

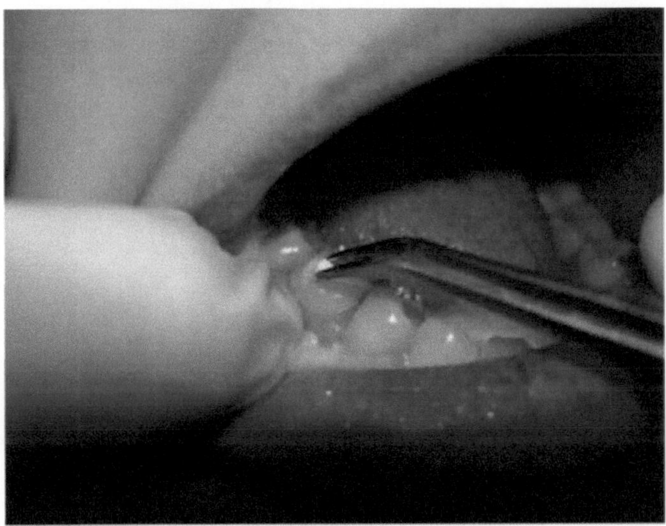

Fig. 5.20. Colocação de um compensador térmico cimentado numa cavidade cariada.

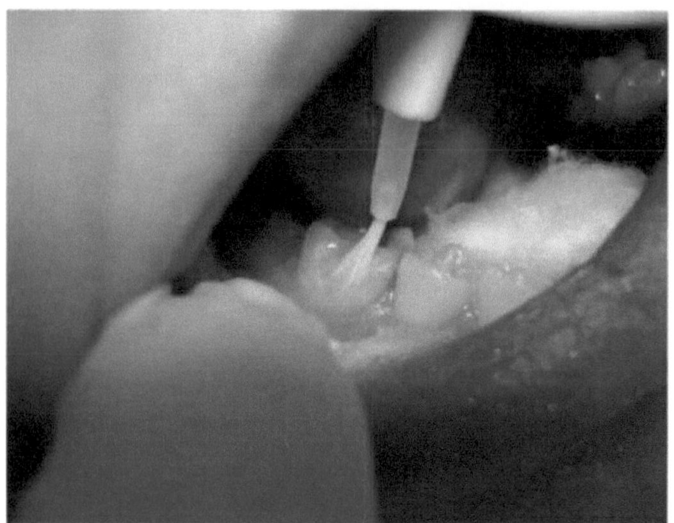

Fig. 5.21. Aplicação do sistema adesivo.

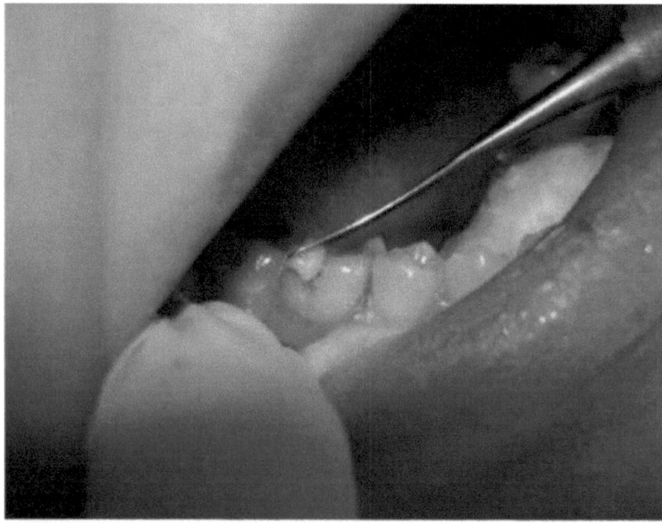

Fig. 5.22. Introdução de um material compósito da "pasta de pasta".

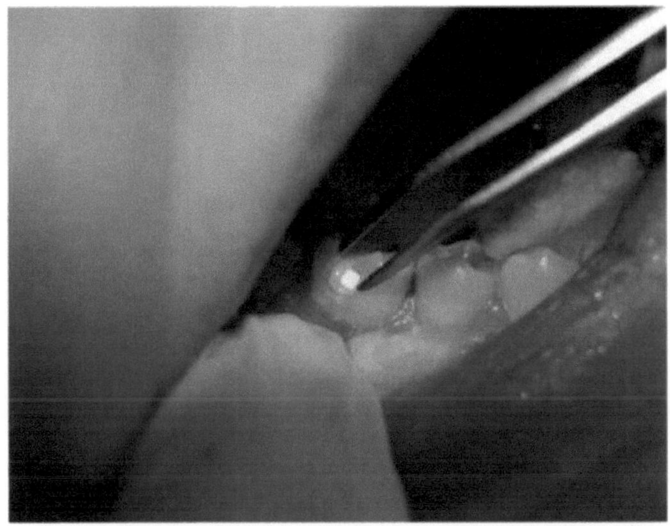

Fig. 5.23. Imersão na cavidade com o material de enchimento de um compensador térmico de cimento.

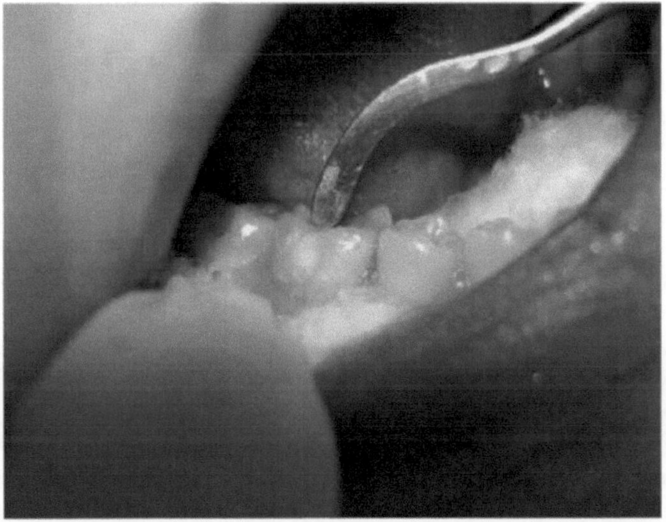

Fig. 5.24. Alisamento dos bordos da obturação, formando a forma anatómica do dente.

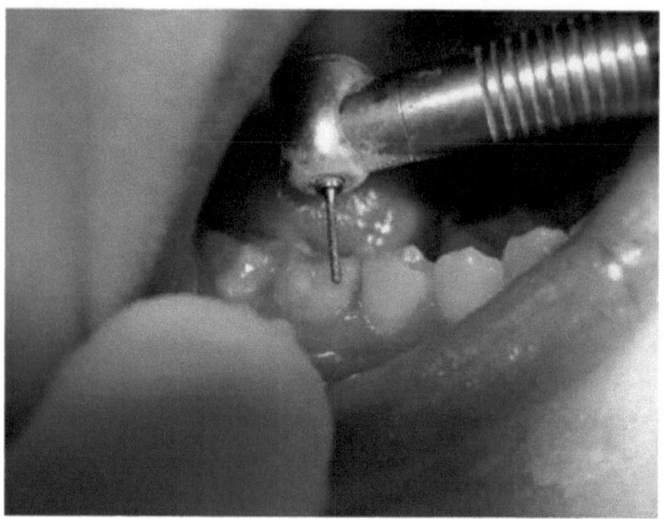

Fig. 5.25. Processamento da restauração acabada.

De acordo com o tipo de cavidade cariosa, segundo Black, são recomendadas as seguintes formas de compensador:

Classe I - elipsoide;

Classe II - retangular - paralelepípedo;

Classe III - um cone truncado;

Classe IV - oval-elipsoide;

Classe V - semi-oval-semi-elipsoide plana.

Ao fazer uma restauração, quando a cavidade cariosa preparada está localizada em diferentes superfícies do dente, o compensador térmico pode ser sólido, feito de acordo com a forma das cavidades, ou os compensadores podem ser colocados em cada parte da cavidade na superfície, ou seja, podem ser usados dois ou mais compensadores.

Fabrico do compensador térmico (método indireto) O compensador é fabricado da seguinte forma

1. Cimento. Na superfície rugosa da lâmina, aplicar a quantidade adequada de líquido e de pó de cimento de fosfato de zinco na superfície rugosa da lâmina e amassar de acordo com as instruções (Fig. 5.26). Da massa homogénea resultante, isola-se um fragmento e forma-se um compensador com um bisturi. Podem ser feitas várias juntas de dilatação a partir de uma porção do material misturado. Depois de o material ter endurecido, a junta de dilatação é inserida na cavidade e verificada quanto à sua conformidade com a forma da cavidade. Se necessário, a junta de dilatação é montada e a sua forma e volume são alterados para as dimensões necessárias, utilizando ferramentas abrasivas...

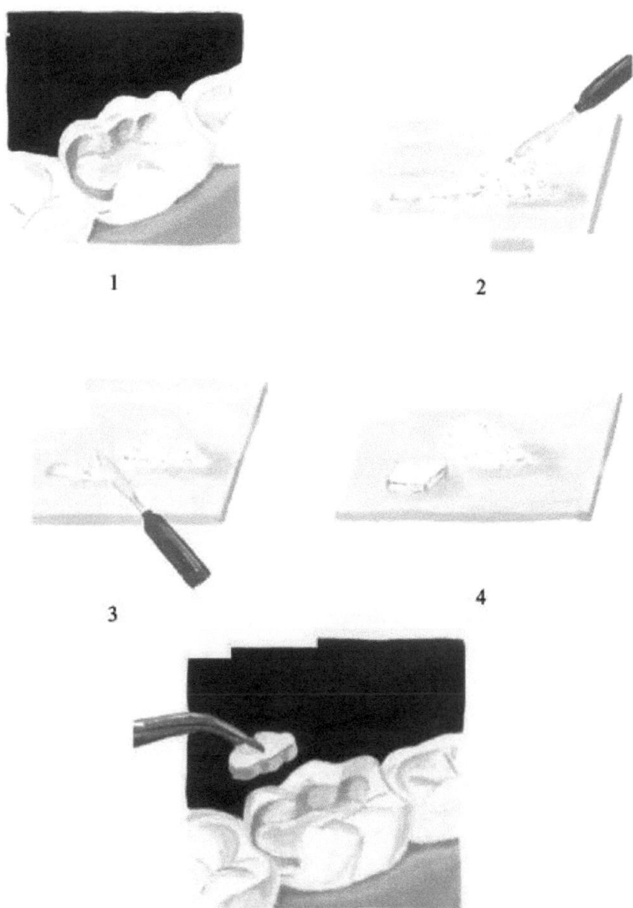

Fig. 5.26. Fabrico de uma junta de dilatação em cimento: 1 - cavidade preparada; 2 - mistura do cimento; 3 - separação de um fragmento de massa para o fabrico de um compensador; 4 - fabrico de um blank de compensador; 5 - obtenção de um compensador em cimento; 6 - colocação do compensador numa cavidade cariada

1. Metal. São utilizadas chapas de aço inoxidável médico de várias secções transversais, de preferência de forma tetraédrica. Selecionar a forma da secção transversal desejada. Cortar o fragmento pretendido com uma pinça de coroa. Ajustá-lo à forma da cavidade cariada. O ajuste dos bordos e da forma desejada é efectuado com uma broca, utilizando pedras de carborundum e fresas (Fig. 5.27).

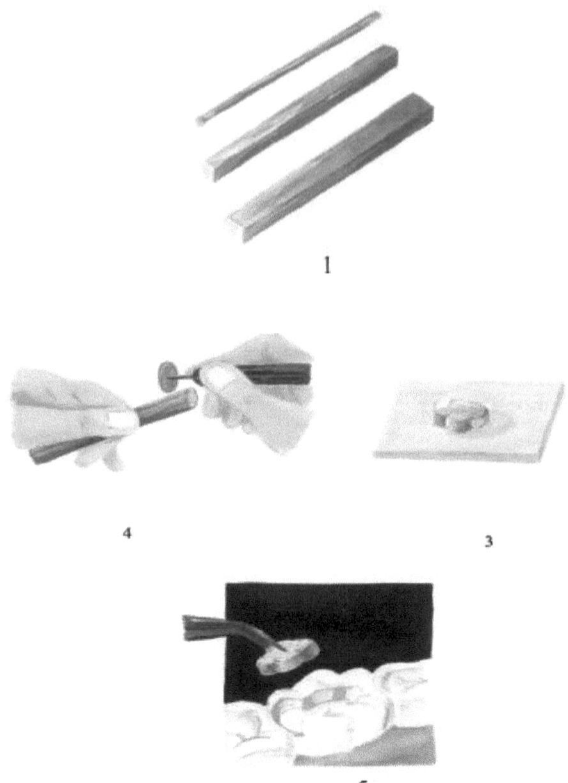

Fig. 5.27. Fabrico de uma junta de dilatação metálica: 1 - Seleção da secção transversal da peça de trabalho de acordo com as dimensões da cavidade; 2 - Cortar o compensador do tamanho desejado com uma pinça de coroa; 3 - Moldar o compensador metálico para encaixar na cavidade; 4 - Compensador metálico acabado; 5 - Encaixar o compensador na cavidade cariada

É aconselhável cobrir o compensador com um verniz, por exemplo, verniz Edoy, para que o metal não transpareça do interior do enchimento

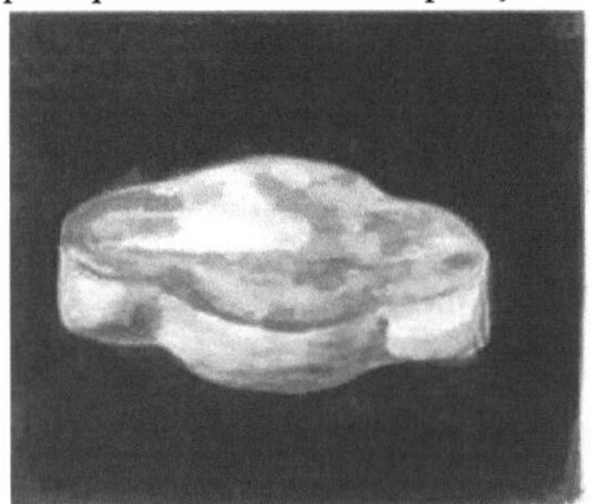

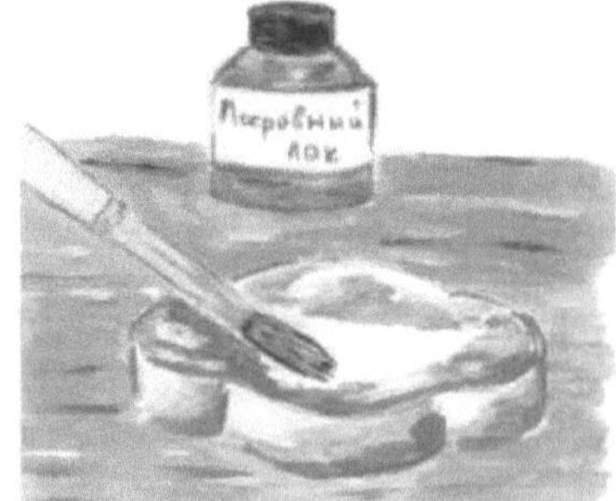

1 2

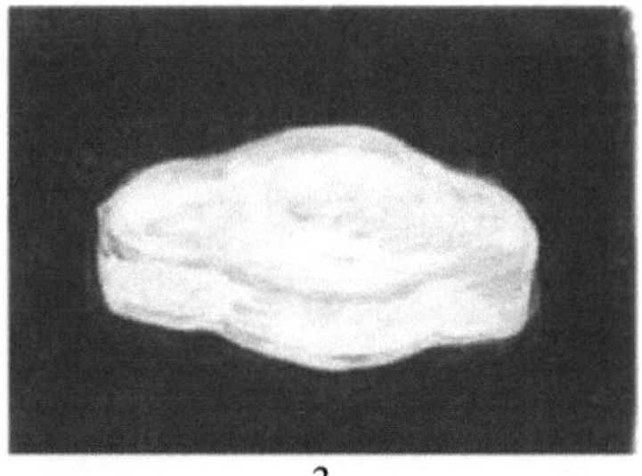

3

Fig. 5.28. Aplicação de verniz de proteção numa junta de dilatação metálica: 1 - junta de dilatação metálica fabricada e montada; 2 - processo de aplicação de verniz de proteção numa junta de dilatação metálica; 3 - junta de dilatação metálica revestida com verniz de proteção e pronta a ser utilizada

Para fixar o compósito, é aplicado um sistema adesivo ao compensador (Patente n.º 37788A, Ucrânia, "Method of filling teeth").

Até à data, os materiais de enchimento compósitos continuam a ser amplamente utilizados na Ucrânia e noutros países, e estes modelos de enchimento podem ser aplicados

Produção de um enchimento com um compensador térmico quando se utiliza material compósito de polimerização química pó-líquido (método indireto)

Um compensador é colocado na cavidade cariada preparada para a obturação (Fig. 5.29). Preparar a cavidade para a introdução do material de preenchimento, que é misturado de acordo com as instruções. Uma pequena quantidade do material é introduzida na cavidade e o compensador é imerso nele. Este deve ser completamente imerso no material de enchimento. A cavidade é fechada com uma porção adicional do material de enchimento. O enchimento é moldado de acordo com a forma anatómica pretendida, esmagado e polido.

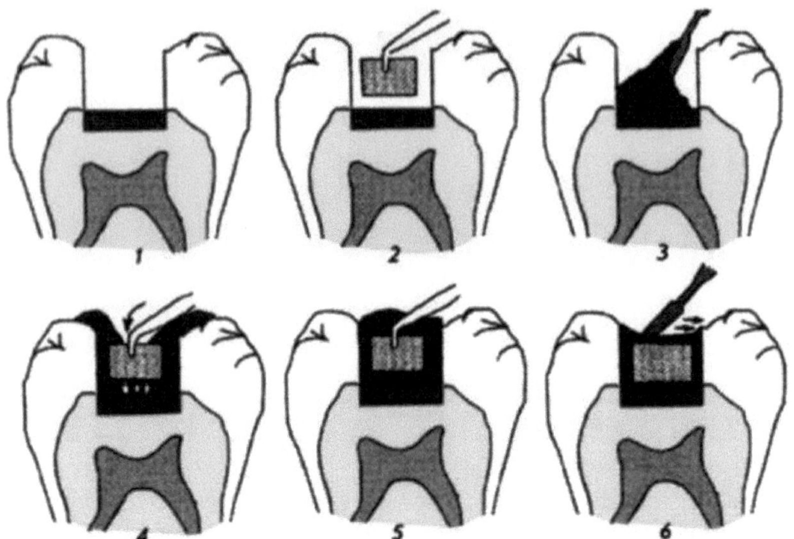

Fig. 5.29. Fabrico de um enchimento com um compensador térmico utilizando materiais compósitos de polimerização química "pó-líquido" (método indireto): 1 - cavidade cariada preparada com um revestimento; 2 - montagem do compensador; 3 - preenchimento da cavidade com o material de preenchimento misto; 4 - imersão do compensador no material de preenchimento; 5 - compensador imerso na cavidade preenchida; 6 - modelação da forma anatómica do preenchimento

Produção de um enchimento com um compensador térmico quando se utiliza material de enchimento compósito de polimerização química "pasta " (método indireto)

Um compensador é colocado na cavidade cariada preparada com um revestimento (Fig. 5.30). Um sistema adesivo é aplicado nas paredes da cavidade. O material de enchimento pasta-pasta é misturado e introduzido na cavidade. No meio da cavidade, mergulhar um compensador no material. Cobrir o compensador com o material de enchimento. Moldar anatomicamente o enchimento, processá-lo e polir.

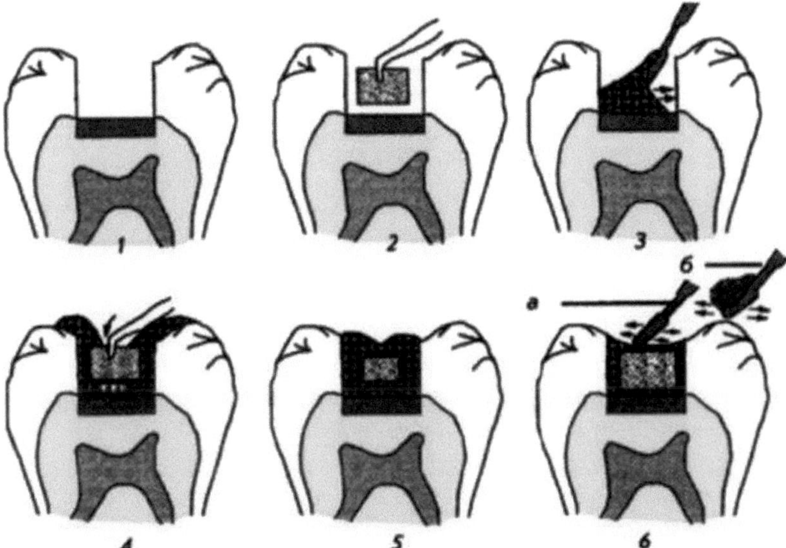

Fig. 5.30. Fabrico de um enchimento com um compensador térmico utilizando materiais compósitos de polimerização química do tipo "pasta-pasta" (método indireto): 1 - preparação da cavidade com uma junta; 2 - montagem do compensador; 3 - enchimento da cavidade com um material de enchimento de plástico; 4 - imersão do compensador no material de enchimento; 5 - o compensador imerso no material de enchimento na cavidade cheia; 6 - modelação da forma anatómica do enchimento: a) sem adição de material, b) com adição de material

Produção de um enchimento com um compensador térmico quando se utiliza materiais compósitos fotopolimerizáveis (método indireto)

Após a preparação e preparação da cavidade cariosa, é colocado um compensador feito no exterior da boca. A cavidade é condicionada, o sistema adesivo é aplicado e polimerizado. Uma pequena porção do material é aplicada no fundo, dando preferência aos compósitos fluidos. É colocado um compensador e polimerizado com luz. Preencher a cavidade cariada com material compósito em camadas. É preferível preencher os espaços entre as paredes da cavidade e o compensador com um compósito fluido. Dar ao enchimento uma forma anatómica, processada e polida (Fig. 5.31).

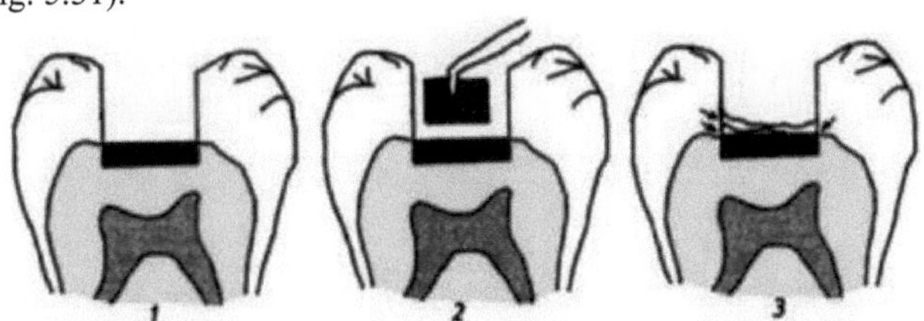

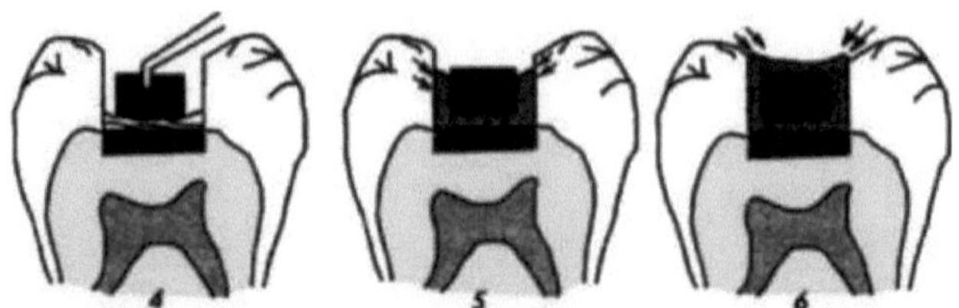

Fig. 5.31. Produção de um enchimento com um compensador térmico quando se utiliza

materiais compósitos fotopolimerizados (método indireto): 1 - preparação da cavidade com uma junta; 2 - instalação do compensador acabado tratado com um sistema adesivo; 3 - preenchimento do fundo da cavidade com um fotocomposto; 4 - imersão do compensador no material de enchimento; 5 - preenchimento camada por camada da cavidade com o compensador instalado com um fotocomposto; 6 - preenchimento final da cavidade com um fotocomposto e formação de uma forma de enchimento alternativa

O método de enchimento com o fabrico de um compensador diretamente no a cavidade cariada (método direto)

Uma pequena porção do material é aplicada no fundo e nas paredes da cavidade cariada preparada (Fig. 5.32). A cavidade preenchida com compósito resultante é preenchida com cimento de ionómero de vidro. A cavidade resultante é preenchida com cimento de ionómero de vidro, que não deve ser mais alto do que o nível da superfície de preenchimento. Assim, após o endurecimento do material, forma-se um compensador térmico na sua espessura. A superfície do cimento é coberta com um fotocomposto. A superfície da obturação é moldada, processada e polida. O ionómero de vidro colocado na espessura da obturação actua como um compensador térmico.

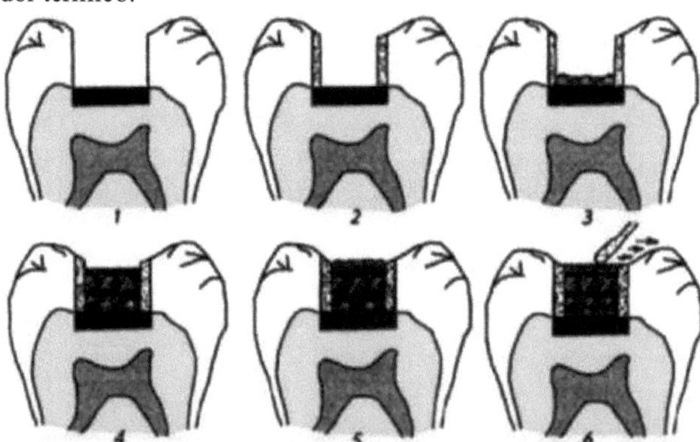

Fig. 5.32. Realização de uma obturação com um compensador térmico a partir de cimento de ionómero de vidro, utilizando materiais compósitos fotopolimerizáveis

(método direto): 1 - cavidade preparada com uma junta; 2 - aplicação do material compósito no fundo e nas paredes da cavidade cariada; 3 - preenchimento da cavidade com cimento de ionómero de vidro, tendo em conta a posição da camada superior do fotocompósito (fabrico do compensador); 4 - preenchimento camada a camada da cavidade com o compensador instalado com fotocompósito; 5 - formação da forma anatómica do preenchimento

Método de preenchimento com o fabrico de um compensador pelo método retardado diretamente na cavidade cariosa (preenchimento direto pelo método retardado)

É aplicado um material compósito no fundo e nas paredes da cavidade cariada preparada (Fig. 5.33). A cavidade resultante é preenchida com material de ionómero de vidro de todos os lados até ao topo. Depois de o cimento endurecer, a obturação é processada e polida.

Após 2-3 dias, a camada superficial do ionómero de vidro é removida e a cavidade resultante é preenchida com o compósito. Após a polimerização do compósito, a restauração é processada e polida.

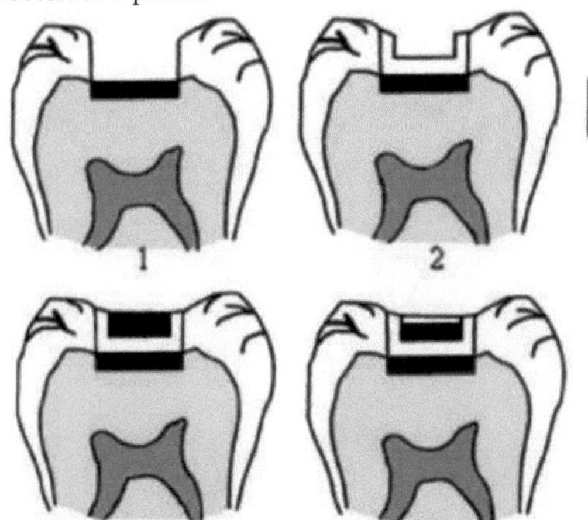

Fig. 5.33. Fabrico de um enchimento de cimento de ionómero de vidro com uma

compensador pelo método tardio utilizando materiais compósitos de polimerização química (método direto): 1 - cavidade preparada com uma junta; 2 - aplicação do material compósito no fundo e nas paredes da cavidade cariada; 3 - preenchimento da cavidade com cimento de ionómero de vidro sem ter em conta a posição da camada superior do material de preenchimento; 4 - remoção da camada superior de cimento de ionómero de vidro e aplicação do compósito na parte superior do preenchimento (no interior da estrutura existe um compensador térmico de ionómero de vidro)

Caraterísticas gerais de conceção de um vedante com um compensador térmico

A obturação proposta está equipada com um elemento interno adicional que reduz a diferença de deformações de temperatura no sistema dente-obturação.

Ao preencher os dentes com os métodos acima referidos, forma-se uma secção de material no interior da restauração, cujo CET é inferior ao do material de restauração principal e está próximo dos tecidos duros do dente. Isto reduz a amplitude das alterações volumétricas de temperatura na restauração e reduz a tensão na interface dente-obturação.

Assim, um compensador térmico é comum a todos os enchimentos efectuados pelo método proposto.

Ao reduzir o volume do material de obturação, tenta-se igualar a diferença entre o CET da obturação e o CET dos tecidos duros dos dentes. Isto prolonga o pleno funcionamento do sistema de obturação dentária). Isto deve-se ao facto de o material de que é feito o compensador ter um coeficiente de expansão térmica próximo do dos tecidos duros dos dentes. É possível colocar o compensador térmico tanto na junta como no interior do material de enchimento.

A utilização das estruturas recentemente desenvolvidas não requer novos dispositivos e são utilizados materiais de restauração convencionais para o seu fabrico (Fig. 5.34).

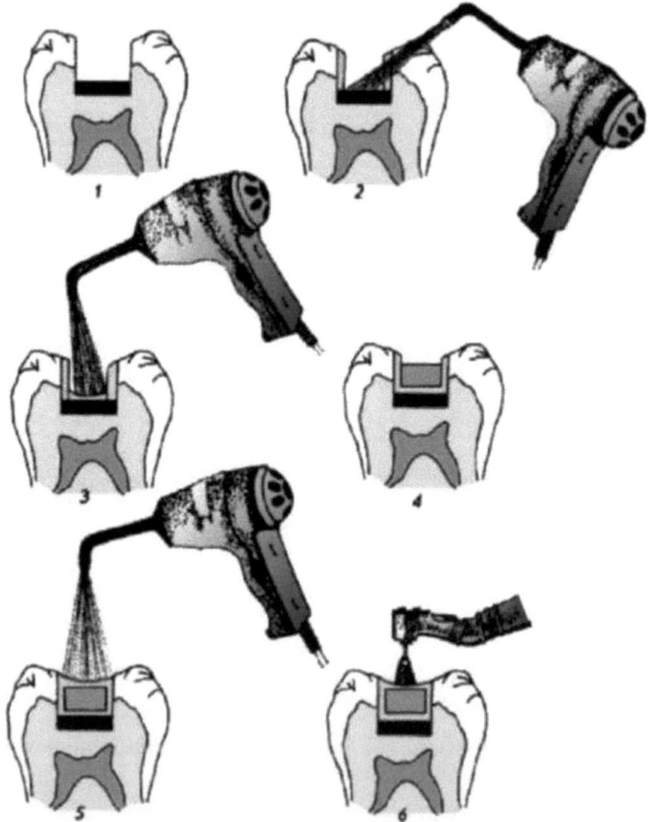

Fig. 5.34. Produção de uma obturação com um compensador térmico a partir de cimento de ionómero de vidro utilizando materiais compósitos fotopolimerizáveis (método direto):

1 - cavidade preparada com uma junta; 2 - aplicação de material fotocompósito nas paredes da cavidade cariada e sua polimerização; 3 - aplicação de material fotocompósito no fundo da cavidade e sua polimerização; 4 - preenchimento da cavidade com cimento de ionómero de vidro; 5 - aplicação da camada superficial de fotocompósito e sua polimerização; 6 - encaixe, lixamento e polimento do preenchimento

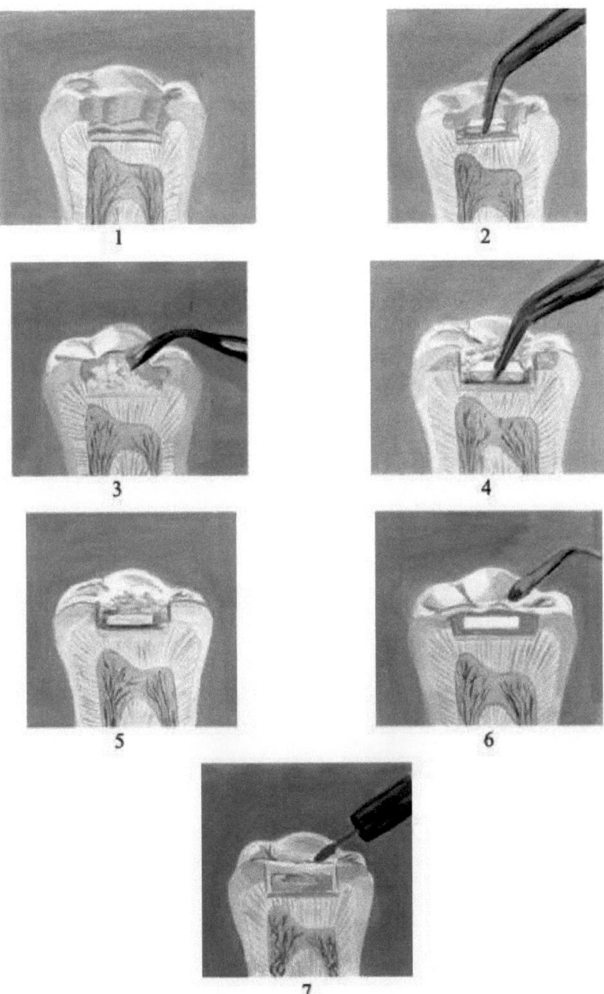

Fig. 5.35. Etapas do fabrico de um enchimento com um compensador térmico obtido por um método indireto utilizando materiais compósitos de

polimerização
química em pasta
:

1 - preparação de uma cavidade com uma junta; 2 - colocação do compensador na cavidade preparada; 3 - introdução do material compósito na cavidade preparada cavidade preparada; 4 - imersão do compensador no material de enchimento; 5 - compensador no material de enchimento; 6 - modelação da forma anatómica do enchimento; 7 - processamento, trituração e polimento do enchimento

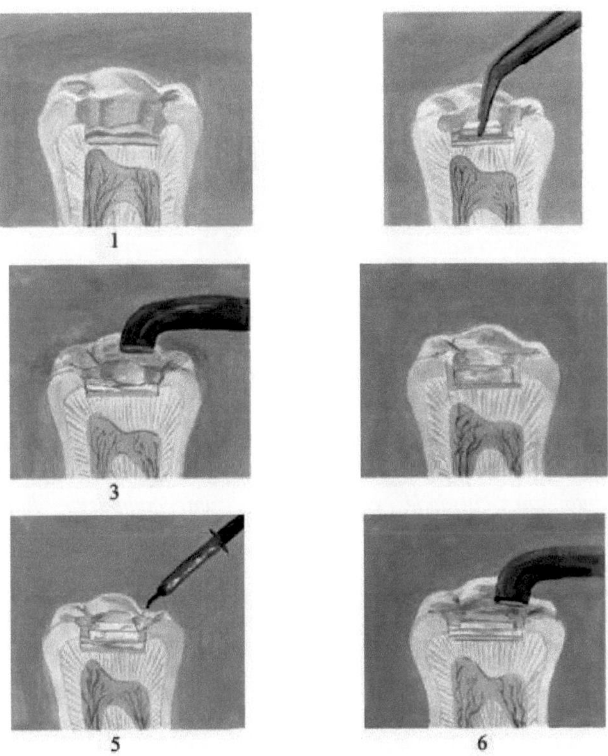

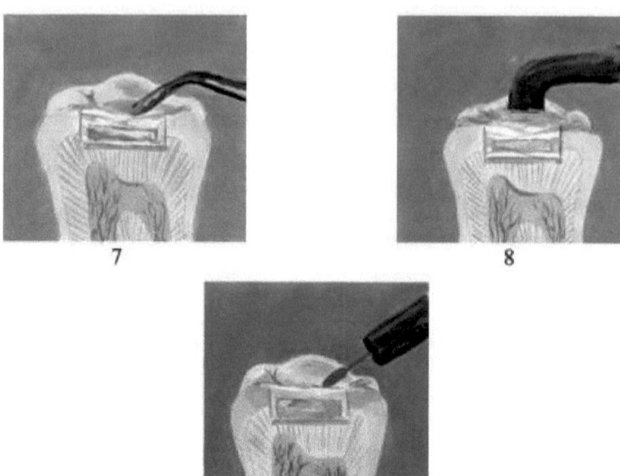

Fig. 5.36. Etapas do fabrico de uma obturação com um compensador térmico obtido por um método indireto utilizando materiais compósitos fluidos: 1 - cavidade preparada com uma gaxeta; 2 - encaixe do compensador na cavidade preparada; 3 - polimerização do adesivo; 4 - fixação do compensador; 5 - preenchimento da cavidade cariada com um compósito fluido; 6 - fotopolimerização; 7 - aplicação da camada superior do preenchimento; 8 - polimerização; 9 - - processamento, lixamento e polimento do preenchimento

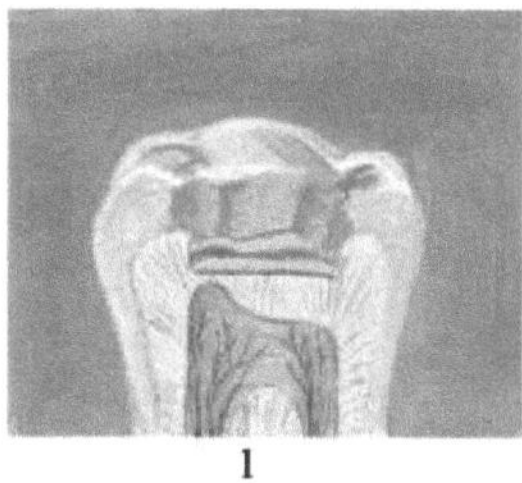

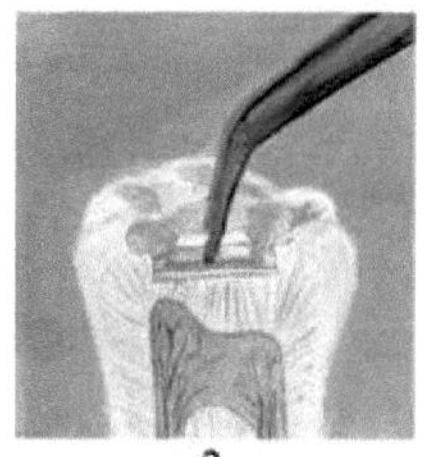

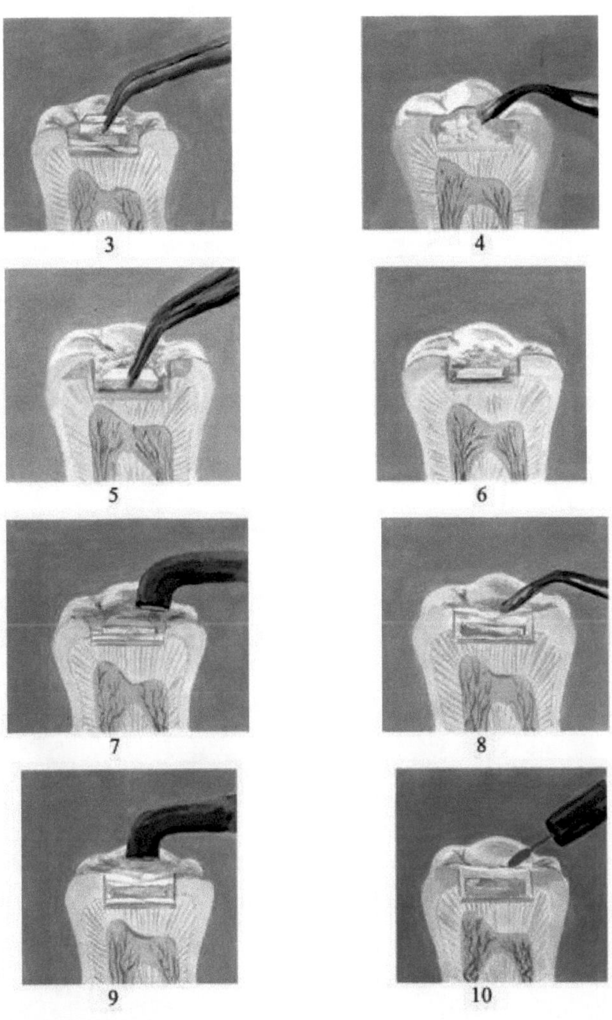

Fig. 5.37. Etapas do fabrico de um enchimento com um compensador térmico obtido por um método indireto utilizando materiais fotocompostos: 1 - cavidade preparada com uma junta; 2 - encaixe do compensador na cavidade preparada; 3 - polimerização do adesivo; 4 - enchimento da cavidade com um fotocompósito; 5 - inserção do compensador no material de enchimento; 6 - compensador imerso no material de enchimento; 7 - fotopolimerização; 8 - aplicação de camadas superficiais de materiais de enchimento; 9 - fotopolimerização; 10 - processamento, retificação e polimento do enchimento

Produção de um enchimento com um compensador térmico numa clínica a partir de

cimento de ionómero de vidro quando se utilizam materiais compósitos de luz polimerização

As fotos mostram o fabrico do compensador térmico pelo método direto.

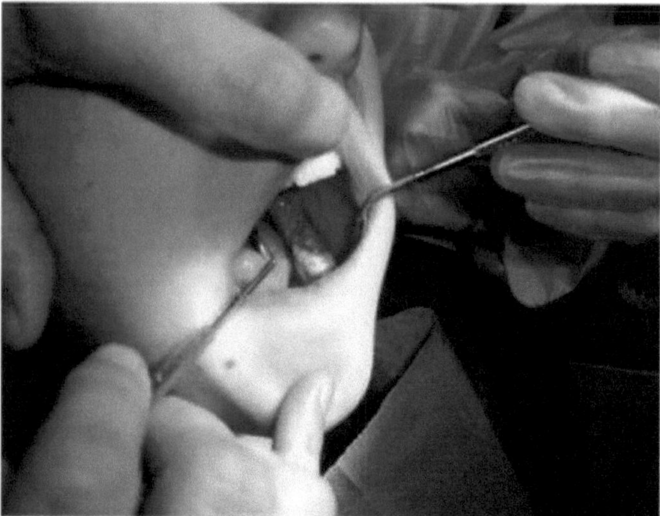

Fig. 5.38. Uma obturação no dente 37 que precisa de ser substituída

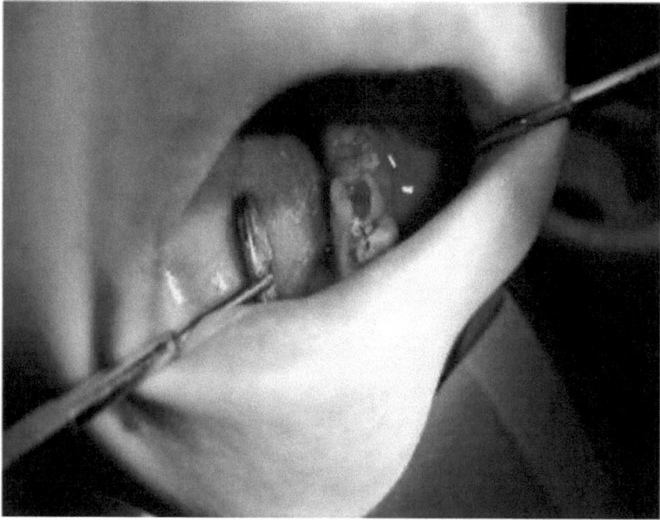

Fig. 5.39. Cavidade preparada do dente 37, preparada para manipulações de restauração

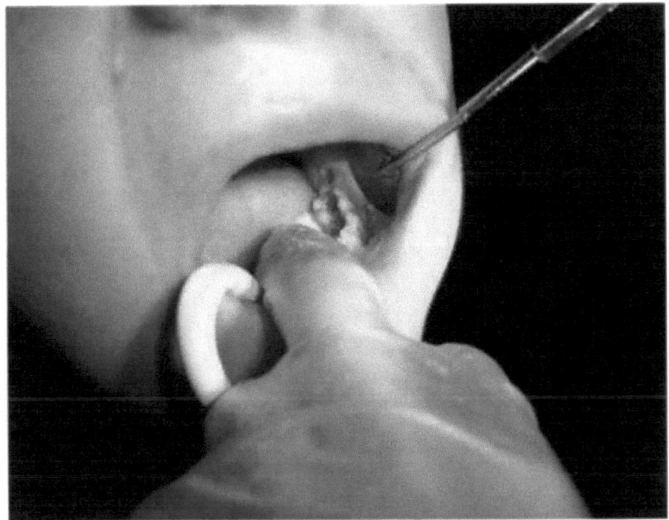

Fig. 5.40. Condicionamento de uma cavidade cariosa com um gel de condicionamento

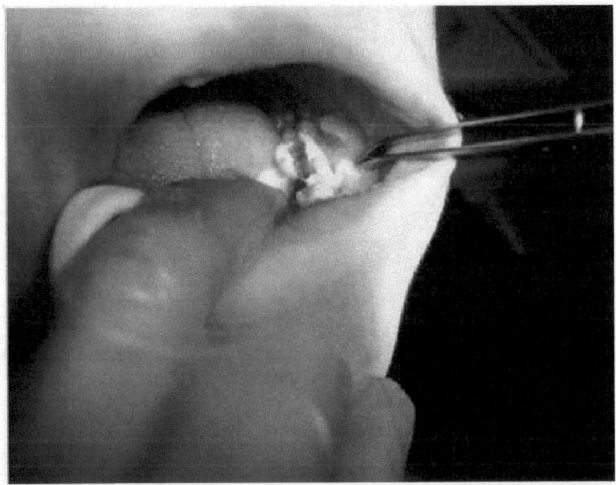

Fig. 5.41. A cavidade gravada é preparada para a aplicação do sistema adesivo

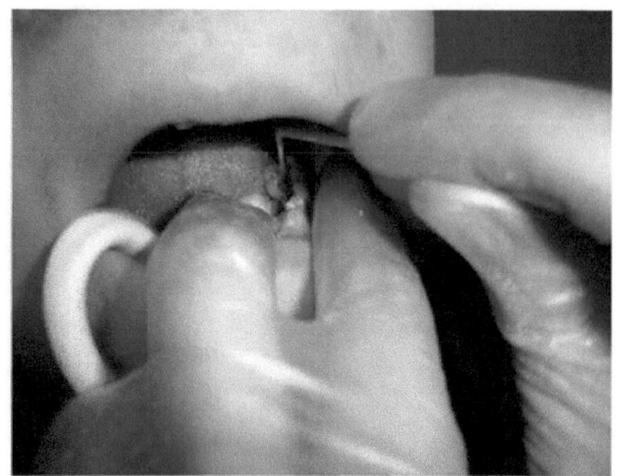
Fig. 5.42. Aplicação do sistema adesivo na cavidade preparada

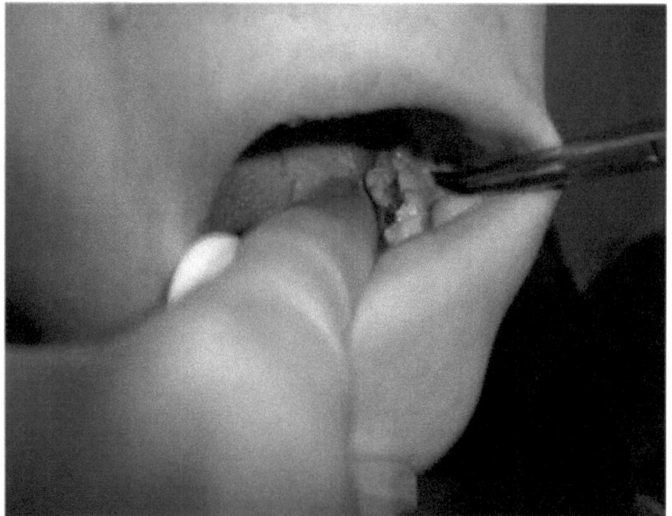
Fig. 5.43. Formação da parede distal de uma cavidade cariosa

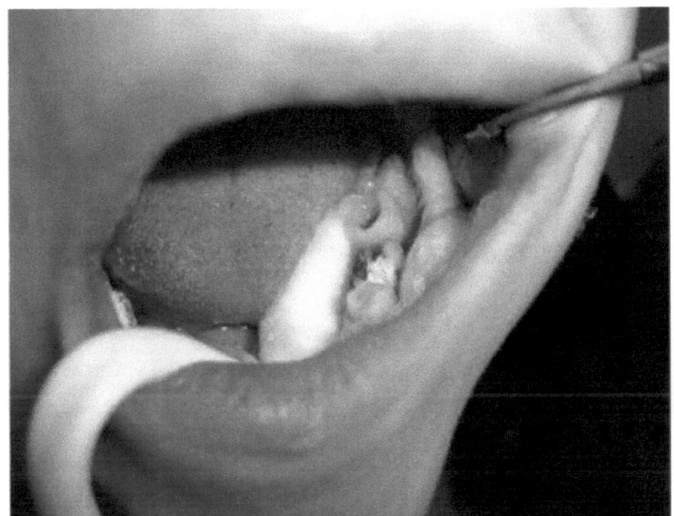

Fig. 5.44. Formação da parede medial de uma cavidade cariosa

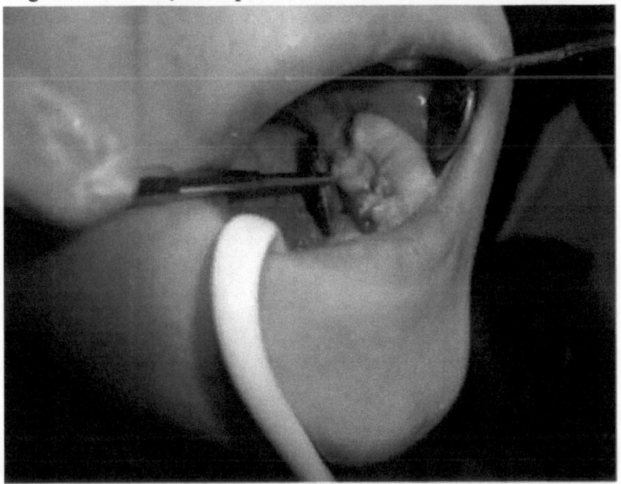

Fig. 5.45. Preenchimento de uma cavidade com cimento de ionómero de vidro: fabrico de um compensador térmico pelo método direto

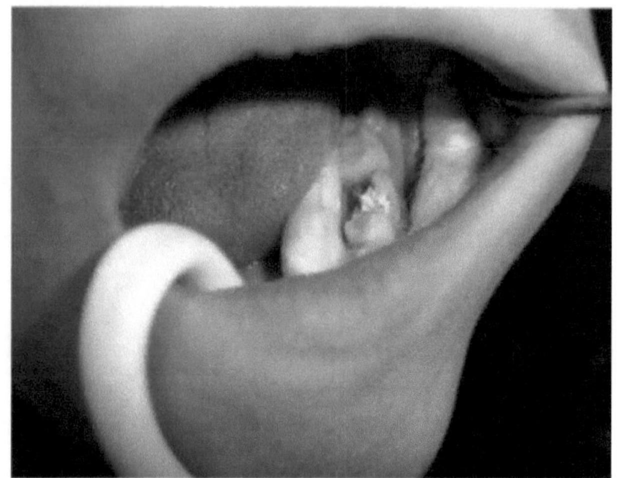

Fig. 5.46. Aplicação da camada superior do fotocomposto

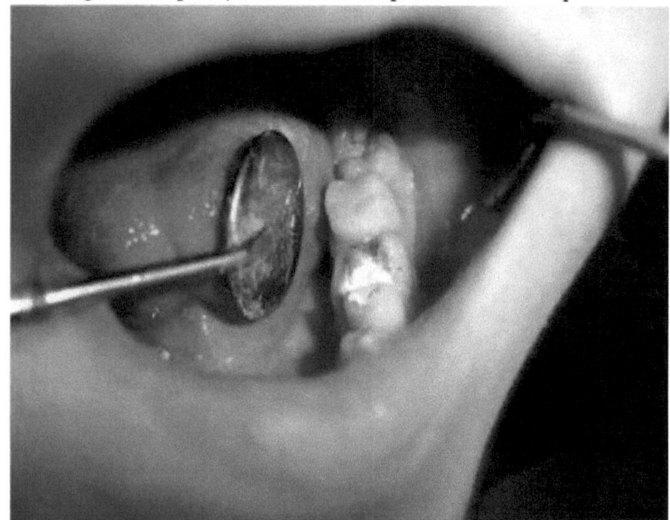

Fig. 5.47. Restauro acabado

CAPÍTULO 6

AVALIAÇÃO TÓXICO-QUÍMICA COMPARATIVA DE MATERIAIS DE ENCHIMENTO E DE ENCHIMENTOS DE DIFERENTES MODELOS

A necessidade de tais estudos comparativos deve-se à presença de diferentes materiais de preenchimento na estrutura de restauração proposta.

Até à data, os principais representantes dos materiais de enchimento de plástico são os materiais compósitos e as suas variantes: compómeros, ormoceres, etc. (G.M. Donskoy, 1999). Estes materiais são produtos químicos complexos. Uma das desvantagens significativas dos compósitos é a presença de monómeros residuais no material totalmente curado.

O possível risco de incompatibilidade biológica do material de enchimento é o resultado da libertação dos seus componentes constituintes, em particular, a lixiviação de monómeros livres. O grau de polimerização do compósito determina a sua quantidade. De um material totalmente polimerizado, são libertados monómeros que podem irritar a polpa e levar à sua necrose (E.A. Magid, 1996).

O método para estimar a libertação de monómeros de materiais de restauração compostos baseia-se na opinião de Rueggeberg e Craig de que "a lixiviação de plástico é um bom método para prever a conversão de monómeros" (citado em S. Gladys, 1997).

No presente estudo, os monómeros livres foram determinados em amostras monolíticas e combinadas (compósito-inserto). As amostras foram feitas de diferentes materiais compósitos e as inserções (compensadores térmicos) foram feitas de metal. Os espécimes (cinco para cada material) foram feitos sob a forma de discos com um diâmetro de 40 mm e uma altura de 1 mm. De acordo com os requisitos do estudo, foram mantidos em 50 ml de água destilada a uma temperatura de 37°C e, em seguida, foram retiradas amostras para o estudo. O tempo de exposição foi de 10, 20 e 30 dias. A preparação das amostras e a fotocura dos fotocompósitos foram efectuadas rigorosamente de acordo com as instruções de cada material.

A concentração dos componentes monoméricos libertados do material foi determinada utilizando um método baseado na análise espetral UV de extractos aquosos das amostras. Para este efeito, foi construído um gráfico de calibração, que teve em conta o volume preliminar da amostra aquosa para o estudo. A quantidade total de monómeros livres foi determinada pela fórmula:

M=V-b-c,

onde:

V - volume total da solução (ml);

b - criação;

c - concentração do monómero (pG/ml).

O estudo foi realizado num espetrómetro UV-VIS Specorol (Japão), cuja sensibilidade permite determinar uma micropartícula do monómero da ordem de 10-5-10-6. O erro do método é, em média, de 2,4%.

As vantagens deste método de investigação são a elevada sensibilidade, o baixo erro de determinação e a pequena quantidade de substância necessária para a análise, bem como a sua automatização.

Os indicadores da libertação de monómeros livres das amostras compósitas estudadas são apresentados na Tabela. 6.1.

Quadro 6.1

Dinâmica da produção de radicais livres a partir de amostras de materiais de enchimento (cG/ml)

Amostra	Material						
	Herculite XPV	Prodígio	Carisma	Degufill	Cristalino	Terafil - 20	Evicrol
No quinto dia:							
Monolítico	0,52±0.017	0,9±0,049	0,7±0,082	1,35±0,062	1,47±0,084	1,54±0,092	1,60±0,074
p	<0.01	<0.01	<0.05	<0.05	<0.05	<0.01	<0.05
compensador (aço)	0,4±0,08	0,58±0,07	0,52±0,08	0,6±0,21	0,63±0,471	0,72±0,314	0.79±0,822
No décimo dia:							
Monolítico	1.5±0.06	1.8±0.07	1.2±0.19	2.6±0.13	2.8±0.47	3.5±0.44	3.2±0.18
P	<0,01	<0,01	<0,01	<0,01	<0,05	<0,01	<0,01
compensador (aço)	0,65±0,03	1,3±0,001	0,8±0,04	1,4±0,02	1,52±0,082	1,68±0,04	1,76±0,063
No décimo quinto dia:							
Monolítico	1,8±0,04	2.15±0.06	1.5±0,003	3,1±0.18	3.4±0.17	3.6±0.22	3.8±0.12
P	<0.05	<0,05	<0,05	<0,01	<0.01	<0,05	<0,05
compensador (aço)	1,1±0,08	1,7±0.02	1,15±0,03	1.88±0,04	2,0±0,04	2,2±0,67	2,4±0,61
No vigésimo dia							
Monolítico	2.2±0.02	2.5±0.05	1.9±0.09	3.5±0.06	3.7±0.08	3.9±0.01	4.2±0.05
p	<0.01	<0.01	<0.01	<0.01	<0.05	<0.01	<0.01
compensador (aço)	1,5±0,001	1,95±0,01	1,5±0,02	2,05±0,06	2,2±0,04	2,3±0,08	2,5±0.07
No vigésimo quinto dia							
Monolítico	2,35±0,08	2,71±0.01	2.2±0.07	3.61±0,04	3,85±0,028	3.89±0.014	3.96±0.022
P	<0.05	<0.05	<0.01	<0.01	<0.05	<0.01	<0.05
compensador (aço)	1.9±0.06	2.1±0.06	1.7±0.01	2.3±0.08	2.47±0.031	2.58±0.039	2.61±0.042
No trigésimo dia:							
Monolítico	2.5±0.12	2.9±0.124	2.2±0.018	3.7±0.169	3.91±0.192	4.0±0.13	4.2±0.16

						8	2
P	<0.01	<0.05	<0.05	<0.01	<0.05	<0.05	<0.01
compensador (aço)	2.18±0.09 2	2,2±0,07 5	1,9±0,061	2,6±0,038	2,8±0,044	3,0±0,062	3,1±0,074

Os resultados da avaliação toxicoquímica das amostras de materiais de enchimento mostraram que, em todos os casos, há uma libertação de monómeros livres dos compósitos. A sua quantidade e taxa de libertação são mais elevadas nas amostras monolíticas. Isto deve-se muito provavelmente ao maior volume do compósito em comparação com as amostras que contêm um compensador.

Ao entrar em contacto com fluidos biológicos, os monómeros de baixo peso molecular são libertados dos materiais de enchimento compósitos. A sua quantidade pode ser reduzida através da utilização de um compensador térmico, o que permitiu, em condições particulares e não experimentais, reduzir o seu rendimento numa média de 35,17%.

Os dados obtidos sugerem que as restaurações feitas na cavidade oral a partir de compósitos que utilizam um compensador podem reduzir significativamente o efeito tóxico do material de enchimento na polpa e nos tecidos da cavidade oral, reduzindo a quantidade de monómeros livres libertados.

Avaliação comparativa do rendimento de monómeros livres de recheios de diferentes modelos

Os estudos mostraram que o rendimento do monómero ocorre em todos os materiais. É de grande interesse determinar o efeito de diferentes designs de enchimento no rendimento do monómero.

Para o estudo, foram utilizados 20 pré-molares superiores intactos extraídos por razões ortodônticas. Nas suas coroas, foram preparadas cavidades da mesma forma e volume com brocas de diamante: 0,5 cm3. O defeito foi reparado da seguinte forma: foram utilizadas obturações monolíticas em 10 dentes e obturações com compensador térmico nos outros 10 dentes.

Cada dente obturado foi colocado em 50 ml de água destilada e mantido num termóstato a 37°C, do qual foram retiradas cinco amostras para exame de cinco em cinco dias.

A concentração de monómeros foi determinada utilizando um espetrómetro UV-VIS Specord (Japão). Os resultados do estudo são apresentados na Tabela 6.2 e no gráfico (Fig. 6.1).

Tabela. 6.2

Dinâmica da produção de radicais livres de obturações de diferentes modelos (cG/ml)

Conceção da vedação	Concentração do monómero					
	5 dias	10 dias	15 dias	20 dias	25 dias	30 dias
Selo de enchimento monolítico com	0,115±0,009 0,095±0,008	0,2±0,014 0,15±0,011	0.245±0,019 0.155±0,017	0,25±0,02 0,16±0,02	0,275±0,017 0,165±0,019	0,29±0,031 0,17±0,024

compensador térmico de cimento						

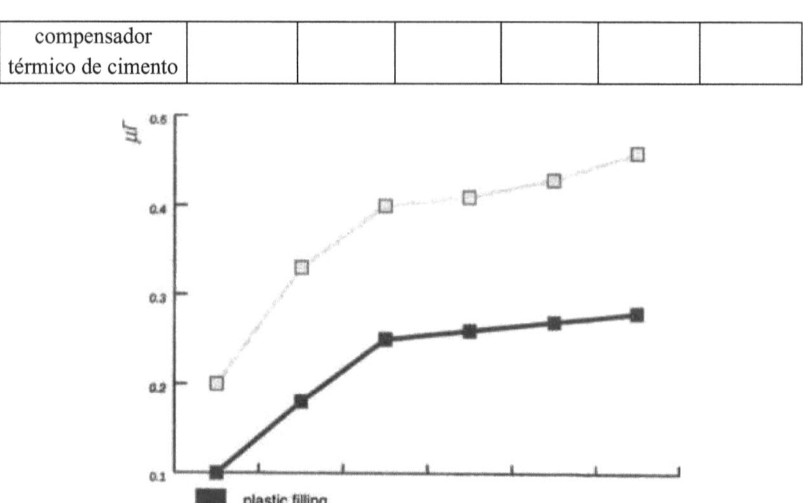

Fig. 6.1. Dinâmica da libertação de monómero livre de diferentes materiais de enchimento compósitos

Os estudos mostraram o rendimento de monómeros livres das amostras estudadas. No 5º e no 10º dia, a diferença nas suas concentrações nos diferentes tipos de recheios não foi fiável ($p<0,05$), embora o rendimento de monómeros tenha sido ligeiramente inferior nos recheios com um compensador térmico. Em estudos posteriores de 15 dias ou mais, foram observadas diferenças significativas na concentração de monómeros em diferentes desenhos de enchimento. O rendimento de monómeros das obturações com um compensador térmico foi significativamente inferior ao das obturações monolíticas.

Assim, a quantidade e a taxa de libertação de monómeros livres das obturações monolíticas é significativamente superior à das obturações combinadas. Do nosso ponto de vista, isto deve-se ao menor volume de material compósito no volume total da obturação. Isto permite-nos afirmar que as obturações com um compensador térmico podem reduzir a toxicidade e os efeitos negativos do material de restauração na polpa e nos tecidos da cavidade oral.

Estudo experimental da permeabilidade do limite da interface dente-obturação utilizando corantes

Foi efectuado um estudo experimental da permeabilidade marginal de diferentes estruturas de preenchimento utilizando corantes. Foram estudados dentes (cinco em cada série) preenchidos com diferentes tipos de obturações constituídas por silicone, acrilóxido, Evicrol, Conquest DFC, Crystalline e fotocompósitos Terafill-20. Em todos os dentes (pré-molares do maxilar superior), foram preparadas cavidades idênticas, de acordo com a metodologia acima descrita, e preenchidas com os materiais em estudo: em cada série, 5 monolíticas e 5 com compensador térmico.

Os dentes obturados foram imersos numa solução de azul de metileno a 2% para detetar anomalias marginais. Posteriormente, os dentes foram serrados longitudinalmente e foi determinado o grau de penetração do corante ao longo da interface dente-selo. Esta técnica relativamente simples permite avaliar objetivamente o funcionamento do sistema de obturação dentária quando se procede à obturação de dentes com diferentes materiais e desenhos de obturação.

Os dados obtidos durante o estudo do estado de permeabilidade marginal dos enchimentos Terafill-20 são apresentados na Tabela 6.3.

Quadro *6.2*

Penetração do corante na interface dente-selo em obturações de vários desenhos
feitas de Terafill-20"

Conceção da vedação	Profundidade de coloração (mm)
Monolítico	0,83± 0,068
Combinado com uma junta de dilatação em cimento	0,52±0,012
Combinado com um compensador de metal	0,61 ±0,007

A Fig. 6.3 apresenta uma representação gráfica da experiência.

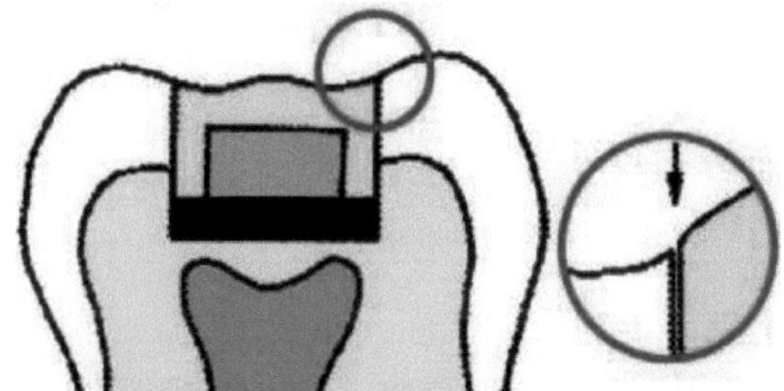

Fig. 6.2. Penetração do corante (em mm) ao longo da interface dente-selo em restaurações de diferentes designs feitas com o material Terafill-20.

O estudo de obturações de diferentes designs mostrou que o corante penetra na interface dente-obturação em todos os casos. No caso de uma estrutura de preenchimento monolítico, o corante penetra a uma profundidade de 0,83±0,068 mm, um preenchimento com um compensador térmico metálico - a uma profundidade de 0,61=1=0,007 mm e um preenchimento com um compensador de cimento - a uma profundidade de 0,52±0,012 mm. Os dados obtidos confirmam que o compensador térmico melhora as propriedades positivas da obturação. Reduz o volume do material compósito, diminui o seu CET, aproximando-o 20-40% do CET dos tecidos duros dos dentes. Estudos de obturações feitas com Evicrol, Terafill-20 e Crystalline mostraram que o pior resultado foi obtido quando se utilizou Evicrol, o melhor - Terafill-20 e o melhor quando se utilizou Crystalline. A

utilização de um desenho de vedação com um compensador térmico em todos os casos melhora significativamente as qualidades positivas de
o selo.

Avaliação experimental de materiais de obturação com base nos resultados de coloração ao longo da interface dente-obturação"

Foi efectuada uma avaliação comparativa do estudo dos materiais de obturação com base nos resultados do estudo do estado da adaptação marginal das obturações, utilizando um sistema de pontos. Foram avaliadas as alterações do material de obturação, o estado da sua superfície e a adesão marginal ao esmalte e à dentina, e os dados obtidos são apresentados na Tabela. 6.4.

Quadro *6.4*

Avaliação comparativa de materiais de enchimento no sistema de enchimento de dentes"

Pontos	Alterações na cor do material	Porosidade do material	Adesão ao esmalte	Adesão à dentina
1	"Conquest DFC" (Jeneric/Pentron)	"Carisma" (Kulzer)	"Carisma" (Kulzer)	"Carisma" (Kulzer)
2	"Degufill" (Degussa)	"Conquista DFC" (Jeneric /Pentron)	"Herculite XPV" (Kerr/Sybron)	"Prodigy" (Kerr/Sybron)
3	"Carisma" (Kulzer)	"Degufill" (Degussa)	"Prodigy" (Kerr/Sybron)	"Herculite XPV" (Kerr/Sybron)
4	"Prodigy" (Kerr/Sybron)	"Herculite XPV" (Kerr/Sybron)	"Conquest DFC" (Jeneric/Pentron)	"Conquest DFC" (Jeneric/Pentron)
5	"Herculite XPV" (Kerr/Sybron)	"Prodigy" (Kerr/Sybron)	"Degufill" (Degussa)	"Degufill" (Degussa)
6	"Cristalino" (ConfiDental)	"Терафилл-20" (АО "Стома")	"Crystalline" (Confi-Dental)	"Crystalline" (Confi-Dental)
7	" Terafilp-20 (JSC Stoma)	"Crystalline" (Confi-Dental)	"Терафилл-20" (АО "Стома")	"Evicrol" (Spofa dental)
8	"Evicrol" (Spofa dental)	"Evicrol" (Spofa dental)	"Evicrol" (Spofa dental)	"Терафилп-20" (АО "Стома")
1 - eficiência mais elevada 8 - menor eficiência				

Dos oito materiais estudados, as maiores mudanças na intensidade da cor foram encontradas no Evicrol, e as menores no Herculite XPV.

A maior porosidade do material entre os fotocompósitos foi encontrada no Conquest DFC, e entre os materiais de polimerização química - no Evicrol (Tabela 6.4). A melhor adesão marginal ao esmalte e à dentina foi encontrada no Charisma. Os piores resultados de adesão aos tecidos duros dos dentes foram observados entre os fotocompósitos no "Degufill", entre os materiais de polimerização química - no "Evicrol" e no "Terafilla-20" (Tabela 6.5).

Quadro 6.5

Caraterísticas comparativas de materiais de enchimento fotopolimerizáveis e de polimerização química (pontos)

Material de enchimento	Empresa de fabrico	Alterar a cor do próprio material	Porosidade do material	Adesão do esmalte	Adesão à dentina	Pontuação média
"Herculite XPV"	"Kerr/Sybron"	8	7	7	6	7
"Prodígio"	"Kerr/Sybron"	7	8	6	7	7
"Carisma"	"Kulzer"	6	5	8	8	6,75
"Degufll"	"Degussa"	5	6	4	4	4,75
"Conquista DFC"	"Jeneric/Pentron"	4	4	5	5	4,5
"Evicrol"	"Spofa dental"	1	1	1	2	1,25
" Terafilp-20"	JSC "Stoma"	2	3	2	1	2
"Cristalino"	"Confi-Dental"	3	2	3	3	2,75

Foram efectuados estudos comparativos da adaptação marginal das obturações de materiais compósitos após ciclos térmicos. O número de ciclos foi de 100 com uma diferença de temperatura de 50°C. Os melhores resultados foram encontrados nas obturações com um compensador térmico feito de "Herculite XPV" e "Prodigy" (7 pontos).

Avaliação electrométrica da permeabilidade dos bordos das vedações

A permeabilidade marginal das obturações é um dos principais factores que determinam a duração da sua existência (R.G. Buyankina, G.G. Ivanova, 1987; R.V. Noort, 1983). De facto, a necessidade de substituir as obturações está associada às suas alterações. Quanto menor for o desfasamento marginal, melhores serão as propriedades de selamento das obturações.

Um dos métodos objectivos mais precisos para avaliar a permeabilidade marginal é a sua avaliação electrométrica. O método proposto por V.K. Leontiev, G.G. Ivanova e T.N. Zhorova em 1990 foi utilizado para o estudo. Este método de diagnóstico permite determinar objetivamente a condição das obturações (expressa como um indicador digital), o nível de adesão marginal e fazer uma avaliação comparativa de vários materiais compósitos e estruturas de obturação.

A adesão marginal foi estudada em função dos seguintes factores: vitalidade do dente (presença ou ausência de polpa viva) e estrutura da obturação (monolítica ou combinada com um compensador térmico). Foi determinada pelo método eletrométrico no dia da obturação (10 minutos após a obturação) e após 1 ano. De acordo com este indicador, foram estudados diferentes modelos de obturações feitas com os materiais Herculite XPV, Prodigy, Charisma, Degufill, Conguest DFC, Evicrol, Terafill-20 e Crystalline. Verificou-se que o número total de obturações insatisfatórias após 1 ano foi de 1-2 obturações no grupo de cada material.

Os resultados obtidos no grupo de dentes com polpa viva foram os seguintes (Tabela 6.6).

Avaliação electrométrica da adesão marginal de obturações num grupo de dentes com polpa viva (mA)

Material	Enchimento monolítico			Vedação com compensação térmica		
	no dia do enchimento	P	um ano depois	no dia do enchimento	P	um ano depois
" Herculite XPV" (Kerr/Sybron)	1,10±0,22	<0,01	1,89±0,48	0,90±0,20	<0,5	0,95±0,35
" Prodígio" (Kerr/Sybron)	0,63±0,20	<0,05	2,06±0,32	0,52±0,10	<0,05	0,93±0,27
" Carisma" (Kulzer)	0,42±0,16	<0,01	1,10±0,20	0,53±0,12	<0,5	0,62±0,20
" Degufill" (Degussa)	0,8±0,83	<0,05	0,86±0,38	0,80±0,72	<0,5	0,97±0,15
"Conguest DFC" (Jeneric/Pentron)	0,20±0,00	<0.05	2,15±0,26	0,15±0,02	<0,01	0,98±0,21
"Evicrol" (Spofa dental)	2,2±0,62	<0.01	3,1±0,64	1,9±0,12	<0,5	2,1±0,18
"Terafill-20" (JSC "Stoma")	1,9 ±0.58	<0,05	2,8±0,18	1,7±0,68	<0,01	1,9±0,72
" Crystalline" (Confi-Dental)	1,7±0,34	<0,05	2,4±0,72	1,5±0,75	<0,05	1,6±0,03

No grupo de dentes com dentes despulpados, os resultados são um pouco diferentes (Tabela 6.7).

Quadro 6.7

Avaliação electrométrica da adesão marginal de obturações num grupo de dentes com ausência de polpa viva (mA)

Material	Enchimento monolítico			Vedação com compensação térmica		
	no dia do enchimento	P	um ano depois	no dia do enchimento	P	um ano depois
" Herculite XPV"	1,15±0,20	<0,05	1,74±0,6	0,92±0,15	<0,05	1,42±0,29

(Kerr/Sybron)			6			
" Prodígio" (Kerr/Sybron)	0,73±0,22	<0,05	2,68±1,34	0,61±0,2	<0,05	0,45±1,12
" Carisma" (Kulzer)	0,58±0,17	<0,05	1,2±0	0,68±0,14	<0,01	0,91±0,34
" Degufill" (Degussa)	0,86±0,62	<0,01	0,88±0,24	0,84±0,48	<0,5	0,98±0,28
"Conguest DFC" (Jeneric/Pentron)	0,18±0,1	<0,05	2,71 ±0,92	0,16±0,06	<0,01	1,61±0,88
"Evicrol" (Spofa dental)	2,4±0,15	<0,01	3,4±0,89	2,00±0,t3	<0,05	2,2±0,06
" Terafill-20" (JSC "Stoma")	2,0±0,68	<0,05	3,0±0,24	1,7±0,72	<0,05	2,1±0,81
" Crystalline" (Confi-Dental)	1,9±0,17	<0,05	2,9±0,1	1,4±0,18	<0,01	1,7±0,02

A diferença entre uma obturação monolítica e uma obturação com compensador térmico no dia da obturação, na avaliação electrométrica da adaptação marginal, pode ser explicada pela diferente retração volumétrica do material nas estruturas estudadas. O índice de permeabilidade marginal é maior em dentes despulpados do que em dentes com polpa viva.

Os valores deste indicador são os mais elevados:

> no dia da obturação com uma obturação monolítica feita de fotocompósito Herculite XPV. Este valor é 4,4 % mais elevado em comparação com o dente vital (p<0,5). Com uma obturação monolítica feita de material de polimerização química - em "Evicrol", que é 8,4% maior em comparação com o dente vital (p<0,01);

> após 1 ano com uma obturação monolítica no caso do fotocompósito Conguest DFC. Este valor é 20,7% superior em comparação com o dente vital (p<0,05). Com uma obturação monolítica feita de material de polimerização química - com "Evicrol". Este valor é 8,9% superior em comparação com o dente vital (p<0,5). De um modo geral, verificou-se uma deterioração em ambos os grupos;

> no dia da obturação com um fotocompósito combinado (com um compensador térmico) em "Herculite XPV". Este valor é 2,2% superior em comparação com o dente de controlo (p<0,5). Com uma obturação combinada (com um compensador térmico) feita de material de polimerização química - em "Evicrol". Este valor é 5,0% mais elevado do que no dente vital (p<0,05);

> após 1 ano com uma obturação combinada de fotocompósito (com um compensador térmico) - com "Conguest DFC". Este valor é 10,5% superior em comparação com o dente vital (p<0,01). Com uma obturação combinada (com um compensador térmico) feita de material de polimerização química - em "Evicrol". Este valor é 4,6% superior em relação ao dente vital (p<0,01).

Esta diferença é determinada pelas propriedades dos tecidos duros dos dentes despolpados e vitais.

O índice mais baixo (melhor) em dentes despulpados foi obtido quando se utilizaram os seguintes materiais:

> no dia da obturação com um fotocompósito monolítico em Conguest. Este valor é 27,6% superior em comparação com o dente vital ($p<0,05$). Com uma obturação monolítica feita de material de polimerização química - em "Crystalline". Este valor é 11,7% mais elevado do que no dente vital ($p<0,05$);

> após 1 ano com uma obturação monolítica feita de fotocompósito - com "Degufill". Este valor é 2,3% mais elevado do que nos dentes vitais ($p<0,5$). Com uma obturação monolítica feita de material de polimerização química - em "Crystalline". Este valor é 10,4% superior ao dos dentes vitais ($p<0,5$);

> no dia da obturação com um fotocompósito combinado (com um compensador térmico) - em "Conguest DFC". Este valor é 6,3% superior em comparação com o dente de controlo ($p<0,5$). Com uma restauração combinada (com um compensador térmico) feita de material de polimerização química - em "Crystalline". Este valor é 7,1% superior em comparação com o dente vital ($p<0,01$);

> após 1 ano com uma obturação combinada de fotocompósito (com um compensador térmico) - em "Charisma". Este valor é 5% superior em comparação com o dente vital ($p<0,5$). Entre as obturações combinadas (com compensador térmico) feitas de material de polimerização química - Crystalline. Este é 5,9% maior em comparação com o dente vital ($p<0,05$).

Os melhores resultados (menor permeabilidade marginal) foram obtidos em dentes com polpa viva, bem como em obturações com um compensador térmico:

> no dia da obturação com uma obturação monolítica de fotocompósito no Conguest DFC. Isto é 25% pior do que para uma obturação com um compensador ($p<0,05$). Para uma obturação monolítica de material de polimerização química - Crystalline. Este valor é 11,8% superior ao de uma obturação semelhante com compensador ($p<0,5$);

> 1 ano com uma obturação monolítica de fotocompósito - com Degufill. Este valor é 10,5% superior ao de um enchimento com um compensador térmico ($p<0,5$). Com um enchimento monolítico de material de polimerização química - com Crystalline. É 33,4% superior ao de um enchimento com compensador térmico ($p<0,1$); > no dia do enchimento com um enchimento fotocomposto combinado (com compensador térmico) - com "Conguest DFC". Este valor é 33,3% melhor do que com uma obturação monolítica semelhante ($p<0,05$). Com um enchimento combinado (com um compensador térmico) feito de material de polimerização química - Crystalline. Este é

13,3% melhor do que a obturação monolítica ($p<0,05$);

> após 1 ano com uma restauração fotocomposta combinada (com um compensador térmico) - com "Charisma". Isto é 43,7% melhor do que com uma obturação monolítica ($p<0,01$). Com um enchimento combinado (com um compensador térmico) feito de material de polimerização química - em

"Crystalline". Este é 48,1% melhor do que o enchimento monolítico ($p<0,05$).

Registou-se uma deterioração dos parâmetros clínicos:

> no dia da obturação com um fotocompósito monolítico - com "Herculite XPV". Este valor é 18,2% inferior em comparação com a obturação combinada ($p<0,01$). Entre as obturações monolíticas feitas de materiais compósitos de polimerização química, a taxa mais elevada foi registada para o "Evicrol". Este valor é 13,7% inferior em comparação com a restauração combinada ($p<0,01$);

> após 1 ano com uma obturação monolítica de fotocompósito - em "Conguest DFC". Este valor é 54,5% inferior em comparação com o mesmo com um compensador ($p<0,05$). Para um enchimento monolítico feito de materiais de polimerização química - Evicrol. Este valor é 32,3% inferior ao da obturação combinada ($P<0,5$);

> no dia da obturação com uma obturação fotocomposta combinada (com um compensador térmico) - com Herculite XPV. Isto é 18,2% melhor do que com uma obturação monolítica ($p<0,01$). Com um enchimento combinado (com um compensador térmico) - com "Evicrol". É 15,7% melhor do que a obturação monolítica

preenchimento ($p<0,01$);

> após 1 ano com uma restauração combinada de fotocompósito (com um compensador térmico) - com "Conguest DFC". Isto é 54,5% melhor do que uma obturação monolítica semelhante ($p<0,05$). Com um enchimento combinado (com um compensador térmico) feito de materiais de polimerização química - Evicrol. Este é 47,6% melhor do que um monolítico semelhante ($p<0,05$).

Assim, foi estabelecido que, quando se utiliza uma obturação combinada, a diminuição da permeabilidade marginal se deve a uma caraterística do projeto - um compensador térmico. Foi observada uma diminuição da permeabilidade numa média de 32% em dentes vivos e despulpados.

Estudo eletrométrico do sistema "tooth-seal" quando se utiliza restaurações com diferentes compensadores térmicos

Os estudos electrométricos da interface dente-selo, em função do tipo de compensador nas obturações combinadas, revelaram o seguinte (Tab. 6.8).

Quadro 6.8

Estudo eletrométrico do sistema dente-obturação em dentes com polpa viva e uma obturação com um compensador térmico metálico (mA)

Tipo de material de enchimento	No dia do enchimento	1 ano após o enchimento
"Evicrol" (pó-líquido)	3,5±0,3	4,5±0,6
" Terafipl-20" (colar-colar)	2,5±0,1	3,0±0,4
"Cristalino" (colar-colar)	3,0±0.2	4,2±0,2
"Degufill" (colar-colar)	2,2±0,2	2,3±0,3

O desempenho dos enchimentos com um compensador térmico de cimento é o seguinte (Tabela. 6.9).

Estes estudos permitem-nos concluir que, quando se utiliza um compensador de cimento, a resistência do circuito elétrico na interface dente-compactação é melhor. Isto deve-se ao facto de o cimento estar mais próximo dos tecidos duros do dente do que o CTE do aço inoxidável. Isto significa que este sistema de preenchimento dentário funciona melhor.

Quadro 6.9

Indicadores da condutividade eléctrica do sistema de obturação dentária em dentes com polpa viva e uma obturação com um compensador de calor de cimento (mA)

Tipo de material de enchimento	No dia do enchimento	1 ano após o enchimento
"Evicrol" (pó-líquido)	3,1±0,2	4,1±0,6
"Терафилл-20" (pastepaste)	2,2±0,1	2,2±0,4
"Cristalino" (colar-colar)	2,0±0,13	3,4±0,2
"Degufill" (паста-паста)	2,1±0,4	2,3±0,1

O melhor desempenho das vedações com um compensador térmico metálico foi encontrado: - no dia do enchimento - em "Degufill" (pasta-pasta);

- após 1 ano - em "Degufill" (colar-colar).

Os piores resultados foram encontrados:

- no dia do enchimento - com "Evicrol" (pó-líquido);
- após 1 ano - em "Crystalline" (pasta-pasta).

Os melhores resultados foram encontrados para obturações com um compensador térmico de cimento:

- no dia do enchimento - para "Terafill-20" (pasta-pasta) e "Degufill" (pasta-pasta);
- após 1 ano - em "Degufill" (pasta-pasta) e em "Terafill-20" (pasta-pasta).

Pior ainda:

- no dia do enchimento - com "Evicrol" (pó-líquido)
- após 1 ano - em "Evicrol" (pó-líquido).

Estes estudos mostram melhores resultados de obturações com um compensador de cimento em Degufill (pasta-pasta) no dia da obturação e após um ano.

A toxicidade dos materiais de obturação e a adesão marginal das obturações determinam, em grande parte, alterações patológicas na mucosa gengival na área da obturação, especialmente quando a restauração é colocada perto do colo do dente. A libertação de monómeros livres das obturações e a violação da adesão marginal contribuem para a intensificação do processo inflamatório.

Quando se utilizam os mesmos materiais de preenchimento e a mesma técnica de preenchimento, o grau de alterações patológicas é determinado pelo desenho do preenchimento. Avaliámos o desenho de restaurações feitas com diferentes materiais de preenchimento de acordo com o seu efeito na mucosa gengival. A mucosa gengival na área de restauração (papilas interdentais, mucosa gengival marginal no lado vestibular) foi examinada.

Para este efeito, utilizámos o nosso próprio método de avaliação do estado da mucosa gengival. O método baseia-se na coloração da mucosa inflamada com solução de Schiller-Pisarev com coloração adicional da mucosa com solução de toluidina a 1%. O grau de inflamação é determinado pelo tom de cor mais intenso na escala de cores. Os testes foram efectuados no dia da obturação e 6 meses depois.

O estado de inflamação da mucosa gengival durante a obturação de cavidades nas superfícies de contacto dos dentes foi analisado em função das caraterísticas de conceção da obturação: monolítica e combinada (com um compensador térmico).

Foram analisados os resultados da obturação dentária em doentes com idades compreendidas entre os 20 e os 25 anos que tinham cáries nas superfícies de contacto dos dentes. Antes da obturação, a inflamação da membrana mucosa nestas áreas era ligeira.

A comparação do grau de inflamação da mucosa gengival em função do desenho da obturação após 6 meses mostrou que a deterioração da gengiva
mucosa foi encontrada:

- com obturação "Crystalline" (Conn-Dental) e estrutura de obturação monolítica - em 29,7% (pontuação média 1,7±0,31)
- quando se preenche "Crystalline" (Confi-Dental) com um compensador - em 3,3% (pontuação média 1,1±0,25);
- quando o enchimento é feito com Terafill-20 (Stoma JSC) e estrutura de enchimento monolítico - em 46,2% (pontuação média 2,1±0,43);
- ao encher "Terafill-20" (JSC "Stoma") com um compensador - em 23,1% (pontuação média 1,6±0,40).

O estudo mostrou que, na presença de obturações com um compensador térmico, a inflamação primária da papila interdentária no momento da obturação progrediu pouco no acompanhamento a longo prazo. No caso de restaurações com um desenho monolítico convencional, houve uma tendência para uma progressão significativa da inflamação na área da restauração.

Avaliação clínica das obturações

Para descobrir a eficácia da obturação de defeitos nos tecidos duros dos dentes em função do tipo de material de obturação e do desenho da obturação, foi estudada a condição clínica de obturações feitas com diferentes tipos de materiais: "Evicrol" (compósito pó-líquido); "Crystalline" (compósito pasta-pasta), "Terafill-20" (compósito pasta-pasta). O estudo foi efectuado de acordo com o método de D.M. Karalnyk (1985) nas idades de 1, 2 e 3 anos.

Verificou-se que a adaptação marginal, as cáries recorrentes, a descoloração das obturações, a pigmentação entre a obturação e as paredes do dente eram maiores nas obturações com um compensador térmico em comparação com as obturações monolíticas (p<0,05). A presença de um termocompensador na obturação praticamente não tem efeito sobre a correspondência da cor da obturação com os tecidos duros dos dentes e a forma anatómica da obturação. Os resultados clínicos obtidos são apresentados nas Tabelas 6.10, 6.11, 6.12, 6.13 e Fig. 6.3, 6.4, 6.5.

Quadro 6.10

Dados de avaliação das obturações Evicrol e Crystalline 1 ano após a restauração com obturações monolíticas e termocompensadas

Indicador	Enchimento monolítico (grupo de controlo)		Vedação com compensador térmico	
	"Evicrol"	"Cristalino"	"Evicrol"	"Cristalino"
Ajuste dos bordos do enchimento				
A	92%	95%	96,2%	99,5%
B	5%	*A%*	2%	-
C	1%	0,3%	-	-
D	2%	07%	1.8%	0.5%.
Cáries secundárias				
A	91,9%	93,9%	93,0%	94,1 %
B	8,1 %	6,1 %	7,0%	5,9%
Anatómico forma do recheio				
A	97,2%	97,7%	97,3%	97,7 %
B	2,8%	2.3%	2,7%	2.3%
C	-	-	-	-
Descoloração entre a obturação e a parede do dente				
A	93%	95%	97,5%	100%
B	5%	3,5%	2,5%	-
C	2%	1,5%	-	-
Corresponder à cor dos tecidos duros do dente selado				
A	96,4%	98,2%	96,4%	98,3%
B	2,8%	1,2%	2,9%	1,1 %
C	0,8%	0,6%	07%	0,6%

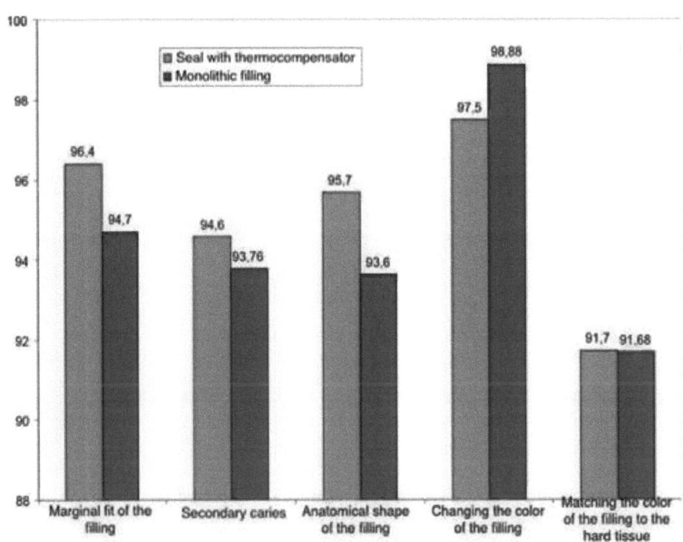

Fig. 6.3. Representação gráfica dos dados de avaliação das obturações Evicrol após 3 anos depois da restauração com obturações monolíticas e obturações com compensador térmico

Quadro 6.11

Dados de avaliação das obturações Evicrol e Crystalline 2 anos após a restauração com obturações monolíticas e termocompensadas

Indicador	Enchimento monolítico (grupo de controlo)		Vedação com compensador térmico	
	"Evicrol"	"Cristalino"	"Evicrol"	"Cristalino"
Ajuste dos bordos do enchimento				
A	90%	94%	96,3%	99,5%
B	6%	4,7%	2,5%	0.1%
C	1,3%	0,4%	-	-
D	2,7%	0,9%	1,2%	0,4%
Cáries secundárias				
A	94,6 %	95,52 %	95,2%	96%
B	5,4%	4,48%	4,8%	4%
Forma anatómica do enchimento				
A	89,2%	91,9%	91,8%	92,9%
B	8,3%	7,8%	8,2%	7,1 %
C	2,5%	0,3%	-	-
Descoloração entre a obturação e a parede do dente				
A	97,1 %	98.1 %	98%	98,5%

B	2%	1,2%	1,3%	1%
C	0,9%	0,7%	0,7%	0,5%
Fazer corresponder a cor do recheio à da lebre			tecidos do dente	
A	91.2%	97,4%	91,4%	97,4%
B	5,4%	2,0%	5,3%	2,0%
C	3,4%	0,6%	3,3%	0.6%

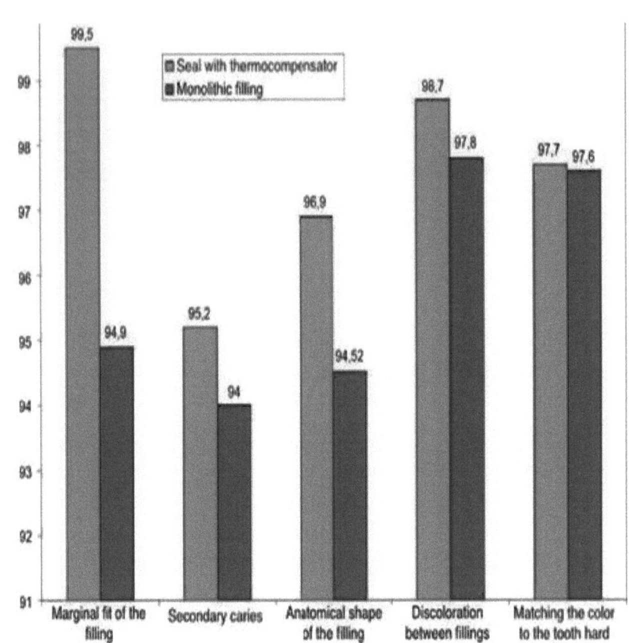

Fig. 6.4. Representação gráfica dos dados de avaliação das obturações cristalinas 3

anos após a restauração com obturações monolíticas e obturações com compensador

térmico

Quadro 6.12

Dados de avaliação das obturações Evicrol e Crystalline 3 anos após a restauração

com obturações monolíticas e termocompensadas

Indicador	Enchimento monolítico (grupo de controlo)		Selar com compensador térmico	
	"Evicrol"	"Cristalino"	"Evicrol"	"Cristalino"
Ajuste dos bordos do enchimento				
A	94,7%	94,9%	96,4%	99,5%

B	3,8%	3,7%	2.7%	0.2%
C	0,6%	0,6%	0,2%	0,1%
D	0,9%	0,8%	0,7%	0,2%
Cáries secundárias				
A	93,76 %	94%	94,9%	95,2%
B	6,24%	6%	5,1 %	4.8%
Forma anatómica do enchimento				
A	93,60 %	94,52 %	95,7%	96,9%
B	4,13%	3,32%	4,1 %	3,1%
C	2,27%	2,16%	0,2%	-
Disco	ormação entre a obturação e a parede do dente parede do dente			
A	96,88 %	97,8%	97,5%	98,7%
B	2,10%	1,4%	1.8%	1,0%
C	1,02%	0,8%	0,7%	0,3%
Combinar a cor do recheio com o duro			. tecidos do dente	
A	91,68%	97,6%	91,7%	97,7%
B	3,31 %	1,4%	3,3%	1,3%
C	5,01%	1,0%	5,0%	1,0%

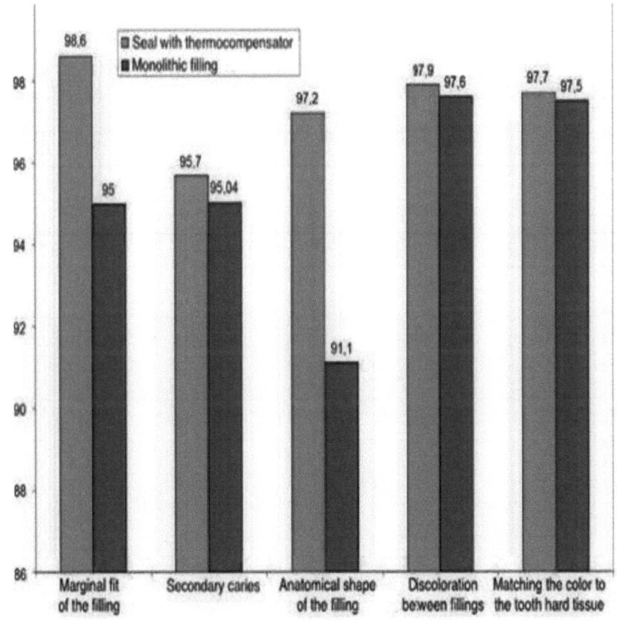

Fig. 6.5. Representação gráfica dos dados de avaliação das obturações Terafill-20 2 anos após a restauração.anos após a restauração com restaurações monolíticas

e restaurações com compensador térmico

Quadro 6.13

Dados de avaliação das obturações Terafill-20 2 anos após a restauração com obturações monolíticas e obturações com compensador térmico

Indicador	Enchimento monolítico (grupo de controlo)		Selar com compensador térmico	
	1 ano	2 anos	1 ano	2 anos
Ajuste dos bordos do enchimento				
A	94%	95%	98,8%	98.6%
B	4%	5%	0.5%	0.7%
C	1 %	1,2%	-	-
D	1 %	0,8 %	0,7%	-
Cáries secundárias				
A	92,7%	95,04 %	93,8%	95,7%
B	7,3%	4,96 %	6,2%	4,3%
Forma anatómica do enchimento				
A	97.6%	91,1 %	97,4%	97,2%
B	2,4%	8,3%	2,6%	2,8%
C	-	0,6%	-	-
Descoloração entre a obturação e a parede do dente				
A	94,1 %	97,6%	98,5%	97,9%
B	4,0%	1,4%	1,5%	1,6%
C	1,9%	1,0%	-	0,5%
Combinando com a cor do fi	a lesão dos tecidos duros do dente			
A	97,5 %	97,5%	97.6%	97,7%
B	1,8%	1,9%	1,7%	1.6%
C	0,7%	0,6%	0,7%	0.7%

CAPÍTULO 7

SELOS DE SANDWICH

A normalização do sistema de preenchimento dos dentes de acordo com o seu CTR quando se utilizam materiais compósitos é conseguida através da alteração do seu design. Esta direção inclui a "técnica sanduíche" de preenchimento (S. Ugoleva, 1995).

A "técnica de sanduíche" é um método de preenchimento de uma cavidade cariosa quando esta é preenchida com dois materiais de preenchimento: ionómero de vidro e compósito. Estes materiais têm a capacidade de aderir bem uns aos outros e aos tecidos duros dos dentes (no caso dos sistemas adesivos). Isto garante a homogeneidade da obturação e a sua adesão monolítica a todas as paredes da cavidade cariada. Este método de preenchimento de cavidades cariosas é designado por "técnica de sanduíche". Garante uma menor irritação da polpa dentária e tem um efeito preventivo da cárie devido à libertação de iões de flúor. Recentemente, os investigadores também prestaram atenção à adequação desta técnica de acordo com os coeficientes de expansão térmica dos seus materiais constituintes.

Foram desenvolvidas várias variantes desta técnica de preenchimento. De acordo com a primeira variante, a maior parte do volume da cavidade cariada é preenchida com cimento de ionómero de vidro, e o compósito é colocado na sua superfície, cobrindo completamente o cimento. Este é um método fechado. Ao preencher cavidades de classe II com cimento de ionómero de vidro (compómero, compósito de polimerização química), a parte gengival profunda da cavidade é preenchida. O restante volume da cavidade é preenchido com fotocompósito em camadas. Neste caso, o compósito cobre apenas parcialmente o ionómero de vidro (por exemplo, apenas na superfície de mastigação). Esta opção é designada por método aberto da "técnica de sanduíche". Também pode ser feito um coto de cimento de ionómero de vidro (compómero, etc.) para a restauração completa da coroa de um dente despulpado (Fig. 7.1).

Quando se utilizam cimentos de ionómero de vidro tradicionais, o método de enchimento retardado pode ser utilizado para evitar a separação do revestimento da dentina. Este método consiste em preencher completamente a cavidade cariada com cimento de ionómero de vidro durante a primeira visita ao paciente. Alguns dias depois, a camada superficial de cimento é substituída por um compósito. Durante este tempo, o ionómero de vidro endurece completamente e adere firmemente aos tecidos duros dos dentes.

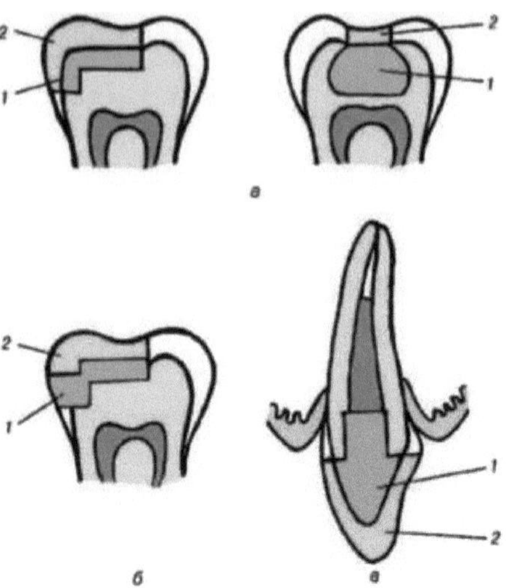

Fig. 7.1. Variantes da técnica do "ecrã tátil":

A - método fechado;
B - método aberto;
C - restauração de uma coroa de dente despolpado
1 - ionómero de vidro (compómero)
2 - composto

A utilização simultânea de cimentos de ionómero de vidro e compósitos na "técnica de sanduíche" requer o condicionamento dos tecidos duros do dente e do cimento previamente introduzido na cavidade. O condicionamento do cimento com ácido fosfórico pode levar a fissuras, à penetração profunda do ácido e à criação de um depósito de ácido na sua espessura. No futuro, isto pode levar à hipersensibilidade da dentina e a danos na polpa. Por isso, recomenda-se o condicionamento da superfície do ionómero de vidro com um gel durante não mais de 18-20 s (K. Honora et al. 1987; K. Naricawa, B. Fujii, 1999).

Um recheio feito pela "técnica de sanduíche" pertence ao grupo de recheios combinados de duas camadas. Combina 2, 3 ou mesmo 4 materiais de enchimento. Neste limite, surgem certas tensões devido à expansão térmica do material, pelo que esta conceção também pode ser melhorada.

São utilizados vários modelos experimentais e métodos de cálculo para avaliar as estruturas dentárias (D. Dietschi, 1989). Para estudos experimentais em medicina dentária, o método da fotoelasticidade tem sido amplamente utilizado (V.A. Ficman, 1995).

Para fundamentar a necessidade de melhorar e criar novos desenhos de obturação, as tensões que surgem no modelo do sistema de obturação dentária foram estudadas utilizando o método da fotoelasticidade. O modelo é constituído por elementos opticamente activos, cujas propriedades ópticas se alteram quando são sujeitos a uma determinada carga doseada. O principal objetivo do estudo foi avaliar qualitativamente a distribuição das tensões no sistema dente-selo.

Para o estudo, foram fabricados modelos elásticos planos (escala m 70:1) de um material opticamente sensível: resina epóxida modificada com etilenoglicol - resina E-181. Foram submetidos a uma carga concentrada ou distribuída. Foi modelado o estado de tensão de modelos de dentes (esmalte-dentina) com uma cavidade de classe I de Black, na qual foi criada uma obturação em sanduíche. Na camada exterior (esmalte), a parede da cavidade tinha uma inclinação de 20°, na camada interior (dentina) - uma forma retangular (Fig. 7.2).

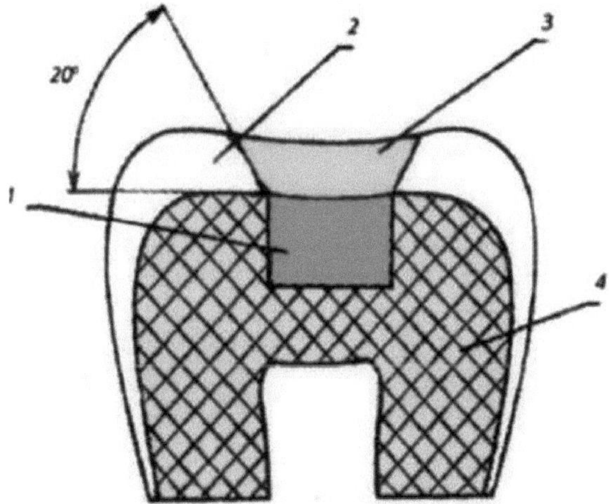

Fig. 7.2. Diagrama do modelo do sistema dente-obturação: 1 - camada interna da obturação (ionómero de vidro); 2 - esmalte do dente; 3 - camada externa da obturação (compósito); 4 - dentina do dente.

As obturações de duas camadas eram feitas de dois materiais modulados de forma diferente. O material da camada de anelamento (compósito) tinha um módulo de elasticidade 3 vezes superior ao módulo de elasticidade do material da massa principal da obturação - ionómero de vidro (W.J. Brien, 1997). Dependendo da sua conceção, a maior parte da massa de ionómero de vidro preencheu a cavidade cariada e foi colocada acima, abaixo ou ao nível do vazio do esmalte. Por cima, era coberta com uma camada exterior de um compósito até à espessura do esmalte do dente. Quando sujeita a uma carga concentrada ou distribuída, a camada exterior da obturação foi suportada parcialmente pela camada exterior do modelo do dente (esmalte) e parcialmente pelo volume da obturação de ionómero de vidro. A carga de força foi de até 50 kg com um intervalo de 2 kg. Na experiência, foi utilizado um polariscópio TP-1 para estudar o estado dos isócromos do modelo.

As tensões em qualquer ponto do modelo são expressas pela seguinte relação (de acordo com a lei básica da fotoelasticidade) - sob a influência da carga, surge um estado de tensão no modelo do dente, cujo valor é proporcional à ordem das bandas (isocromáticas) t nesse ponto.

$$m_{\text{tax}} = \frac{\overset{1,0}{\text{cr-}}}{2 \cdot t} \cdot m$$

onde:

T_{Tax} - tensões tangenciais máximas;

m - ordem da banda;

crЬ°- constante ótica do material;

i - espessura do modelo, cm.

A Fig. 7.3 mostra o padrão de riscas (isocromos) num modelo de dente com uma obturação composta (duas camadas) - uma "sanduíche" em estado de tensão.

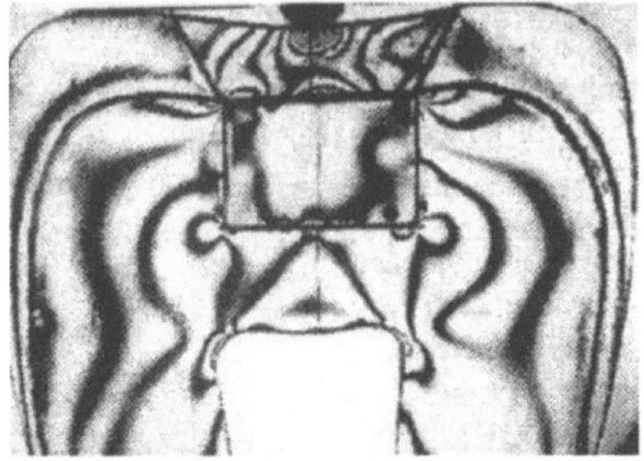

Fig. 7.3. Isocromos sob carga local do modelo dente-selo-sanduíche ".

A análise dos padrões e diagramas de tiras sob cargas externas mostrou que a concentração das tensões principais ocorre na interface dente-preenchimento. a sua concentração máxima é determinada pela localização do limite da camada de preenchimento.

Quando as camadas foram colocadas na área da dentina, a concentração diminuiu um quarto, e quando colocadas no esmalte - um terço.

A concentração máxima no limite foi observada com uma carga concentrada de 50 kg. A concentração foi muito menor no caso de uma carga distribuída.

O estudo do sistema "tooth-filling" com o limite da camada de enchimento em sanduíche ao nível da interface esmalte-dentina mostrou a ocorrência de uma concentração de tensões a uma carga concentrada de 6 kg e a uma carga distribuída de 10 kg. No caso do encaixe do compósito e do ionómero de vidro na dentina, a concentração ocorre a uma carga concentrada de 18 kg e a uma carga distribuída de 26 kg. Ao colocar uma camada limite no esmalte, a concentração de tensão foi observada no caso de uma carga concentrada de 12 kg e de uma carga distribuída de 16 kg.

A tensão sob a influência de uma carga externa é mais óptima (mais baixa) no caso de se colocar a interface das camadas de materiais de enchimento na dentina. No

entanto, isto aumenta o volume do compósito no sistema de preenchimento do dente, o que leva a uma incompatibilidade entre o coeficiente de expansão térmica dos materiais e os tecidos duros do dente. E isso pode levar a uma violação do ajuste marginal
(P. Millstein, 1984; F. Schmeil, 1982).
Quando o limite da camada passa através do esmalte, a camada de compósito é reduzida. Isto reduz a resistência da obturação ao reduzir a área de contacto entre o compósito e o esmalte. Assim, o desenho do enchimento em sanduíche também precisa de ser melhorado.
Atualmente, na maioria dos casos, as cavidades cariosas são preenchidas com obturações monolíticas feitas de material homogéneo. A utilização desta técnica tem os seus inconvenientes. Uma obturação feita de um material homogéneo, por exemplo, cimento de silicato, tem um módulo de elasticidade que é 10-25 vezes inferior ao módulo de elasticidade do esmalte (20-100 gPa) e 3-5 vezes inferior ao módulo de elasticidade da dentina do dente (12-20 gPa) (W.J. Brien, 1997). Assume a carga principal durante a mastigação. Devido à baixa resistência e à incompatibilidade do módulo de elasticidade com os tecidos dentários, esta obturação é destruída.
Uma obturação feita de um material cujo módulo de elasticidade é maior ou igual ao módulo de elasticidade dos tecidos duros do dente, como a amálgama, sofre menos deformação sob a influência da carga. No entanto, contribui para um aumento das tensões na massa de enchimento. Esta é uma das principais razões para a destruição dos tecidos dentários, a ocorrência de cáries secundárias e defeitos nos tecidos duros devido à quebra das paredes da cavidade cariada.
Assim, o preenchimento de uma cavidade cariosa com uma obturação feita de um material homogéneo é, de qualquer modo, pouco fiável. Para melhorar as propriedades das obturações, foram propostos vários modelos de obturações combinadas (V.A. Klyomin, P.V. Ishchenko, 2000; K. Chiba, 1989).
A melhoria do desenho da obturação tipo "sanduíche" com base nos estudos realizados envolve a formação de uma depressão na camada exterior do compósito ao longo do bordo da cavidade cariada preparada para a dentina. Na camada interna do ionómero de vidro, o recesso é criado no interior da obturação em direção à projeção do esmalte (Fig. 7.4). Neste caso, uma camada de cimento de ionómero de vidro, cujo coeficiente de expansão térmica é próximo dos tecidos duros do dente, é colocada na espessura do compósito e pode ser considerada como um compensador térmico. Deve ter-se em conta que a camada de compósito acima do cimento de ionómero de vidro deve ter uma espessura mínima de 0,5 mm.

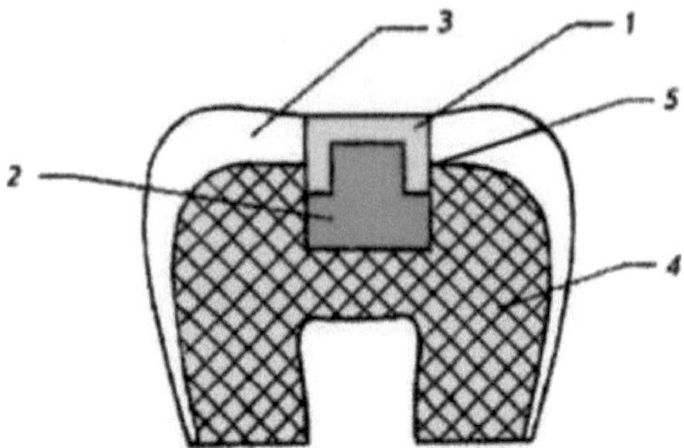

Fig. 7.4. Esquema da conceção proposta de um vedante em sanduíche: 1 - camada exterior do vedante (compósito); 2 - camada interior do vedante (ionómero de vidro); 3 - esmalte; 4 - dentina; 5 - composto esmalte-dentina.

Melhoria da técnica de enchimento "técnica sanduíche" com o efeito da vedação com um compensador térmico

Foram investigadas diferentes concepções de vedação em sanduíche utilizando o método de modelação fotoelástica. Nesta base, foi proposta uma melhoria do desenho de enchimento em sanduíche. Prevê a conveniência de formar uma depressão na camada superficial do compósito ao longo do bordo da cavidade cariada preparada para a dentina, com a protrusão da camada interna de ionómero de vidro para o interior do compósito na projeção do esmalte.

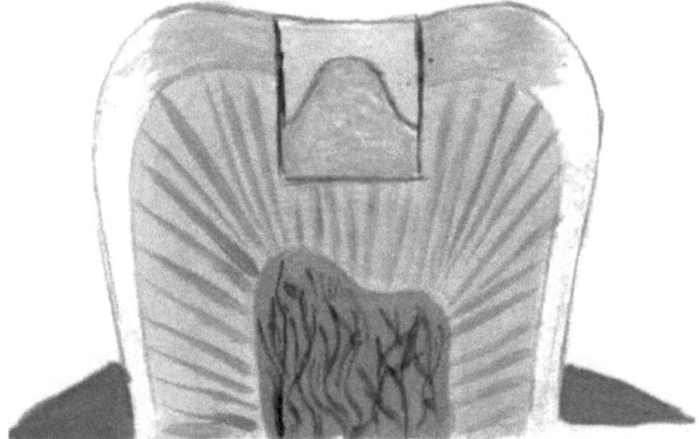

Fig. 7.5. Versão clínica da conceção proposta para o enchimento em sanduíche" "

Após a preparação e aplicação (colocação) de um penso isolante ou terapêutico, a cavidade é preparada para a introdução de materiais de preenchimento. A cavidade cariada é preenchida com um ionómero de vidro, por exemplo, Fuji ou Vitacryl, até ao nível do esmalte. Ao mesmo tempo, as paredes da dentina são deixadas a descoberto. Em seguida, a cavidade é preenchida com um compósito e o material de preenchimento é modelado de acordo com a forma anatómica do dente.

Assim, ao utilizar estas propostas, as tensões na interface esmalte-dentina-compósito-ionómero de vidro são eliminadas. A interface "compósito-ionómero de vidro" situa-se na dentina. O volume do ionómero de vidro aumenta, o que assegura a conformidade do sistema de obturação dentária com o CTR dos tecidos duros dos dentes e reduz o impacto negativo dos factores térmicos na obturação. Esta conceção do recheio "sanduíche" é semelhante, nas suas caraterísticas de alterações sob a influência da temperatura, aos recheios com um compensador térmico.

Melhoria da técnica de enchimento "técnica de sanduíche" com o efeito de um selo com um compensador térmico feito por um método retardado

O método de fabrico retardado de uma estrutura de "enchimento em sanduíche" com um efeito compensador térmico envolve a remoção e o aprofundamento da camada exterior do compósito ao longo dos bordos da cavidade cariada preparada até à dentina, criando um espaço apropriado na cavidade cariada de ionómero de vidro previamente preenchida (

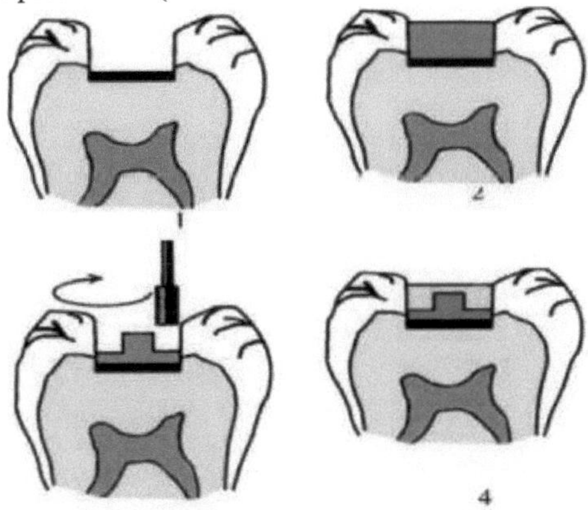

Fig. 7.6. Esquema da estrutura de preenchimento proposta - "sanduíche" com preenchimento diferido: 1 - uma cavidade cariada preparada com um revestimento (isolante ou terapêutico); 2 - uma cavidade preparada com um revestimento (isolante ou terapêutico) completamente preenchida com cimento de ionómero de vidro. É possível preencher imediatamente a cavidade preparada com cimento de ionómero de vidro sem revestimento terapêutico ou isolante; 3 - formação da camada interior do selamento a partir de ionómero de vidro; 4 - preenchimento da cavidade exterior com um material compósito. Conclusão da restauração

Após a preparação e aplicação dos pensos isolantes e/ou terapêuticos, a cavidade é preparada para a aplicação dos materiais de preenchimento. A cavidade é completamente preenchida com cimento de ionómero de vidro, por exemplo, Ketak-Molar. Depois de o cimento endurecer, a obturação é processada. Após 2-3 dias, a camada superficial do cimento de ionómero de vidro é removida até ao nível do esmalte e aprofundada na dentina ao longo dos bordos. A cavidade resultante é preenchida com um compósito. Após a polimerização do compósito, a restauração é processada e polida.

CAPÍTULO 8

SELO POLICROMADO

Um dente é uma estrutura multicolorida por natureza.

Uma obturação monocromática é uma estrutura de restauração de uma só cor feita de um material de obturação de uma só cor (tonalidade). Este desenho é cosmeticamente eficaz para restaurar a integridade de uma pequena área da coroa do dente. Neste caso, é muito fácil escolher a cor do material de preenchimento para esta área da restauração de acordo com a cor dos tecidos duros do dente.

A utilização destas obturações nas zonas laterais da dentição pode ser considerada justificada. Neste caso, é mais importante restaurar a função do dente do que restaurar as suas propriedades estéticas.

É de salientar que há pacientes cuja coroa dentária tem uma estrutura quase monocromática. Neste caso, a utilização de estruturas de restauração monocromáticas é possível e justificada.

Assim, a indicação absoluta para a utilização de obturações monocromáticas é a restauração dentária, quando a sua utilização proporciona a cosmética necessária sem perturbar o estado funcional do sistema de obturação dentária, bem como no caso de restaurar a coroa do dente de uma só cor (monocromática).

Os desenhos de restauro multicoloridos (policromos) são mais complexos. O esquema de cores para a sua restauração deve ser multicomponente.

Os materiais e as tecnologias disponíveis atualmente, bem como a conceção das obturações dentárias, permitem os seguintes métodos de obturação:

- Para criar um enchimento policromado, são utilizados diferentes corantes, que são aplicados ao material de enchimento durante o processo de enchimento;
- um enchimento policromado é criado através da utilização de materiais de enchimento de cores diferentes;
- As obturações policromadas combinadas são obtidas através da utilização de materiais de obturação de diferentes tonalidades e transparências: dentina (opaca), esmalte (básico, opalescente, esmalte transparente), bem como tonalidades e corantes de esmalte intensamente coloridos.

A utilização de diferentes tonalidades de materiais compósitos em combinação com uma técnica de preenchimento adesivo permite-nos criar uma restauração de alta qualidade com base em cinco caraterísticas principais. Estas determinam estruturalmente a superfície da coroa do dente: saturação, brilho, intensidade da cor, opalescência, etc.

As obturações multicoloridas são indicadas nos seguintes casos:

- preenchimento de cavidades cariosas das classes I-V de acordo com Black;
- correção da forma e da cor das coroas dos dentes;
- esplintagem de dentes móveis;
- fecho do diastema;
- preenchimento de lesões não cariosas dos dentes.

A utilização de corantes aplicados na superfície exterior do enchimento aquando do enchimento com estruturas policromadas é temporária. Isto deve-se ao facto de a maioria destes corantes serem bastante instáveis e terem de ser cobertos com uma camada de material compósito. A espessura da camada de corante aplicada é insignificante e não excede 0,2 mm, por exemplo, "EFFECT COLOR" (Heraeus Kulzer).

Para uma aplicação mais conveniente, os corantes podem ser diluídos na unidade de aplicação do sistema adesivo. O corante é aplicado ao material de enchimento com um pincel ou outro instrumento.

A utilização de corantes é tecnologicamente viável quando se utilizam materiais compósitos de cura química e por luz. Durante a polimerização, forma-se uma camada inibida pelo oxigénio na sua superfície. Esta é utilizada para colar a camada seguinte do compósito ou do corante.

As obturações policromadas com um corante aplicado na sua superfície devem ser tratadas e polidas com muito cuidado. Antes de aplicar o corante, efectua-se a modelação e a superfície do enchimento é processada com discos de diamante, acabamentos, etc. É necessário prever a criação (se necessário) de um determinado espaço para a colocação da camada de corante. No polimento, deve ser dada preferência a polimentos, escovas e discos de silicone.

No caso da utilização de materiais de enchimento compostos de polimerização química, é necessário escolher a cor pretendida e determinar o esquema de cores do dente restaurado. A determinação da cor é efectuada utilizando tabelas de cores padrão para um determinado material. Ao mesmo tempo, são determinadas as tonalidades do corante e as áreas para a sua colocação. A aplicação do corante na superfície do dente juntamente com a obturação permite-lhe determinar mais eficazmente as tonalidades necessárias.

Depois de determinar a cor da futura restauração, começamos a restaurar a integridade do dente utilizando compósitos de polimerização química. Após a preparação da cavidade cariada, o material de enchimento e o corante são preparados para utilização. É efectuado um condicionamento ácido, é aplicado um sistema adesivo e a cavidade é preenchida com material compósito. A forma anatómica do dente é cuidadosamente modelada. De imediato, é aplicado um corante com a tonalidade pretendida para restaurar a cor do dente. Ao aplicar o corante, é necessário assegurar a sua forte ligação com a camada superficial do material de preenchimento. Isto assegura uma penetração profunda e uma forte adesão à superfície da obturação. Tudo isto deve ser feito muito rapidamente antes da polimerização do material de enchimento composto. Processamento e polimento da superfície de enchimento.

Uma posição separada é ocupada pela conceção de obturações policromadas combinadas com uma tela. A tela numa obturação policromada é colocada entre a parede da cavidade cariada preparada e a junta ou o volume da obturação. O corante é aplicado em camadas finas e cuidadosamente adaptado às paredes da cavidade cariada. Um material de enchimento da cor selecionada é aplicado à tela de corante. A transmissão da tela através da camada de material de enchimento assegura a policromia deste desenho de enchimento.

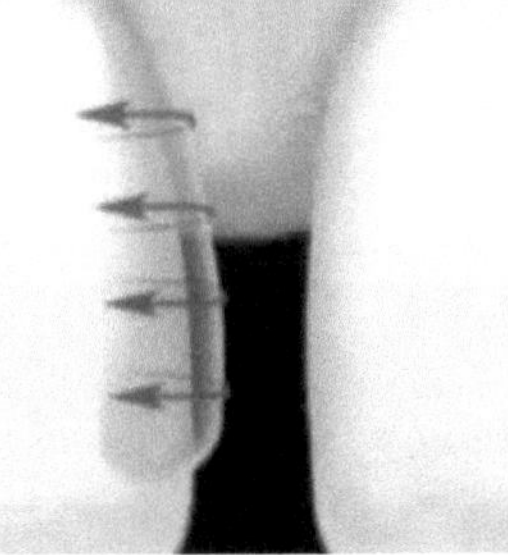

Fig. 8.1. Selo policromado com uma tela colorida.

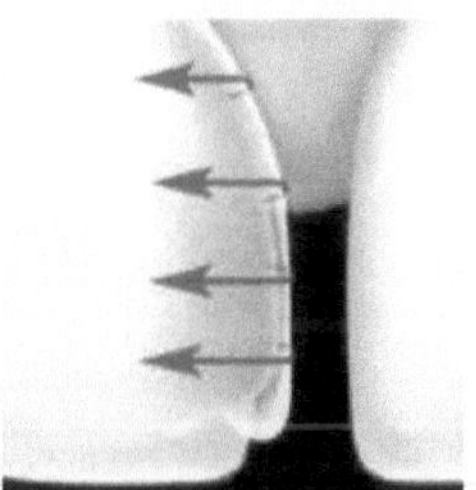

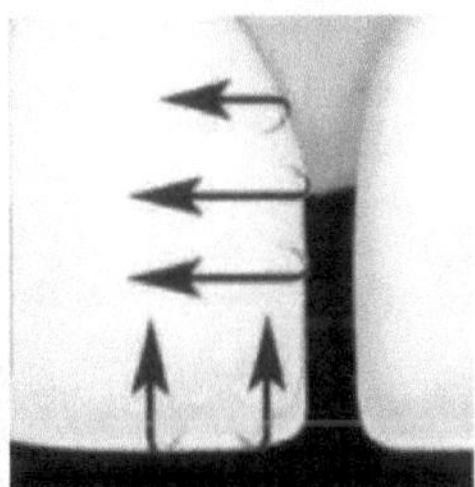

Fig. 8.2. Desenhos de recheios policromados feitos com o uso de corante

Ao criar uma restauração policromada, obtém-se uma estrutura de restauração multicamada utilizando materiais de restauração de cores diferentes. As camadas de materiais de preenchimento são colocadas de acordo com as estruturas anatómicas do dente a ser restaurado (dentina, esmalte) e estão subordinadas ao esquema de cores da restauração. Para restaurar totalmente a gama de cores da superfície do dente, pode misturar materiais de preenchimento de diferentes tonalidades para garantir uma transição suave da cor da área restaurada e dos tecidos duros circundantes da superfície do dente

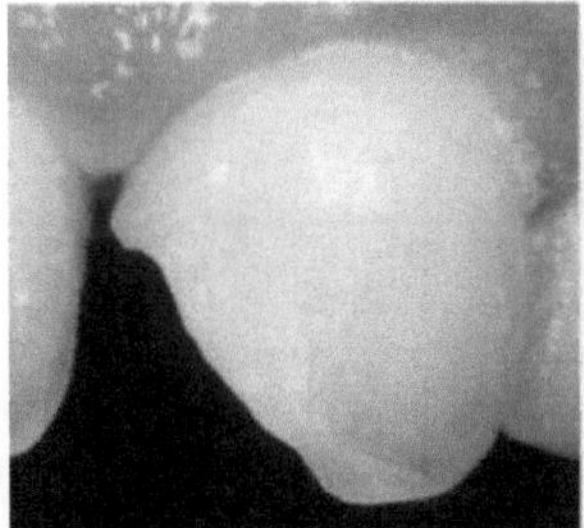

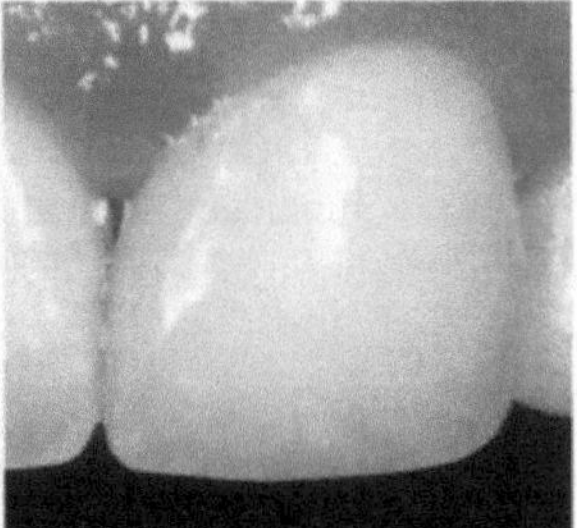

Fig. 8.3. Restauração da integridade do dente num defeito cariado de classe IV

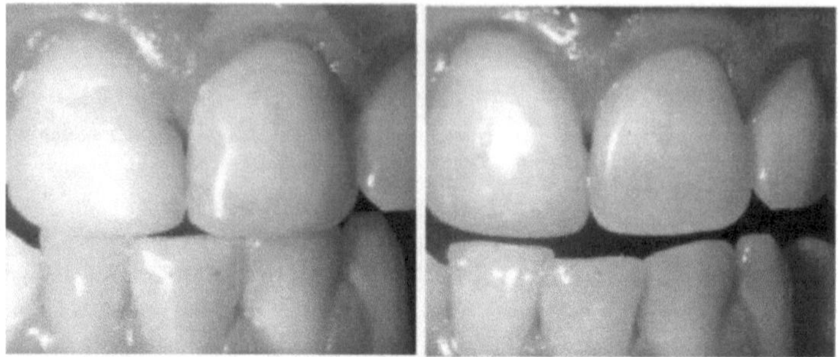

Fig. 8.4. Restauração da integridade do dente em caso de defeito cariado de classe V

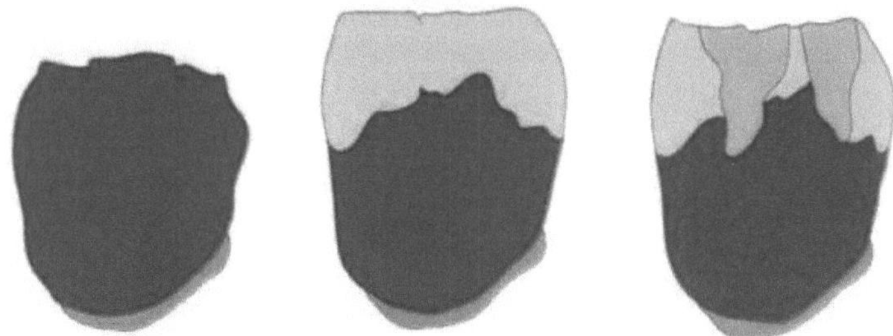

Fig. 8.5. Opções de design para enchimentos policromos feitos de materiais de enchimento de diferentes tonalidades

Deve ter-se em conta que, quando se utilizam materiais de enchimento de fotopolímero, o tempo e a profundidade de polimerização dependem da cor do material. Por exemplo, para diferentes tonalidades do compósito "CHARISMA", são os seguintes:

Tons de cor da	espessura do compositeTimeLayer , polimerização	mm (lâmpada Translux)
A1, A2, A3, A3.5, B1, B2, B3, C3, D3, Incisal, SL, SLO, SLT	20 seg	2,00
A4, C4, DB, OA2, OA3, OA3.5, OB2, YB	40 сек	2,00

O tempo e a profundidade de polimerização do material especificados nas instruções são mínimos e devem ser respeitados para obter uma qualidade de enchimento óptima.

Os resultados óptimos mais eficazes são obtidos quando se utilizam materiais de obturação que têm dentina (opaca), tons de esmalte e corantes. A sua utilização racional permite obter o brilho, a saturação e a intensidade da cor, a opalescência e os pormenores caraterísticos da superfície de obturação pretendidos.

Saturação de cor (Cromaticidade). É assegurada pela utilização de tons de dentina (opacos) do material, universais ou selecionados individualmente. Os tons de dentina têm propriedades fluorescentes, o que permite otimizar o curso dos raios das luminárias, imitando as propriedades da dentina natural.

Brilho da cor (valor): É conseguido através da utilização de tons básicos de esmalte de brilho baixo, médio e alto. O seu nível de transmissão de luz e as opções de brilho para os tecidos dentários restaurados são selecionados de acordo com as principais caraterísticas do esmalte do dente restaurado. A sua seleção depende da idade do doente.

A intensidade da cor (Intensiva) permite a utilização de tons de esmalte intensamente brancos do material. São utilizados para estruturar o relevo da superfície da coroa do dente. Quando se utiliza esmalte de cor leite intensa, obtém-se uma tonalidade quente e rica de branco, e branco intenso - uma tonalidade fria.

Os esmaltes opalescentes proporcionam opalescência através da utilização de esmalte opalescente. Para ocasiões especiais, é utilizado um esmalte especial, na maioria das vezes num tom cinzento. A utilização de esmaltes opalescentes permite obter um efeito ótimo de opalescência (brilho), especialmente ao longo do bordo de corte da restauração da coroa do dente. Estes tons de esmalte do compósito são também utilizados para estruturar as superfícies vestibulares e oclusais da coroa.

As caracterizações são conseguidas através da utilização de corantes fluorescentes - branco, amarelo, laranja, azul, castanho e castanho escuro. Os corantes fluorescentes e os esmaltes opalescentes são utilizados para pormenorizar caraterísticas específicas da coroa do dente (escurecimento interno, fissuras, etc.).

O material compósito "Enamel plus" (HFO) pertence a este tipo de materiais. É utilizado com uma escala especial de tonalidades de cor (Fig. 8.6). A escala de cores Enamel plus (HFO) é feita de um material composto para uma determinação mais exacta da tonalidade da cor.

As amostras são em forma de cunha, o que permite determinar corretamente a cor do material de diferentes espessuras. Posteriormente, isto permite-lhe variar a saturação das tonalidades em diferentes espessuras da camada de material aplicada.

Escala de cores TruMatch™ para Esthet X (Densply). Cada um dos modelos de dentes desta escala (Fig. 8.7) combina tonalidades opacas de dentina, tonalidades do corpo médio da coroa e tonalidades transparentes de esmalte. Cada um dos modelos de dentes pode ser usado como padrão para restaurar uma área específica da superfície do dente. Depois de determinar

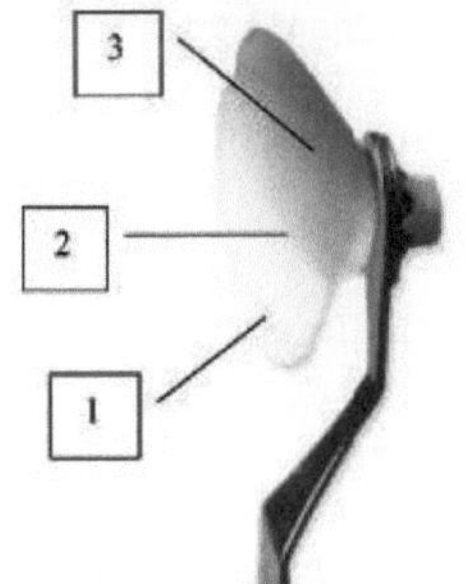

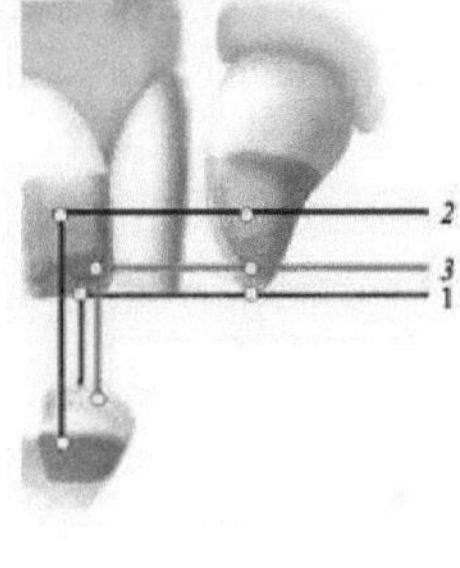

Cores da restauração: 1 - tonalidades: 1 - tonalidades opacas de dentina; 2 - médias
tons de dentina; 2 - tons de corpo; 3 - tons de corpo; 3 - tons transparentes esmaltes
tons de esmalte
Ao determinar a cor do corpo da superfície vestibular da coroa, as outras cores (zona cervical, bordo de corte) podem ser determinadas de acordo com esta norma. Quando se preenche uma cavidade pequena que requer uma pequena quantidade de material, o esquema da escala de cores permite ao dentista escolher a cor correta.

Fig. 8.6. Algoritmos para a determinação da gama de cores e dos materiais para a sua aplicação durante a restauração na escala "Enamel plus" (HFO).

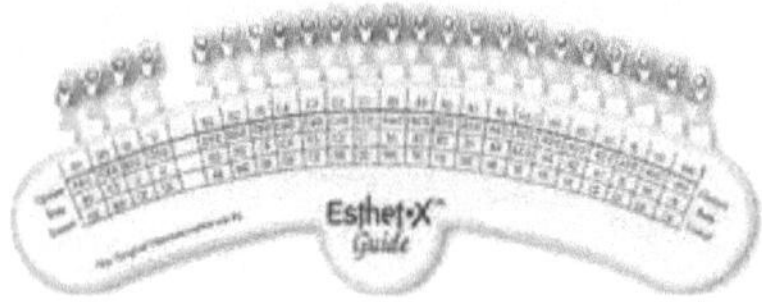

Fig. 8.7. Escala de tonalidade Esthet X (Densply).

Os tons de dentina opacos foram concebidos para restaurar áreas de dentina perdidas. Proporcionam a opacidade necessária do preenchimento, caraterística da dentina, para uma restauração efectiva da profundidade da cor. Podem ser utilizadas para disfarçar áreas pigmentadas ou descoloradas da dentina. As tonalidades opacas do material são a base para grandes obturações e restaurações.
Os tons de esmalte transparentes são representados por um grande grupo de tons diferentes com um tom transparente de ponta. Permitem-lhe restaurar o esmalte perdido de forma muito eficaz, imitando completamente a transparência do esmalte natural do dente.
Existem certas particularidades da restauração com estruturas restauradoras policromadas, dependendo da localização do defeito nos tecidos duros do dente.
O procedimento para a restauração de uma cavidade cariosa de classe III é idêntico ao da restauração de uma cavidade de classe IV (Fig. 8.8). A principal diferença entre a restauração de uma cavidade de classe IV é a resistência à abrasão da aresta cortante restaurada do dente.

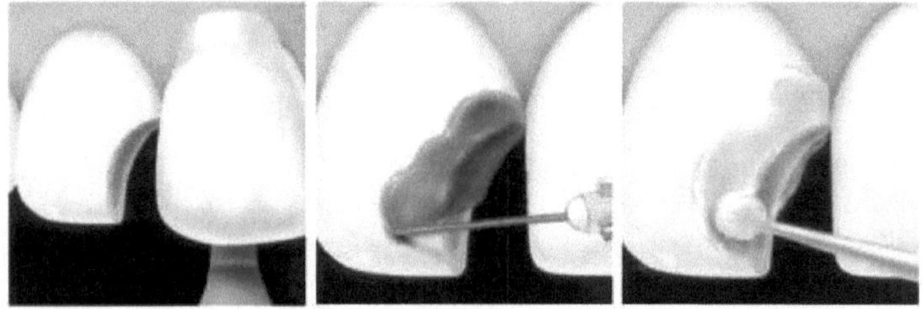

Seleção de um tom Gravação Aplicação de um sistema adesivo Sistema

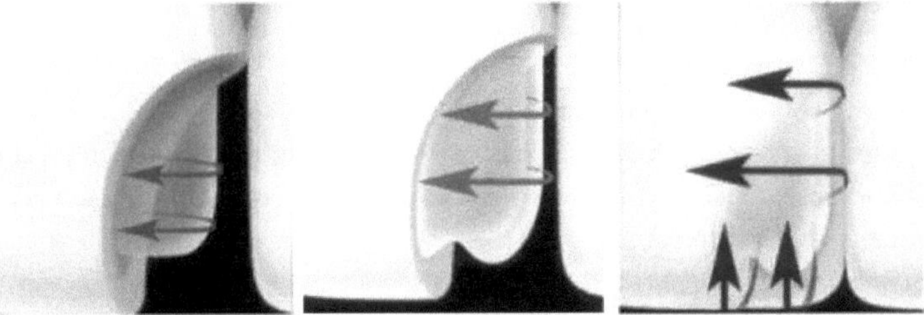

1Aplicação do esmalte dentário 2Cor do corpo 3Aplicação do transparente esmalte
camada (opaca)

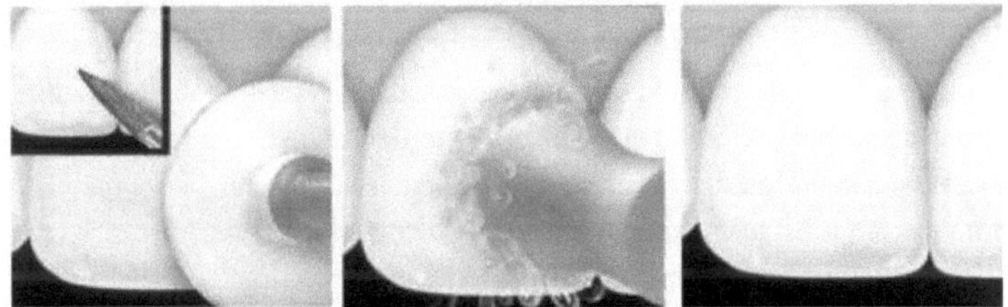

Processamento de acabamento Polimento Gama policromada do restaurado dente

Fig. 8.8. Etapas da restauração policromada da superfície vestibular de dentes anteriores (classes III e IV).

A escolha da cor é efectuada de acordo com a escala, comparando os modelos de dentes da escala de cores. Assim, é determinado o esquema da estrutura de restauração policromada.
Os tons de dentina (opacos) do material restauram a dentina perdida e ocultam as áreas pigmentadas. As tonalidades de esmalte do corpo da superfície vestibular conferem transparência e cor naturais à restauração. O bordo de corte é restaurado com uma tonalidade do bordo de corte.
Uma caraterística especial da preparação de uma cavidade cariosa na superfície vestibular é o bisel do bordo do esmalte para uma área mais ampla de fixação do compósito ao esmalte. Isto também assegura uma transição suave das tonalidades de cor da superfície do dente e da superfície da obturação.
O condicionamento ácido e o tratamento dos tecidos duros com o sistema adesivo devem ser efectuados de acordo com as instruções do fabricante. A superfície dos tecidos duros da cavidade cariada tratada com o sistema adesivo deve ter um aspeto brilhante. Na ausência de brilho, o procedimento de tratamento é repetido.
Aplicar, moldar e polimerizar tons opacos do material com luz. O esmalte perdido é restaurado com tons de esmalte do material da cor selecionada.
Para restaurar totalmente o aspeto natural do dente, a restauração é completada com uma tonalidade adequada (incisal) de esmalte completamente transparente até 2 mm de espessura.
O processamento final (acabamento) do enchimento é efectuado. Ao mesmo tempo, o nível de pressão do instrumento é controlado, uma vez que uma pressão significativa pode levar à remoção excessiva de material da superfície da obturação. Podem ser utilizados diferentes kits de polimento, que são recomendados pelo fabricante do material compósito. O polimento está concluído quando se obtém uma superfície espelhada e seca da restauração.
A obturação de cavidades cariosas das classes I e II tem certas caraterísticas gerais (Fig. 8.9). Neste caso, para obter um resultado estético elevado, recomenda-se também a aplicação de tons incisais transparentes do material na superfície da obturação. Escolha os tons adequados: transparente, branco, amarelo, etc.
Através das camadas superficiais transparentes de tons de esmalte, as camadas mais profundas de tons opacos de dentina brilham. Isto cria um resultado de preenchimento estético e duradouro. Os materiais compósitos fluidos (por exemplo, Dyract Flow) são amplamente utilizados para preencher cavidades e restaurações de grandes dimensões. Estes materiais são

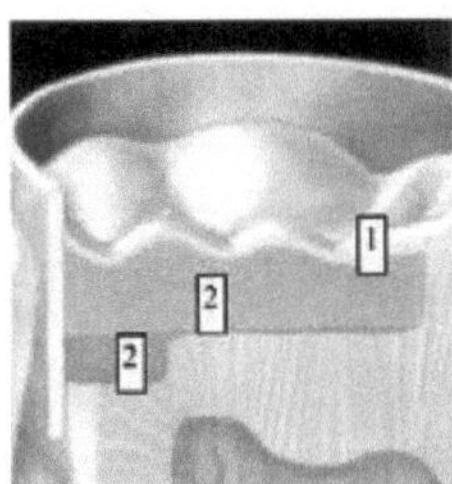

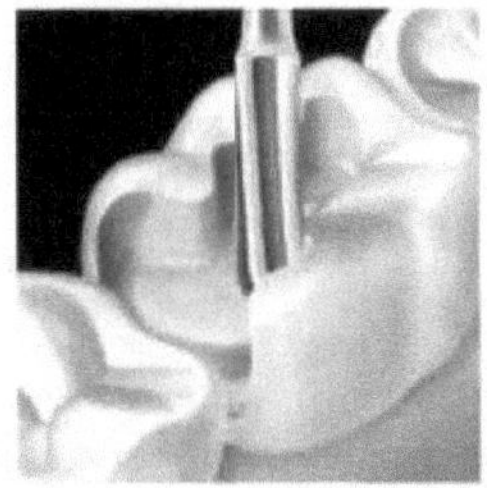
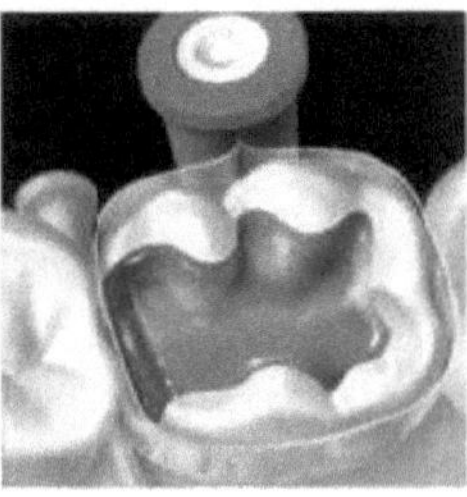

aplicado 0,5-1 mm *Gravura de dissecação*

de espessura até às partes mais profundas da cavidade cariada. Isto permite uma fixação fiável do material e, consequentemente, o preenchimento do fundo da cavidade cariada. Dados os módulos de elasticidade dos materiais, o compósito fluido cria o efeito de uma "almofada" elástica para grandes áreas (restaurações).

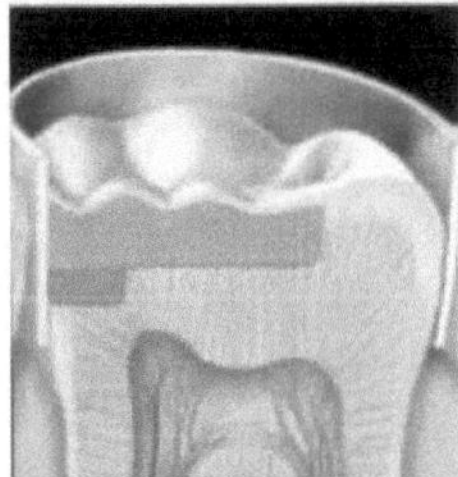
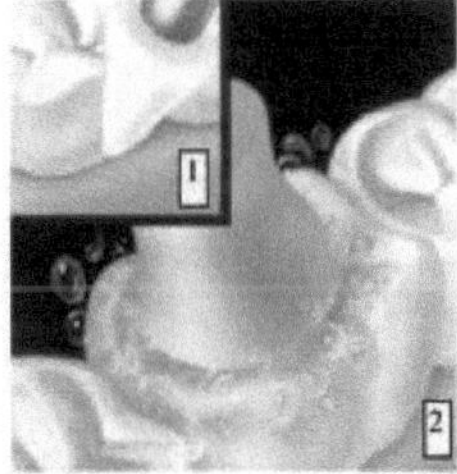

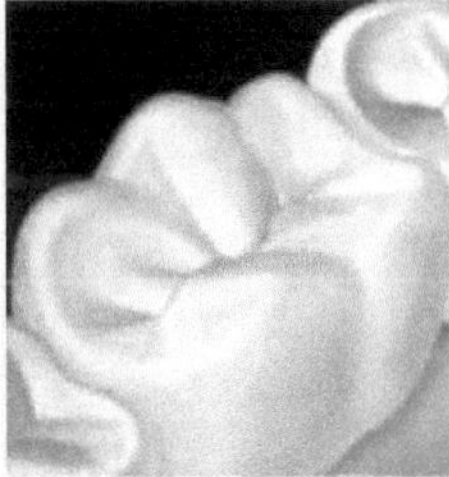

Processamento (1 processamento de acabamento; 2 Sombra transparente Selo policromado

O preenchimento de uma cavidade cariosa de classe V e a restauração da superfície vestibular de um dente utilizando facetas diretas (onlays) têm muito em comum.

A restauração com uma faceta direta (Fig. 8.10) envolve uma seleção cuidadosa das cores (seleção da cor) e a escolha do seu desenho. É determinada pela condição do dente, a presença e o grau de alterações na sua superfície. No caso de alterações de cor significativas, é preferível uma faceta de 3 camadas; no caso de alterações menores, é escolhida uma estrutura de 2 camadas.

As cores necessárias do material para fazer a faceta são selecionadas utilizando uma escala de cores, de acordo com as cores do dente natural do paciente. São selecionados tons opacos de dentina para criar um fundo de cor para o preenchimento e mascarar áreas pigmentadas. Utilizando tons opacos, é criada uma aresta de corte que imita o aspeto natural do dente.

A preparação é efectuada de acordo com a técnica geralmente aceite de preparação da superfície vestibular da coroa do dente para o fabrico de uma faceta (Fig. 8.11). Um dente com uma pequena descoloração não necessita de uma camada de corante para a disfarçar. Para aplicar a técnica de duas camadas, o dente é preparado até uma profundidade de 0,5 mm.

Em caso de descoloração significativa do dente, é utilizada uma técnica de 3 camadas (Fig. 8.12). A superfície do dente é preparada até à profundidade total, pelo menos 0,75 mm, para garantir a colocação de três camadas do material de preenchimento: corantes de máscara, dentina (opaca) e tons de esmalte do material. Após a preparação, os tecidos duros são condicionados, o sistema adesivo é aplicado

e polimerizar o sistema adesivo.

É aplicada e polimerizada uma camada fina de material de cor de dentina (opaco). De seguida, são aplicadas as cores de esmalte do corpo da coroa e as cores transparentes do bordo de corte. O processamento final e o polimento da restauração são efectuados.

É possível fabricar uma faceta de várias camadas (4 camadas) no caso de uma alteração muito pronunciada da cor da superfície do dente (Fig. 8.13).

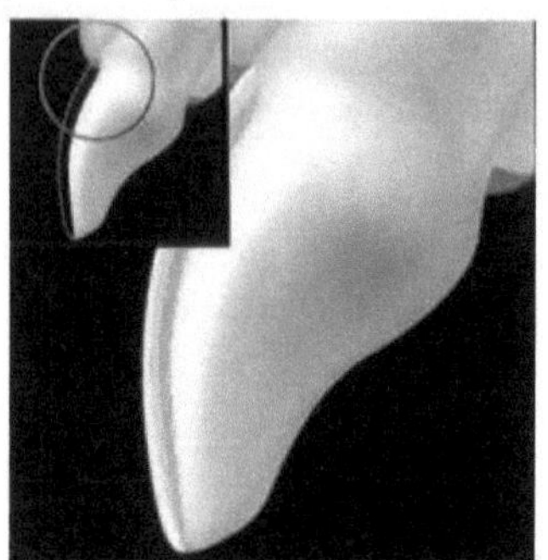

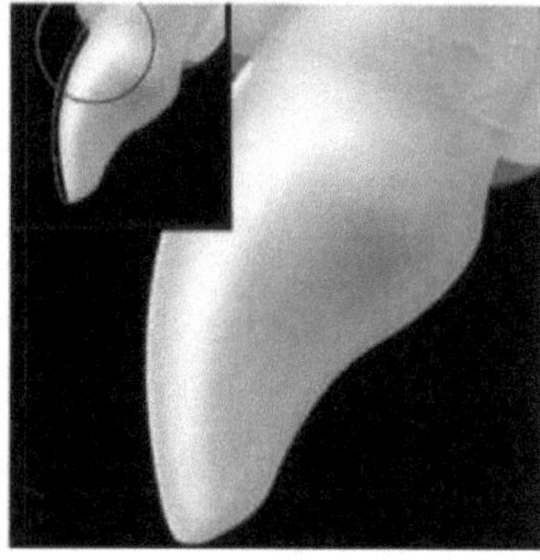

Folheado de 3 camadas Folheado de 2 camadas

Fig. 8.10. Desenhos de facetas diretas policromadas

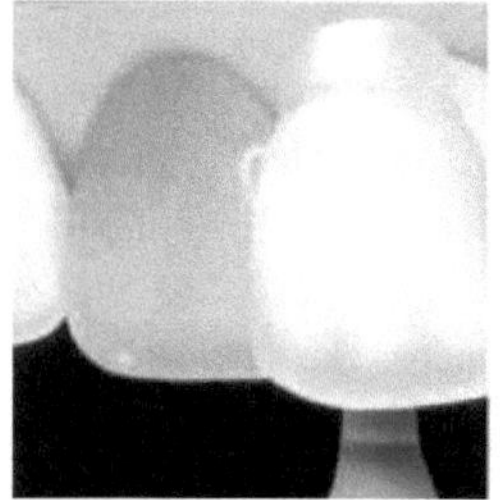

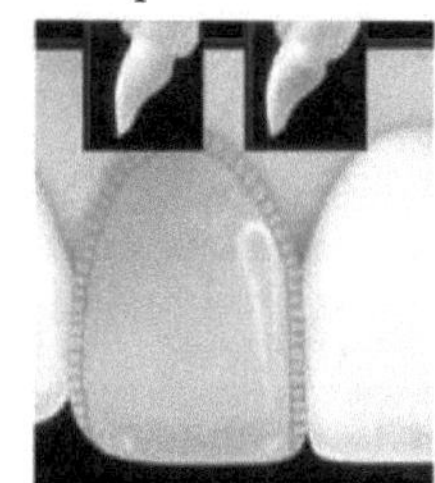

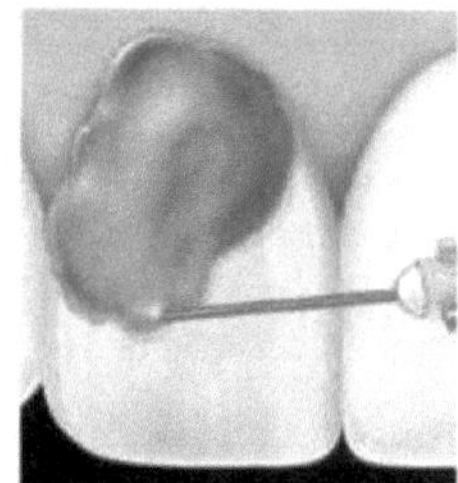

Seleção de cores Gravura de dissecação

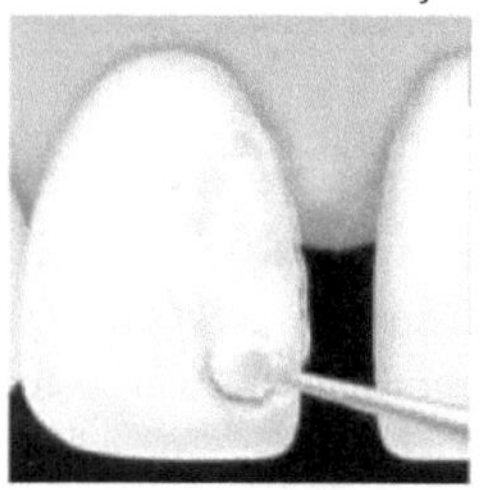

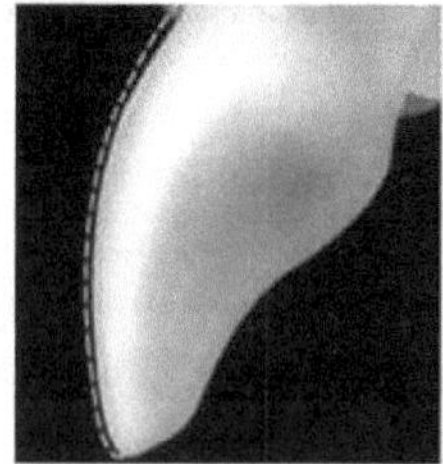

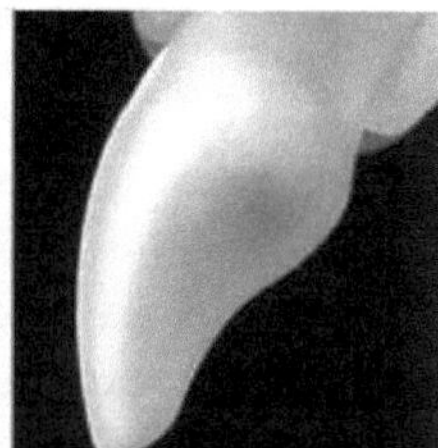

Aplicação do sistema adesivo

Aplicação da sombra do esmalte médio no corpo do dente com o esmalte Esthetic X

Aplicar uma camada de Esmalte

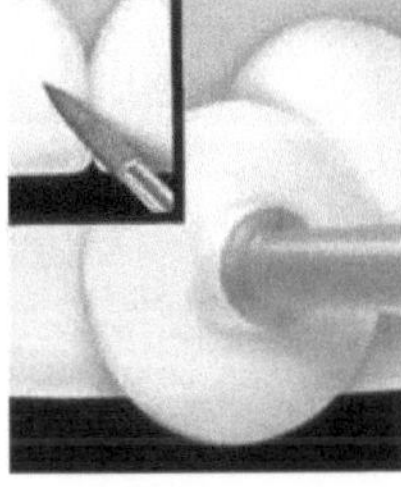
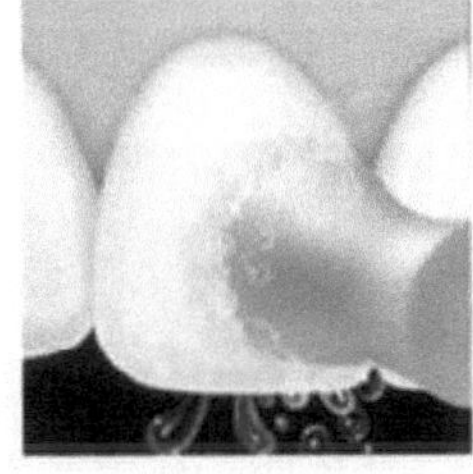
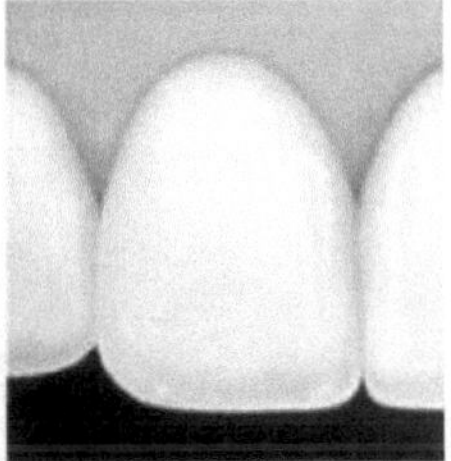

Trabalho de acabamento Polimento Desenho de folheado policromado

Fig. 8.11. Fases da restauração utilizando uma faceta de duas camadas

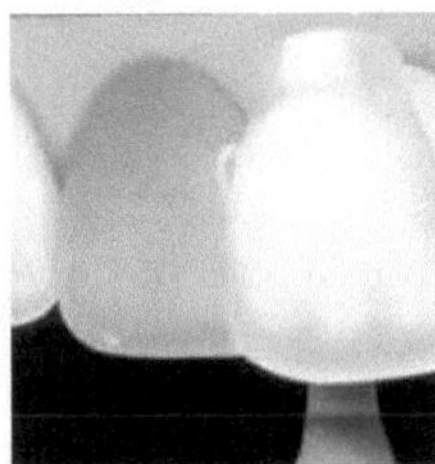
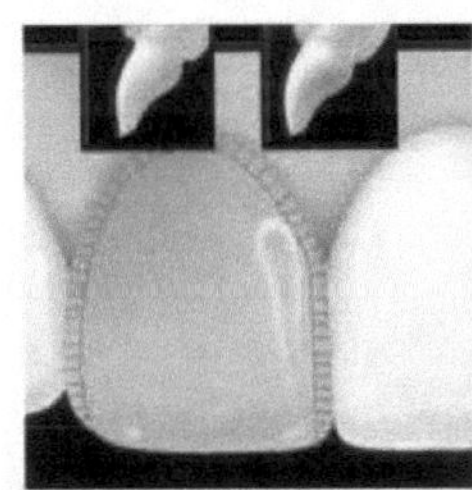
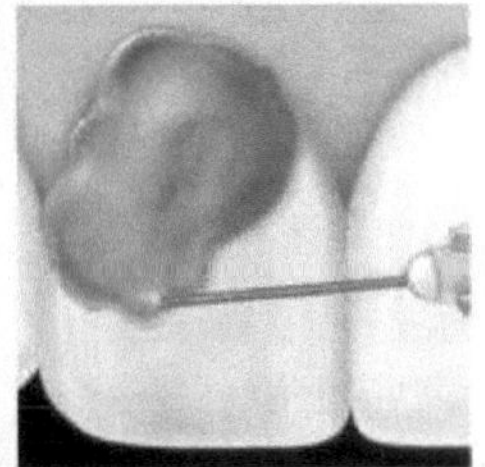

Seleção de cores Gravura de dissecação

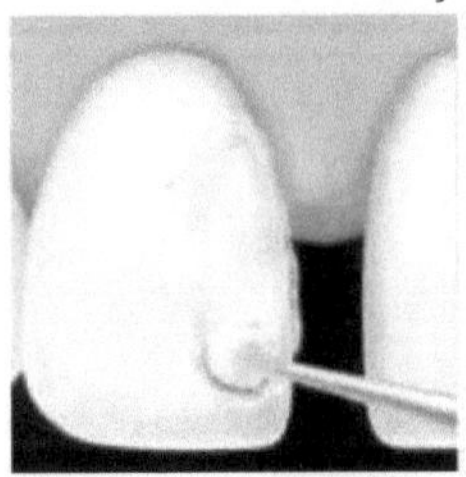
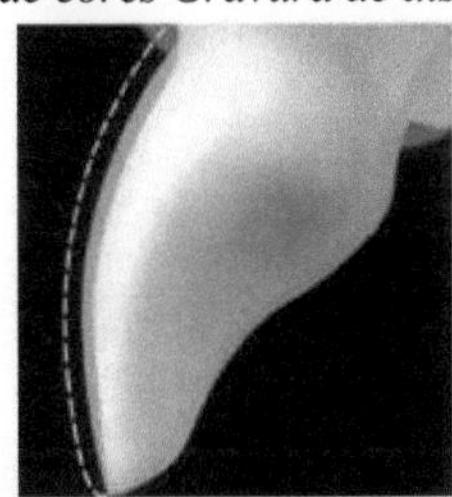
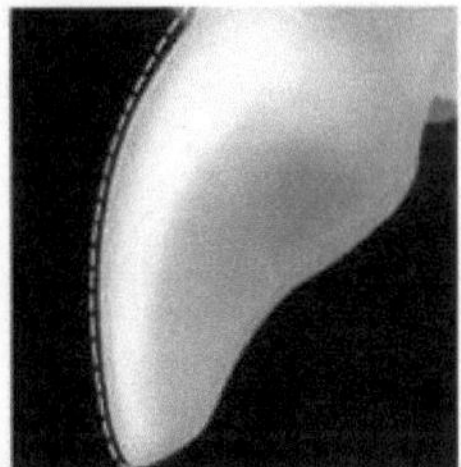

Aplicação do sistema adesivo

Aplicação da bola de dentina (opaca) EstetX

Aplicação da cor do esmalte do corpo do dente Esthet X

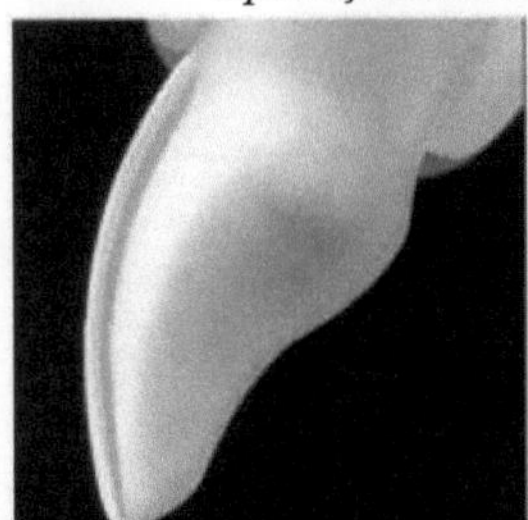
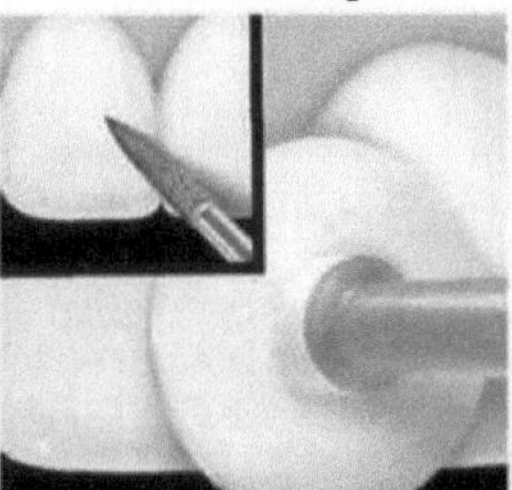
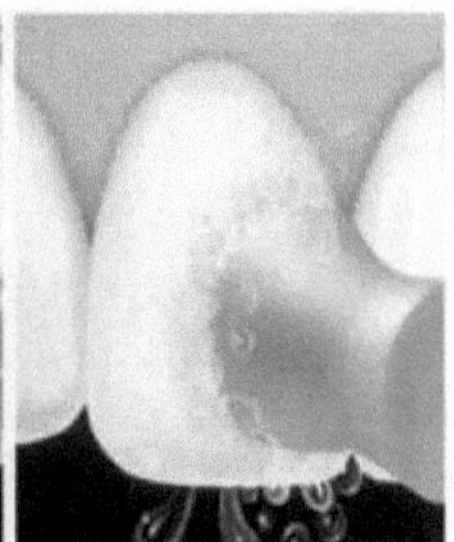

Aplicação de uma camada de trans- Acabamento do esmalte de base da faceta

Design policromado folheado

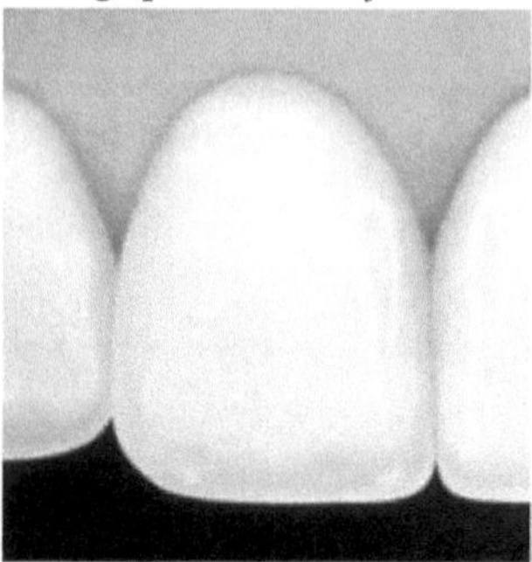

Polimento

Fig. 8.12. Fases da restauração direta utilizando uma faceta de 3 camadas

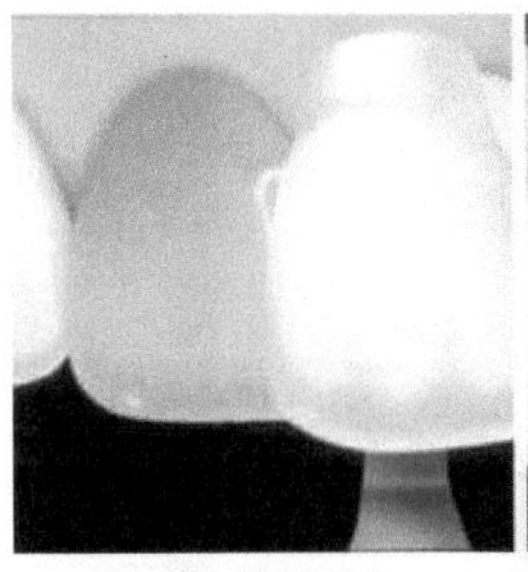

Color selection

Dissection

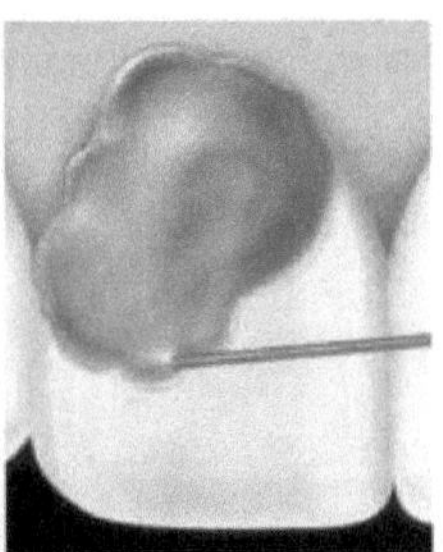

Etching

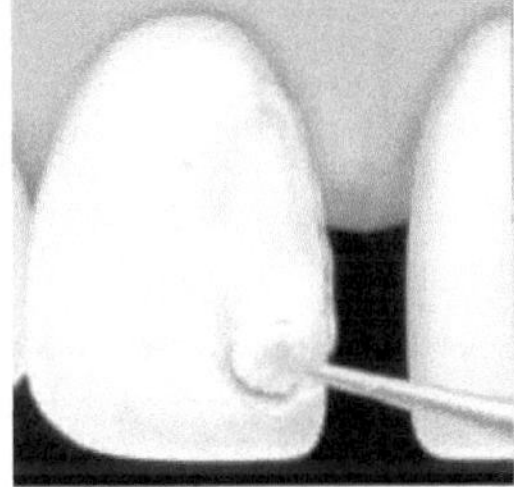

Application of the adhesive system

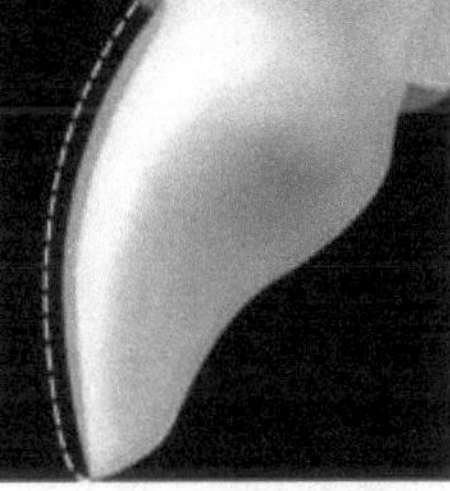

Application of dentin (opaque) ball Estet X

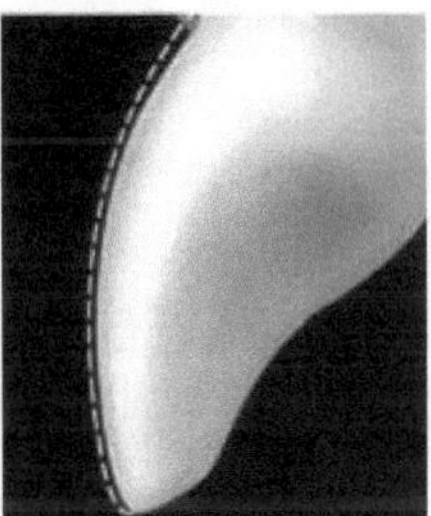

Applying an enamel shade to the body of the tooth Esthet X

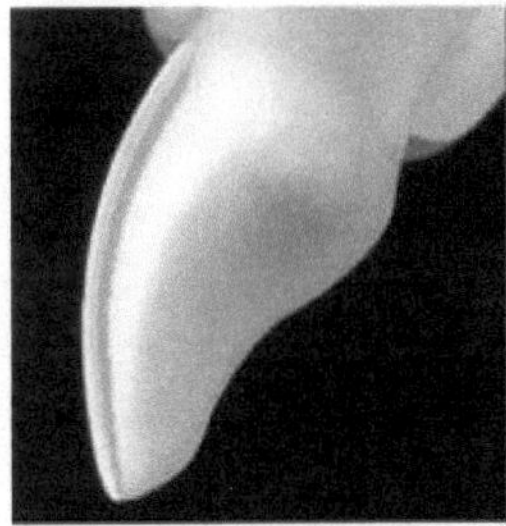

Apply a layer of transparent enamel tint

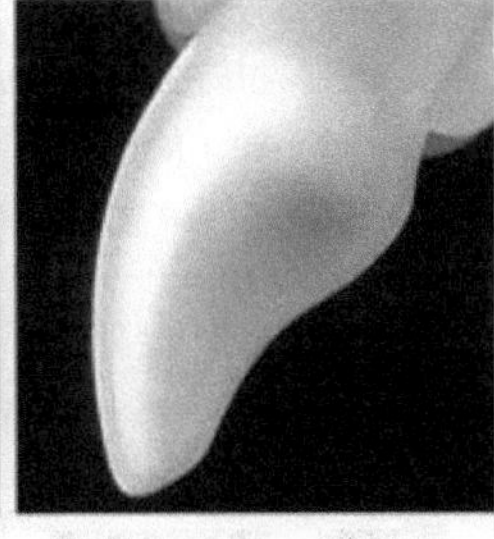

Applying a layer of transparent enamel

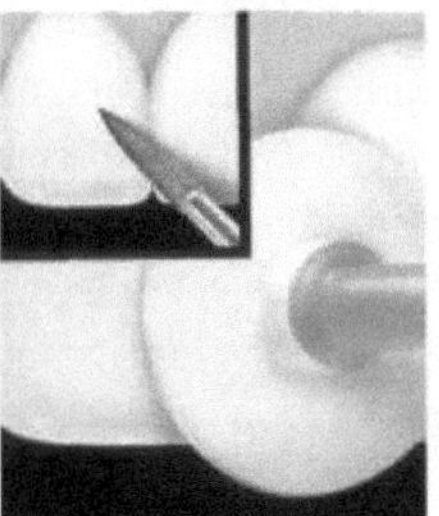

Finishing of the veneer

Seleção de cores
Aplicação do sistema adesivo
Dissecação
Aplicação da bola de dentina (opaca) Estet X
Aplicar uma camada de tinta de esmalte transparente
Aplicação de uma camada de esmalte trans- parental
Acabamento do folheado
Gravura
Aplicação de uma cor de esmalte no corpo do dente Esthet X

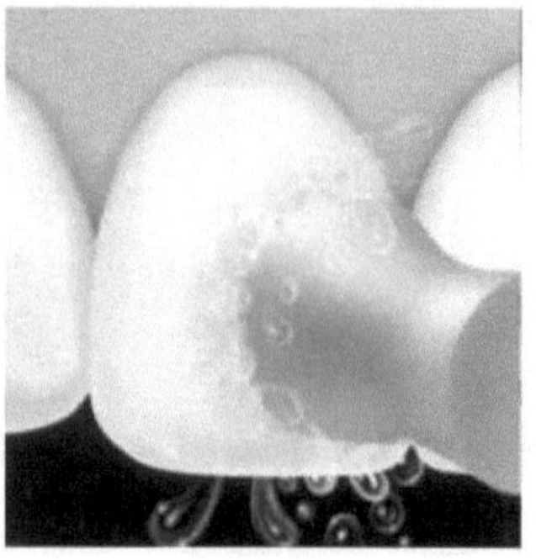
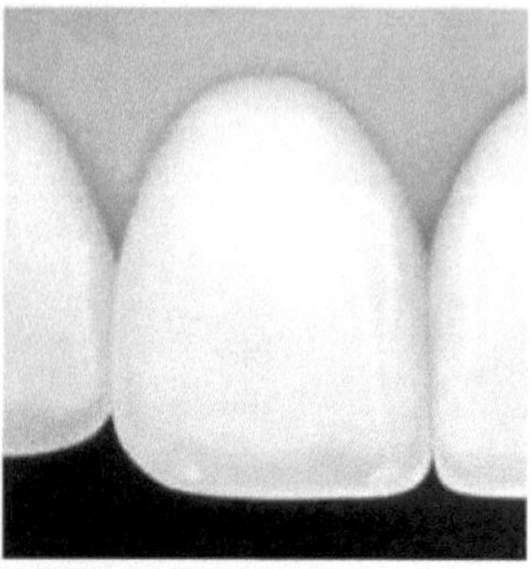

Polimento Desenho de folheado policromado

Fig. 8.13. Fases da restauração direta de uma faceta multicamada

A restauração plástica policromada é o método de escolha para o encerramento do diastema (Fig. 8.14).

A escolha da cor pretendida é efectuada de acordo com o modelo de dente da escala de cores, em conformidade com a cor do dente natural do paciente. As cores opacas da dentina conferem à restauração um aspeto natural sob diferentes condições de iluminação. As cores do corpo da coroa conferem à restauração uma cor natural e transparência. A cor incisal transparente cria o bordo de corte.

Para a preparação, é determinada a linha mediana e a sua posição relativamente aos dentes adjacentes. As superfícies de contacto mesial de ambos os incisivos centrais são processadas. Para uma melhor adesão do sistema adesivo do compósito, remover a camada de esmalte sem um prisma.

Condimentar os tecidos duros e tratá-los com o sistema adesivo.

São aplicadas camadas de tons de dentina (opala) do material. Se o dente for mais transparente e o espaço interdentário não for grande, recomenda-se começar com as cores do corpo da coroa. Esta é determinada de acordo com a escala de cores Aesthet X.

É aplicada uma camada de cor de esmalte (até 2 mm de espessura) sobre a camada de opala. Para recriar totalmente o aspeto de um dente natural, a restauração é completada com uma cor adequada de esmalte transparente (até 2 mm de espessura). O bordo de corte é restaurado com uma cor de compósito incisal. Processamento final e polimento da restauração.

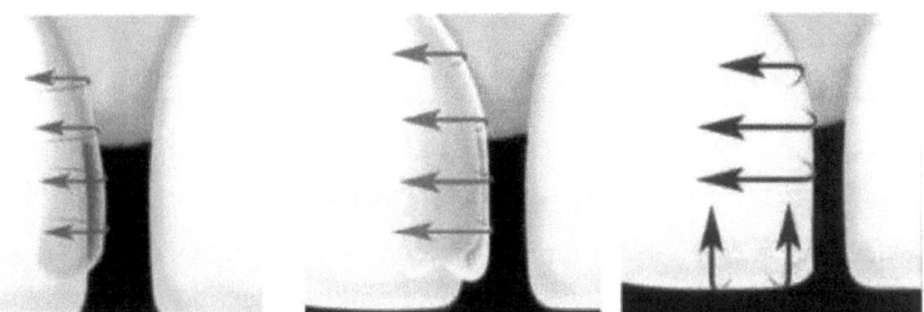

Aplicação da camada de dentina (opaca) Aplicação de uma camada de cor de corpo de esmalte

Aplicação de uma camada de esmalte transparente

Fig. 8.14. Etapas da eliminação (fecho) do diastema com um restauro policromado Ração

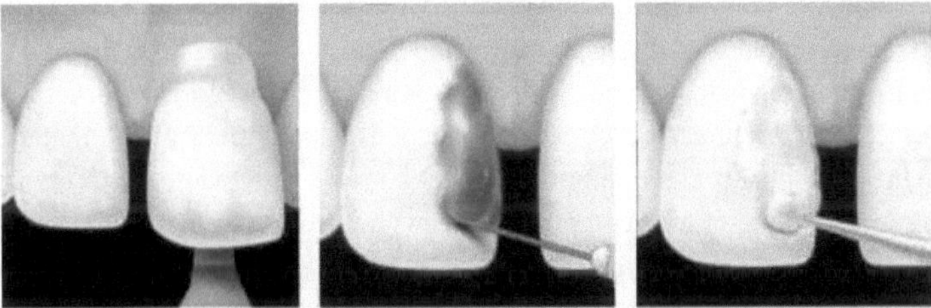

Escolha da tonalidade correta do material Gravura Aplicação do sistema adesivo sistema

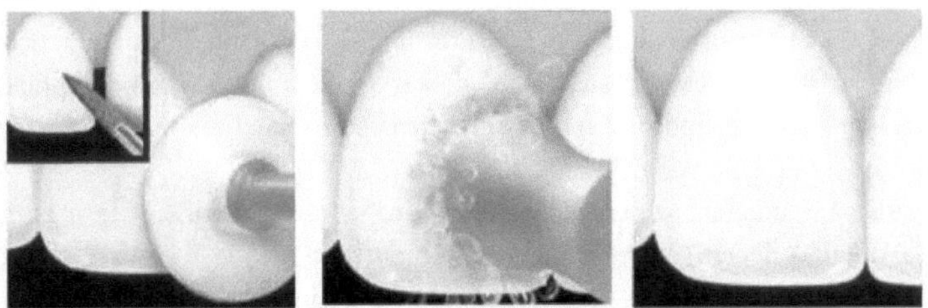

Acabamento do folheado Polimento O diastema está fechado

CAPÍTULO 9

ERROS E COMPLICAÇÕES QUE OCORREM QUANDO SE UTILIZAM RESTAURAÇÕES DE COMPÓSITO

Nos últimos anos, os materiais de enchimento compósitos assumiram verdadeiramente a liderança. São amplamente utilizados para o preenchimento e restauração de coroas dentárias. Permitem obter resultados de tratamento funcionais e estéticos muito elevados e duradouros. Numerosos estudos experimentais e clínicos demonstraram uma resistência significativa dos compósitos (especialmente os fotopolimerizáveis) aos efeitos de factores adversos. No entanto, só é possível obter excelentes resultados de preenchimento se a técnica de preenchimento com materiais compósitos for cuidadosamente seguida. Mesmo a mais pequena violação deste procedimento afecta as propriedades físicas e mecânicas do compósito, levando a danos adicionais na integridade, descoloração da obturação ou restauração. Por conseguinte, a escolha correta de um material de enchimento compósito e o cumprimento cuidadoso da metodologia de aplicação podem prevenir uma série de complicações e evitar erros.

Um dos erros mais comuns na utilização de materiais compósitos é a utilização de compósitos micropreenchidos para restaurar superfícies de mastigação em cavidades de classe II e bordos de corte de dentes anteriores. Nestas áreas, os dentes estão sujeitos a uma pressão mastigatória muito significativa, que não pode ser suportada pela resistência dos compósitos microfilled. Como resultado, ocorrem fracturas ou fissuras destas restaurações dentárias. Para evitar estas complicações, as restaurações deste tipo devem ser efectuadas com materiais compósitos micro-híbridos ou totalmente preenchidos.

Uma situação semelhante ocorre quando se restaura a superfície de mastigação (oclusal) de um dente, se a espessura do compósito aplicado for inferior a 1 mm. Isto pode levar à fratura de uma restauração tão fina sob a influência de uma pressão mastigatória significativa. Por isso, ao restaurar as superfícies de mastigação, é necessário assegurar (por exemplo, se necessário, ao preparar os dentes) que a espessura da camada de compósito aplicada é de, pelo menos, 1-1,5 mm. Naturalmente, apenas são utilizados materiais compósitos híbridos para este tipo de restaurações.

A secagem da camada superficial inibida pelo oxigénio leva a uma falta de ligação das camadas de compósito subsequentes que lhe foram aplicadas e à fratura da restauração. O mesmo resultado pode ser obtido se se ignorar a regra da direção dos raios da lâmpada de polimerização a partir do lado da superfície à qual a camada de compósito está ligada.

A ausência de uma camada superficial inibida pelo oxigénio (remoção, compactação, secagem) leva a uma falta de ligação da próxima camada de compósito aplicada e à fratura da restauração. O mesmo resultado pode ser obtido ao ignorar a regra da direção dos raios da lâmpada de polimerização quando se fixa o molde com polimerização direcional a partir do lado da superfície à qual esta porção do compósito é colada. Para eliminar este defeito, é necessário voltar a aplicar o sistema adesivo (na ausência de contaminação da superfície com fluido oral, etc.) e polimerizá-lo, resultando na formação de uma camada superficial inibida pelo oxigénio.

A presença de uma camada inibida por oxigénio sob a parte colada do compósito após o seu processamento plástico prejudica significativamente a sua adesão às camadas polimerizadas do material compósito abaixo. Para eliminar esta camada inibida, é necessário um processamento plástico repetido e mais minucioso da camada de material aplicada. Esta é pressionada muito cuidadosa e metodicamente, começando pelo centro, com um saca-rolhas para a camada inferior, espremendo o material não polimerizado para os bordos da porção. Se, mesmo assim, a porção processada do compósito não aderir à superfície da camada anterior, é necessário aplicar um sistema adesivo e criar novamente uma camada superficial inibida pelo oxigénio.

A contaminação da superfície colada com fluido oral ou gengival requer um condicionamento ácido repetido durante 10-20 segundos, a aplicação do sistema adesivo, seguido da formação de uma camada de superfície inibida pelo oxigénio. Em casos graves de contaminação grave com fluido oral, pode ser recomendada a remoção da camada de superfície contaminada com uma broca para obter um resultado mais fiável.

Quando as camadas compostas são ligadas através da camada de superfície polimerizada, forma-se uma faixa reflectora de luz na espessura do material polimerizado na interface destas camadas. Isto significa que as camadas compósitas não estão ligadas nesta área. É necessário remover a camada superficial polimerizada até esta banda ser eliminada, aplicar o sistema adesivo e polimerizá-lo, criando uma camada inibida pelo oxigénio.

A direção incorrecta da luz ao fixar a forma do compósito também leva a uma falta de ligação das camadas do compósito. Para corrigir esta deficiência, a camada polimerizada não ligada do compósito é removida com boro até que a banda branca visível seja eliminada, o sistema adesivo é aplicado e polimerizado, criando uma camada inibida pelo oxigénio. A porção seguinte do compósito é colada a esta, direcionando corretamente o feixe de luz da lâmpada de polimerização a partir do lado da superfície colada.

A técnica clínica de correção durante o processo de restauração ou em caso de sinais de delaminação após algum tempo depende das estruturas do dente restaurado no interior do qual a correção é realizada. Se for realizada apenas no interior do compósito, basta aplicar o sistema adesivo e polimerizá-lo, criando assim uma camada superficial inibida pelo oxigénio. Se o defeito também estiver localizado nos tecidos duros do dente, é necessário efetuar um condicionamento ácido do esmalte durante o tempo necessário (por exemplo, 30 segundos), aplicar o

sistema adesivo e polimerizar para formar uma camada superficial inibida pelo oxigénio. A correção de um dente previamente restaurado é sempre recomendada com o condicionamento ácido da sua superfície durante 30 segundos, independentemente dos limites dentro dos quais a correção será efectuada.
Uma das complicações desagradáveis após grandes restaurações em dentes não despolpados é a sensibilidade dentária pós-operatória. Esta pode manifestar-se sob a forma de dor a curto prazo que ocorre sob a influência de estímulos térmicos e, em casos mais graves, o desenvolvimento de várias formas de pulpite aguda ou crónica. As causas de tal sensibilidade podem ser uma série de factores de natureza diferente que afectam o dente durante a sua restauração. Distinguem-se os seguintes grupos:

- traumatismo cirúrgico durante a dissecção de tecidos duros;
- efeitos tóxicos do material compósito;
- condicionamento ácido da dentina;
- polimerização ligeira de má qualidade (incompleta) do compósito;
- retração do material compósito durante a polimerização;
- microinfiltração com subsequente introdução de microrganismos na polpa;
- tratamento final incorreto do selo .

A preparação dos tecidos duros dos dentes, por vezes bastante significativa, que é necessária para uma restauração completa, deve ser efectuada em conformidade com todas as regras, sob anestesia, utilizando o arrefecimento do boro e dos tecidos duros dos dentes para evitar o sobreaquecimento da polpa. É necessário recordar o efeito cumulativo de preparações dentárias e obturações anteriores, que, quando somadas, podem facilmente causar inflamação da polpa.
O efeito tóxico do material compósito é mais pronunciado quando se utilizam compósitos de polimerização química e, em menor grau, de polimerização ligeira. Pode ser eliminado pela utilização de sistemas adesivos das últimas (quarta ou quinta) gerações, pela aplicação correta de almofadas isolantes completas feitas de materiais apropriados.
O condicionamento ácido da dentina, se as regras da sua aplicação não forem seguidas, pode causar irritação da polpa. Recentemente, têm sido utilizadas soluções ácidas fracas para o condicionamento, e o tempo deste procedimento foi reduzido para 15-20 segundos. A utilização subsequente de adesivos que criam uma zona híbrida praticamente evita os efeitos adversos dos ácidos na polpa. Se estes sistemas adesivos não forem utilizados, a polpa tem de ser isolada de forma fiável com juntas antes do condicionamento e, como é óbvio, nestes casos, o condicionamento da dentina não é recomendado pelas instruções do fabricante do compósito.
Uma polimerização insuficiente do material leva ao aparecimento de um excesso de monómeros não polimerizados na sua espessura. Esta complicação só pode ser evitada se o regime de polimerização do compósito recomendado pelo fabricante for rigorosamente seguido. Uma das razões para a polimerização insuficiente do

compósito pode ser a utilização de almofadas isolantes feitas de materiais impermeáveis à luz, como o cimento de fosfato de zinco. É muito difícil evitar a presença de monómeros em excesso quando se utilizam compósitos de polimerização química, pelo que é imperativo aplicar juntas isolantes quando se utilizam estes compósitos.

A retração (encolhimento) do material durante a polimerização é uma das caraterísticas dos compósitos, que pode ser evitada com a utilização adequada de sistemas adesivos modernos, aplicação camada a camada e polimerização de camadas de material com uma espessura não superior a 1-2 mm, e a direção correta dos raios de luz da lâmpada de polimerização. Nos compósitos curados quimicamente, a polimerização ocorre ao longo de toda a espessura do material, começando inicialmente nas paredes da cavidade. Neste caso, a contração do material ocorre principalmente na sua superfície e é facilmente compensada pela introdução de uma porção do material na cavidade com algum excesso.

A formação de microfissuras, cavidades e falhas na selagem de cavidades ocorre quando o sistema adesivo é aplicado incorretamente e depois se rompe durante a polimerização do material de base. Uma causa comum desta complicação pode ser a direção incorrecta do feixe de luz (perpendicular à superfície da porção de material) durante a polimerização. Isto resulta numa contração da polimerização na superfície colada, que quebra o sistema adesivo e arranca o material das paredes da cavidade. Os defeitos no interior do material podem ocorrer se o processamento plástico de uma porção do compósito for efectuado incorretamente, quando as bolhas de ar permanecem no seu centro. Muitas vezes há uma separação entre o fotocompósito e o material de endurecimento químico da almofada isolante, que não tem tempo para aderir com firmeza suficiente aos tecidos duros (dentina) do dente antes da polimerização desta porção do compósito. Isto pode ser evitado utilizando materiais fotopolimerizáveis (cimentos de ionómero de vidro, compómeros, etc.) para as juntas, que são firmemente aderidas à dentina imediatamente após a exposição do fotopolimerizador à luz.

Um tratamento incorreto, realizado de forma grosseira e sem o arrefecimento necessário, o processamento final e o polimento da obturação (restauração) podem levar ao sobreaquecimento da polpa e ao desenvolvimento de inflamação na mesma. Por conseguinte, o tratamento deve ser efectuado em conformidade com todas as regras, de preferência com arrefecimento constante com água (do sistema de arrefecimento de boro ou da pistola de água da unidade dentária).

A sensibilidade pós-operatória do dente restaurado pode ser bastante comum, e se não for muito pronunciada, a viabilidade pulpar na EOD está dentro dos limites normais, é rapidamente eliminada por si só. Quando certos sintomas de pulpite se desenvolvem, há uma necessidade desagradável de tratamento adequado adicional.

É possível desenvolver ou exacerbar gengivite crónica nas gengivas marginais adjacentes ao colo do dente restaurado ou da restauração. Isto pode dever-se à presença no sulco gengival de adesivo endurecido ou de partículas de compósito não removidas durante o processamento, a consequência de trauma durante o processamento final e polimento da restauração, a formação de um "degrau" na transição do compósito para o cimento.

Os defeitos ocultos nas restaurações dentárias podem manifestar-se tanto no período imediato como a longo prazo da sua existência. Isto leva ao facto de que as obrigações de garantia do dentista para o trabalho por ele realizado devem estender-se, pelo menos, por vários anos. Na prática, é comum ver uma garantia direta dada a um doente durante três anos, com todas as correcções de restauração realizadas durante este período a expensas do médico ou da instituição dentária. Em alguns casos, a garantia é prolongada por um período mais longo, mas a correção dos defeitos identificados da restauração é efectuada a expensas do doente.

Em todo o caso, após a conclusão da restauração, o doente é aconselhado a cuidar bem da cavidade oral, respeitando todas as suas regras de higiene. É dada especial atenção à própria restauração, que é regularmente limpa com uma escova de dentes e fio dentário (fio dental). Recomenda-se que o dentista controle o estado da restauração e a higiene oral de seis em seis meses. Durante estas visitas, é obrigatória a limpeza profissional dos dentes e a remoção da placa dentária, bem como o polimento e a correção da restauração, se necessário. O primeiro exame deste tipo é especialmente importante, porque é nos primeiros seis meses de existência da restauração que se revelam a maioria dos defeitos ocultos na mesma.

9.1. QUESTÕES E PROBLEMAS JURÍDICOS NA PRÁTICA DENTÁRIA

Os médicos devem conhecer os aspectos jurídicos das situações de conflito, de acordo com a aplicação da lista de termos recomendada pela OMS. São utilizados em caso de complicações do tratamento, de erros médicos e no controlo dos efeitos secundários das medidas de tratamento e dos medicamentos (materiais dentários) utilizados.

Os termos seguintes são utilizados em relação à medicina dentária.

Os acontecimentos adversos são manifestações desfavoráveis do ponto de vista médico que ocorrem durante o tratamento. Não têm necessariamente uma relação causal com a doença e os cuidados dentários. Talvez sejam manifestações indesejáveis que apenas coincidem no tempo. Por exemplo, um doente foi submetido a uma extração dentária e, ao mesmo tempo, teve uma exacerbação da úlcera gástrica.

A reação adversa é qualquer reação imprevisível e desfavorável para o corpo humano que ocorra durante o diagnóstico e o tratamento. Por exemplo, durante a realização da anestesia de condução, ocorreu o edema de Quincke.

As reacções adversas graves são aquelas que podem causar deterioração do sistema dentário, incapacidade, requerer hospitalização prolongada ou novo tratamento dentário, representar uma ameaça para a vida do paciente e poder levar à morte.

As reacções adversas não graves incluem reacções que não satisfazem os critérios definidos como "reacções adversas graves".

Uma reação adversa esperada é uma reação descrita no protocolo, na brochura do investigador, nas instruções ou na bula do medicamento ou da intervenção médica.

Uma reação adversa inesperada é uma reação que não é mencionada no protocolo, na brochura do investigador (por natureza, curso ou frequência), e a informação sobre ela não está disponível nas instruções ou no folheto informativo para uso médico.

Causas de reacções adversas:

1. Factores não relacionados com o efeito das medidas de tratamento:

- caraterísticas do organismo do doente (idade, caraterísticas genéticas, predisposição para reacções alérgicas, especificidades da doença, maus hábitos);
- factores externos (situação ambiental, condições dos cuidados médicos, etc.).

2. Factores associados aos efeitos secundários das medidas de tratamento:

- caraterísticas clínicas e farmacológicas do medicamento e do material;
- a adequação da escolha dos cuidados dentários;
- o método de tratamento dentário aplicado;
- interação dos materiais utilizados para o fabrico das estruturas dentárias e durante o seu funcionamento.

De acordo com o grau de fiabilidade, as reacções adversas são classificadas da seguinte forma:

- fiável
- provável
- possível
- duvidoso
- condicional;
- reacções adversas não incluídas na classificação.

Um acontecimento adverso credível é uma manifestação clínica que inclui perturbações que ocorrem durante a prestação de cuidados e que não podem ser explicadas pela presença de condições pré-existentes ou pela influência de outros factores e substâncias químicas. As manifestações do acontecimento adverso regridem após a interrupção do medicamento e ocorrem quando este é reaplicado.

Uma reação adversa provável é uma manifestação clínica que inclui alterações que estão relacionadas com a prestação de cuidados médicos ao longo do tempo, mas que não podem ser explicadas por doenças concomitantes ou pela exposição a outros produtos químicos. É pouco provável que esteja relacionada com comorbilidades e regride após a interrupção do tratamento ou da utilização da prótese. Não existe informação disponível sobre as reacções em caso de interrupção ou re-administração.

Uma possível reação adversa é uma manifestação clínica que inclui alterações relacionadas com o momento da prestação de cuidados médicos. Pode ser explicada por doenças concomitantes ou pela exposição a outros produtos químicos. Não existe informação sobre reacções à retirada do medicamento.

A reação adversa duvidosa é uma manifestação clínica que inclui alterações que ocorrem na ausência de uma relação com o momento da prestação de cuidados médicos. Outros factores (medicamentos, doenças, produtos químicos) que podem ser responsáveis pela sua ocorrência são também importantes.

Um acontecimento adverso condicional é uma manifestação clínica, incluindo alterações que são referidas como "reacções adversas". No entanto, são necessários dados adicionais para o avaliar com exatidão (para uma avaliação exacta).

Uma reação adversa não classificada é a comunicação de uma reação adversa suspeita, mas que não pode ser avaliada por não haver informação suficiente ou contraditória.

A reação de interação é uma reação que ocorre no contexto de intervenções médicas e resulta da sua influência mútua, especialmente na farmacodinâmica e na farmacocinética.

As reacções locais são reacções que ocorrem no local das intervenções médicas.

As reacções de abstinência são reacções adversas que ocorrem em caso de retirada ou interrupção abrupta de intervenções médicas.

O sinal é a informação sobre uma possível relação causa-efeito entre um acontecimento adverso e um tratamento médico que era previamente desconhecida ou insuficientemente conhecida. Além disso, para classificar a informação nesta categoria, deve existir mais do que um sinal deste tipo. Neste caso, são tidas em conta a gravidade e a qualidade da informação.

As vias clínicas das reacções adversas conduzem geralmente aos seguintes efeitos:

- intoxicação direta;
- reação alérgica;
- doenças genéticas;
- efeitos carcinogénicos;
- efeitos teratogénicos.

As fontes de informação sobre os efeitos secundários dos medicamentos podem incluir estudos em animais de laboratório (pré-registo) e ensaios clínicos (pós-registo). Neste caso, são registados os efeitos secundários indesejáveis, as reacções, as reacções adversas graves e as reacções adversas imprevistas.

Os ensaios clínicos que estão sujeitos a um controlo em termos de identificação da avaliação quantitativa das reacções adversas têm certas desvantagens

1. O número limitado de pacientes e a duração do estudo em comparação com a escala de utilização do material depois de ser colocado à venda e amplamente utilizado na prática.
2. Alargar o número de doentes que utilizam os materiais sem ter em conta os critérios que incluem o grupo de risco no processo de ensaio clínico.
3. Não ter em conta toda a gama de interações entre o produto experimental e outros materiais.

Métodos epidemiológicos:
- relatórios espontâneos (pós-registo);
- estudos pós-comercialização (pós-aprovação);
- estudos intensivos em regime de internamento (pós-comercialização);
- estudos especiais (pós-comercialização).

Os medicamentos estão sujeitos a requisitos especiais para o registo desta informação. Os serviços centrais e regionais de farmacovigilância são criados para registar e registar os efeitos secundários e as reacções adversas aos medicamentos. O conceito do seu funcionamento é assegurar a proteção da população, ou seja, dos consumidores de medicamentos, contra os efeitos indesejáveis ou perigosos dos medicamentos. Acumulam informações sobre as reacções adversas aos medicamentos e os seus efeitos secundários e podem tomar decisões informadas que regulam a produção e a venda de medicamentos no mercado farmacêutico de um Estado ou região.

Para além das medidas conhecidas de prevenção individual dos efeitos secundários e das reacções, o serviço de farmacovigilância previne as complicações da terapia medicamentosa à escala nacional.

A recolha de informações primárias é confiada aos médicos dos estabelecimentos de cuidados médicos e preventivos, e a gestão e a responsabilidade pela sua atualização são confiadas aos especialistas-chefes e aos médicos-chefes.

O trabalho de recolha destas informações em medicina dentária ainda mal começou. A inércia dos médicos e dos responsáveis pelas instituições dentárias em registar todos os casos de eventos e reacções adversas na prática dentária reduz a evidência e a validade destas conclusões. É lamentável que a maioria dos relatórios seja preenchida esporadicamente e não seja analisada. Além disso, a informação disponível pode fornecer ao médico informações importantes. A maioria das complicações do tratamento em medicina dentária é observada com a utilização de anestésicos, antibacterianos, hormonas e seus análogos, analgésicos, vitaminas e antialérgicos.

São igualmente observadas várias alterações patológicas no sistema cardiovascular, no sistema nervoso central, no aparelho digestivo, reacções alérgicas e cutâneas.

É de notar que as reacções locais na pele e nas membranas mucosas representam mais de metade de todas as reacções adversas notificadas.

A farmacoterapia para eliminar as reacções adversas é necessária para cada cinco pacientes dentários. Noutros casos, as reacções adversas desaparecem por si só após a interrupção do medicamento causador.

Tendo em conta o que precede, deve ser prestada atenção aos princípios básicos da responsabilidade jurídica dos dentistas.

A legislação oferece amplas oportunidades aos profissionais de saúde para exercerem as suas actividades profissionais. No entanto, o Estado também lhes impõe responsabilidades significativas. A violação dos deveres profissionais previstos na lei conduz à responsabilidade disciplinar, administrativa ou penal do

médico.
As infracções profissionais de médicos e outros profissionais de saúde no âmbito da justiça penal são relativamente raras. Entre eles, a percentagem de infracções cometidas por dentistas é relativamente pequena, mas tem vindo a aumentar nos últimos anos.
É de salientar que, na maioria dos casos, a ação penal contra profissionais de saúde termina na fase de investigação preliminar. Apenas 10-20% dos casos chegam à audiência em tribunal e apenas 3-11% destes casos resultam num verdiet de culpa (T.S. Trezub, 2005). Esta discrepância deve-se a razões subjectivas e a circunstâncias objectivas. Muitas vezes, o motivo que leva um doente ou os seus familiares a denunciar um tratamento incorreto às autoridades forenses é a sua ignorância ou desinformação sobre as possibilidades reais da prática médica moderna. Este facto deve atrair a atenção da comunidade médica.
Foi estabelecido um determinado procedimento processual para a responsabilização administrativa e penal dos profissionais de saúde.
Ao analisar os casos na fase de investigação preliminar, surgem questões que requerem conhecimentos médicos especializados para serem resolvidas. Nestes casos, as autoridades de investigação e, se necessário, o tribunal, ordenam um exame médico-legal. Se um profissional de saúde estiver a ser processado, esse exame é realizado por uma comissão médica forense competente, com a participação de especialistas nas especialidades relevantes ou de consultores médicos forenses. Estas comissões são criadas no Serviço de Peritagem Médica Forense.
Há também casos de atitudes pouco éticas de trabalhadores médicos individuais, especialmente enfermeiros, estudantes de medicina e médicos em relação aos seus colegas. Com base nas informações que recebem dos doentes ou dos seus familiares durante as entrevistas, fazem uma avaliação incorrecta da qualidade dos cuidados médicos prestados. Estas circunstâncias devem ser tidas em conta aquando da educação para a saúde pública e deve ser dada mais atenção à ética profissional no ambiente médico.
A legislação penal da maior parte dos países contém determinados artigos que tratam de infracções relacionadas com as actividades profissionais dos profissionais de saúde. Estes artigos devem ser considerados em relação a uma determinada especialidade.
A não prestação de cuidados a um doente é considerada um ato ilícito quando é cometida "sem motivo válido por uma pessoa obrigada a prestá-los por força da lei ou de uma norma especial". A pena é agravada se a omissão de cuidados ao doente puder ter provocado, ou tiver provocado, consequências graves ou a morte do doente. As razões válidas que isentam os trabalhadores médicos e farmacêuticos de responsabilidade penal incluem a sua doença, o perigo de se deslocarem ao local de prestação de cuidados de emergência, a falta de veículos para um médico visitar um doente e se, no momento da chamada ou do pedido, o trabalhador médico estava a

prestar assistência a outro doente.

A prática médica ilegal é reconhecida quando é exercida por uma pessoa que "não possui uma formação médica adequada". A principal prova é a ausência de um diploma médico e de um certificado para este tipo de atividade médica.

Os dentistas têm uma posição autónoma. Não têm o direito de ocupar os cargos de chefes de serviços dentários e de residentes nos hospitais.

No entanto, podem exercer o cargo de dentista em instituições dentárias ambulatórias e policlínicas. Por conseguinte, a opinião de que as pessoas sem formação superior não estão habilitadas a exercer medicina em relação aos dentistas pode ser incorrecta.

Os técnicos de prótese dentária não estão autorizados a praticar próteses clínicas.

Os estudantes das faculdades de medicina dentária das universidades de medicina não estão autorizados a exercer medicina sozinhos, mas apenas sob a supervisão de professores ou médicos.

As autoridades de saúde determinam o procedimento de armazenamento, registo, prescrição, distribuição e utilização de medicamentos venenosos, estupefacientes e potentes. Os dentistas, se necessário, têm o direito de prescrever estes medicamentos em formulários especiais certificados com o selo da instituição médica. A lista destes medicamentos, a sua forma de dosagem e, para alguns deles, a concentração de.

Os médicos e outros profissionais de saúde não têm o direito de divulgar informações sobre a doença, a vida íntima e familiar do doente de que tenham conhecimento no exercício das suas funções profissionais. Deve ter-se em conta que os diretores das instituições de saúde, sempre que o interesse da saúde pública o exija, devem fornecer essas informações às autoridades de saúde, bem como a pedido das autoridades judiciais e de investigação. Deste modo, as autoridades de saúde poderão tomar as medidas preventivas e de tratamento adequadas e as autoridades de investigação poderão identificar e punir os responsáveis. Todas as fases processuais devem ser conduzidas estritamente de acordo com a lei.

Juntamente com as acções criminosas dos profissionais de saúde acima referidas, está prevista a seguinte responsabilidade para os médicos, incluindo os dentistas, ***pela prestação defeituosa (imprópria) de cuidados médicos.***

As legislações dos diferentes países prevêem diferentes tipos de responsabilidade para os profissionais de saúde em caso de prestação incorrecta de cuidados profissionais.

Dada a complexidade e a especificidade das actividades médicas, a ação penal nestes casos pode ser iniciada se estiverem reunidas três condições.

Em primeiro lugar, a atuação do médico deve ser reconhecida como ilícita, com base na qual as autoridades de investigação podem apresentar *queixa por prestação inadequada de cuidados médicos* (primeira condição).

É necessário estabelecer um nexo de causalidade entre o ato e as consequências negativas subsequentes para o doente. A resolução desta questão exige conhecimentos especializados e é da competência da comissão de peritos médicos forenses. No entanto, o estabelecimento desse nexo *não significa que os profissionais de saúde sejam responsabilizados penalmente (segunda condição).*

Um resultado desfavorável ou mesmo fatal que esteja causalmente relacionado com as actividades do médico não significa que os cuidados médicos prestados tenham sido profissionalmente defeituosos.

A terceira condição para a instauração de um processo penal *é a constatação de uma negligência médica*. Esta determinação é igualmente da competência da comissão de peritos, que deve emitir o seu parecer em conformidade com o nível atual de desenvolvimento da ciência e da prática, com os sinais e instruções actuais das autoridades de saúde, etc. Simultaneamente, é de fundamental importância a possibilidade prática de uma prestação correta de cuidados médicos nas condições específicas da atividade do médico, tendo em conta as particularidades da evolução da doença que se verificam em cada caso.

Do ponto de vista da avaliação pericial, é aconselhável considerar três grupos de cuidados médicos inadequados.

O primeiro grupo consiste em complicações e resultados adversos imprevisíveis causados por doenças latentes ou atípicas, bem como associados à reação individual do organismo do doente. Os casos clínicos mais comuns são as bem conhecidas numerosas complicações causadas pelo uso local de anestésicos. Foi descrita a ocorrência de zonas isquémicas, perda prolongada de sensibilidade, desenvolvimento de processos inflamatórios, etc. As razões para a sua ocorrência, juntamente com erros técnicos na tecnologia de fabrico de anestésicos, podem também ser uma maior sensibilidade individual ao medicamento. Este facto é também evidenciado por casos de consequências graves após a anestesia local.

Na prática dentária, as complicações decorrentes da administração de vários fármacos têm-se tornado mais frequentes. As formas clínicas de tais complicações são bastante diversas, variando desde lesões de candidíase da mucosa oral até reacções anafilácticas que podem levar à morte do doente.

O grupo de defeitos descrito deve também incluir a prestação de cuidados médicos em caso de resultado desfavorável, bem como na evolução atípica da doença.

O segundo grupo é constituído por defeitos na prestação de cuidados médicos, em que, devido à natureza da doença, à fase do seu desenvolvimento, à gravidade do estado do doente, etc., não se pode dizer que a prestação correta e atempada de cuidados médicos poderia ter evitado os efeitos adversos do tratamento. Assim, quando se realizavam próteses em doentes com doença periodontal, o processo não estabilizava e, passado algum tempo, surgia uma situação que exigia a extração de dentes.

O terceiro grupo é constituído por defeitos na prestação de cuidados médicos, que são violações das regras e regulamentos estabelecidos, das recomendações científicas e da experiência da prática médica. Incluem a administração incorrecta de medicamentos e substâncias que não se destinam a ser utilizados na prática médica.

A utilização de novos métodos de diagnóstico, de prevenção e de tratamento cientificamente justificados deve ser do interesse do paciente, ou seja, ter indicação médica, e o efeito esperado deve ser positivo. O médico deve obter o consentimento do doente ou dos seus pais, tutores ou curadores se o doente for menor de 16 anos ou sofrer de doença mental. Uma exceção pode ser o caso em que haja necessidade de cuidados médicos urgentes.

Deve ser dada especial atenção aos defeitos dos registos dentários. Em termos forenses, estes têm um duplo significado.

Nos casos em que é instaurado um processo penal contra um dentista por ter prestado indevidamente cuidados médicos a um paciente em ambulatório, o cartão, a história clínica, o registo de operações, etc. são os principais documentos que permitem às comissões de peritos e aos órgãos de investigação ter uma ideia das actividades profissionais de um profissional de saúde. A falta de documentação completa torna impossível avaliar a atuação do médico.

Recorde-se que quaisquer correcções, rasuras ou colagens nos documentos médicos serão consideradas como tendo sido feitas "retroativamente".

Os documentos médicos também têm importância forense para o exame de vários tipos de lesões que tenham causado cuidados dentários. Isto inclui determinar a natureza da lesão, o instrumento utilizado para a infligir, a idade da lesão, etc. Os defeitos na elaboração dos registos médicos nestes casos são bastante comuns na prática.

Em conclusão, deve salientar-se que a análise e o estudo destes defeitos, bem como a sensibilização generalizada para os mesmos, são a chave para melhorar ainda mais os cuidados médicos e preventivos da população e para promover uma elevada responsabilidade profissional dos dentistas. Não há dúvida de que o amor pela profissão, o aperfeiçoamento contínuo de um médico na especialidade dentária escolhida e as elevadas qualidades morais são a melhor forma de prevenção de defeitos na prática médica. O excesso de confiança é uma das causas subjectivas mais frequentes de vários erros e complicações subsequentes.

Atualmente, o nível geral de educação dos doentes aumentou significativamente. Existe um grande número de literatura e de outras fontes de informação, a partir das quais os doentes podem obter as informações de que necessitam sobre o tratamento de que precisam. A imprensa e outros meios de comunicação social publicam periodicamente histórias desoladoras sobre erros, incompetência e até fraude dos médicos. Este facto leva a uma perda de confiança dos doentes nos médicos, na sua competência e experiência. Ao mesmo tempo, os doentes estão bem cientes de que a medicina está a evoluir muito rapidamente e que nem todos os médicos dominam os métodos modernos de tratamento e diagnóstico. E o doente médio quer que as acções do médico sejam apoiadas por provas fiáveis da sua correção e eficácia. Além disso, estas aspirações estão bem dentro do atual conceito de medicina baseada em provas.

O desenvolvimento dos estabelecimentos de saúde privados leva a que os doentes que pagam dinheiro a um estabelecimento de saúde queiram obter o máximo possível pelo seu dinheiro. Por isso, exigem que a eficácia dos métodos de diagnóstico e de tratamento seja testada e comprovada com segurança.

O desenvolvimento de uma economia de mercado com a presença de companhias de seguros leva também ao facto de estas fornecerem seguros de saúde e exigirem rigorosamente que os médicos apresentem relatórios sobre a aplicação do dinheiro. Ao mesmo tempo, recusam-se a pagar tratamentos não testados, não comprovados...

Atualmente, os critérios de avaliação dos erros médicos e a atitude da sociedade em relação aos mesmos estão a mudar. Este facto deve-se a mudanças drásticas na organização e no sistema de cuidados médicos e dentários.

No entanto, as mudanças no estatuto social do médico, o desenvolvimento generalizado de instalações não governamentais e privadas de cuidados dentários não alteram a essência das causas dos erros médicos, mas mudam sobretudo a atitude do médico e do doente em relação a eles.

Um erro nem sempre conduz a complicações. Pode levar a uma má compreensão do problema, mas o médico não pode saber onde isso pode ocorrer. Por conseguinte, é preferível prevenir os erros do que eliminar as suas consequências.

Uma percentagem significativa de erros e complicações resulta de uma história superficial e de um exame superficial do doente. É obrigatório um exame exaustivo de cada doente na cadeira de dentista, independentemente do motivo da sua visita ao médico. Por exemplo, um doente pode ter uma má oclusão, à qual não presta qualquer atenção, mas que pode levar a uma síndrome de disfunção da dor articular.

Muitas vezes, o médico não presta atenção aos gânglios linfáticos aumentados, móveis ou aderentes, dolorosos ou indolores. Como resultado, a amigdalite crónica, a tuberculose, a linfogranulomatose e as metástases de tumores malignos passam frequentemente despercebidas. Frequentemente, as alterações pronunciadas das gengivas, da mucosa oral e das suas partes são ignoradas.

Um dos principais componentes da prevenção de erros é a sua própria análise do trabalho efectuado. Na prática da medicina dentária, a discussão pública de erros não é aceite. Por conseguinte, é muito importante discutir os erros com os seus colegas. Estas circunstâncias são reflectidas de forma muito convincente por N.I. Pirogov nas suas "Notas de um Velho Médico" e V.V. Veresayev nas suas "Notas de um Médico". Eis o que o famoso médico alemão T. Bilrot disse sobre o assunto: "Só os fracos de espírito, os faladores jactanciosos e os cansados da vida têm medo de falar abertamente dos erros que cometeram. Aqueles que sentem a força de fazer melhor não têm medo de se aperceberem dos seus erros.

Uma discussão amigável e profissional ajuda a evitar muitos erros, a analisar de novo os factos já conhecidos, a adquirir novos conhecimentos, a tomar emprestado e a dominar novos métodos de exame e técnicas de cuidados médicos".

Ao longo do tempo, a metodologia da cognição científica e do diagnóstico na prática da medicina dentária foi sendo aperfeiçoada, com base na consideração do complexo corpo humano como um conjunto holístico de numerosos elementos com todas as relações e conexões entre eles, bem como entre o corpo e o ambiente, focando

Com base neste conceito, está a ser desenvolvido o conceito de direitos dos doentes, que se baseia em possíveis erros e complicações que surgem quando os profissionais de saúde prestam cuidados médicos. Por conseguinte, um dentista, como qualquer outro profissional de saúde, precisa de se familiarizar com os princípios e a estratégia de garantia dos direitos dos doentes no contexto da reforma em curso dos direitos dos doentes.

O principal documento sobre esta questão é a Declaração sobre uma Política dos Direitos dos Doentes na Europa, adoptada pelo Encontro Europeu sobre os Direitos dos Doentes, em Amesterdão (Países Baixos), em março de 1994...

Sobre a Declaração

De 28 a 30 de março de 1994, realizou-se em Amesterdão a Consulta Europeia sobre os Direitos dos Doentes, sob os auspícios do Gabinete Regional da OMS para a Europa (OMS/EURO), a convite do Governo dos Países Baixos. Estiveram presentes 60 representantes de 36 Estados membros da OMS.

O objetivo da reunião era definir princípios e estratégias para garantir os direitos dos doentes no contexto dos processos de reforma dos cuidados de saúde que tiveram lugar em muitos países.

Esta reunião concluiu uma longa fase de trabalho preparatória, durante a qual a OMS/EURO realizou uma série de estudos nos países europeus para avaliar a situação no domínio dos direitos dos doentes. Os estudos revelaram um interesse geral, tendências políticas e o aparecimento de iniciativas regulamentares que sugerem que chegou o momento de apoiar muitos países europeus no desenvolvimento das suas políticas de direitos dos doentes. Os resultados da investigação estão publicados no livro The Rights of Patients in Europe, OMS, 1993. Tudo isto tem como objetivo ajudar no desenvolvimento de políticas de direitos dos doentes em diferentes países.

A "Declaração sobre a Política dos Direitos dos Doentes na Europa" constitui um programa de ação pan-europeu e estabelece os princípios básicos aprovados na Reunião de Amesterdão. Esta Declaração deve ser vista como um guia para os cidadãos e os doentes melhorarem as suas relações com os prestadores de cuidados de saúde e os gestores das instituições de saúde.

Os fundamentos dos direitos dos doentes aprovados pelo Encontro de Amesterdão devem tornar-se uma base fiável e um meio ativo para o desenvolvimento de novas tendências nos cuidados de saúde.

O material completo da reunião de Amesterdão será publicado numa edição separada este ano.

Copenhaga, abril de 1994.

DECLARAÇÃO DE POLÍTICA SOBRE OS DIREITOS DOS DOENTES NA EUROPA

A Reunião Consultiva Europeia da OMS sobre os Direitos dos Doentes, realizada em Amesterdão de 28 a 30 de março de 1994, adoptou o documento em anexo "Princípios dos Direitos dos Doentes na Europa: Um Quadro Comum", que constitui um conjunto de princípios básicos destinados a apoiar e implementar os direitos dos doentes no território dos Estados-Membros europeus da OMS.

A reunião discutiu em pormenor possíveis áreas de ação no domínio da proteção dos direitos dos doentes, com base nos princípios básicos do presente documento e na experiência prática dos participantes na reunião. A sua essência é apresentada de seguida.

Estratégias para garantir os direitos dos doentes

A escolha da estratégia para assegurar os direitos e as responsabilidades dos doentes deve ser cuidadosamente preparada, de modo a garantir que as intenções se traduzam em acções que garantam o seu apoio por parte das partes interessadas. Nenhuma ação é automática após a tomada de uma decisão, e é preciso tempo para obter um efeito ótimo.

As situações nos diferentes países são diferentes devido a diferenças na legislação, organização dos serviços nacionais de saúde, condições económicas, valores sociais, culturais e morais. No entanto, existem alguns princípios gerais da política de proteção dos doentes que podem ser devidamente adaptados às condições de cada país. Encorajamos todas as partes interessadas a iniciar e rever múltiplas estratégias para a implementação destas políticas, que provavelmente incluirão os seguintes componentes:

- Adoção de legislação ou de estatutos que definam os direitos e as responsabilidades dos doentes, dos membros da profissão médica e dos estabelecimentos de saúde;
- Adoção de códigos médicos e outros códigos profissionais periodicamente revistos, cartas dos direitos dos doentes e outros documentos semelhantes, com base no consentimento e na compreensão mútua entre representantes dos cidadãos, doentes, profissionais de saúde e políticos;
- desenvolvimento da cooperação entre doentes, prestadores e consumidores de serviços de saúde, tendo em conta os diferentes pontos de vista dos cidadãos saudáveis e dos consumidores de serviços de saúde;
- Prestar apoio do governo à criação e ao bom funcionamento de organizações não governamentais cujas actividades estejam relacionadas com a proteção dos direitos dos doentes;
- organizar debates e conferências nacionais com a participação de todas as partes interessadas, a fim de promover a emergência e o desenvolvimento da compreensão mútua;
- o envolvimento dos meios de comunicação social para informar a população, incentivar as partes a encetar um diálogo construtivo e apoiar a sensibilização do

público para os direitos e responsabilidades dos doentes e dos consumidores de serviços de saúde, bem como dos organismos que os prestam;

- Melhorar a formação em competências de comunicação e de defesa dos profissionais de saúde, dos doentes e de outros grupos de consumidores, a fim de compreender corretamente as tarefas e os papéis de todas as partes envolvidas:
- Assegurar a realização de investigação para avaliar e documentar a eficácia das medidas legislativas e de outros métodos e iniciativas adoptados em diferentes países para garantir os direitos dos doentes.

Ação internacional

Espera-se que a cooperação entre a OMS, o Conselho da Europa e a União Europeia no apoio aos direitos dos doentes seja ainda mais alargada com base nas medidas tomadas em resultado da reunião. A coerência das políticas, as estratégias coordenadas para a sua aplicação e a compreensão correta da melhor forma de utilizar os recursos e as oportunidades disponíveis são componentes importantes do movimento existente na Europa para garantir os direitos dos doentes, dos seus médicos e conselheiros. As organizações não governamentais internacionais desempenham um papel crucial na garantia dos direitos dos doentes.

A Conferência Regional da OMS sobre Política de Saúde (Copenhaga, 5-9 de dezembro de 1994) foi uma etapa importante na luta para garantir os direitos dos doentes na Europa. A Conferência Regional da OMS sobre Sistemas de Cuidados de Saúde em Transição na Europa, realizada de 25 a 28 de março em Viena, também abordou os direitos, papéis e responsabilidades dos doentes e dos profissionais de saúde. A OMS recebeu uma proposta sobre a forma como os Escritórios Regionais deveriam estabelecer mecanismos adequados para monitorizar os desenvolvimentos nos seus países, a fim de comunicar os resultados das suas observações na Conferência de Viena.

Fundamentos do conceito de direitos dos doentes na Europa: disposições gerais

Introdução

1. Antecedentes

As mudanças sociais, económicas, culturais, éticas e políticas contribuíram para a disseminação de um movimento de opinião pública na Europa para o desenvolvimento detalhado e a implementação do conceito de direitos dos doentes. Estão a ser defendidos conceitos novos e mais progressistas dos direitos dos doentes. Em parte, este processo é o resultado da implementação de políticas pelos Estados-Membros da OMS que enfatizam a implementação mais completa possível do conceito, tanto por respeito pelo indivíduo como para alcançar uma equidade na saúde. O conceito de direito à saúde é um dos mais importantes da atualidade, pois enfatiza a promoção da escolha individual (e a capacidade de a fazer facilmente), bem como a obrigação de desenvolver mecanismos para garantir cuidados de saúde de qualidade.

As mudanças nos sistemas de saúde, tais como a crescente complexidade, despersonalização e desumanização da prática médica, os custos burocráticos e, além disso, o progresso da ciência médica, da tecnologia e da organização dos cuidados de saúde, conferem particular importância e significado à questão dos direitos humanos à livre expressão da vontade e à necessidade de reformular as garantias de outros direitos dos doentes.

Simultaneamente, o movimento dos direitos humanos adquiriu especial importância desde que os Estados membros da ONU reafirmaram o seu empenhamento na observância dos direitos humanos fundamentais na Carta das Nações Unidas em 1945. Seguiu-se a adoção da Declaração Universal dos Direitos do Homem em dezembro de 1948 e a assinatura da Convenção Europeia dos Direitos do Homem em 4 de dezembro. Os governos dos diferentes países estão a prestar cada vez mais atenção a estas questões. O estudo da OMS sobre os direitos dos doentes na Europa revela uma tendência crescente para a universalização dos princípios e abordagens adoptados em vários países, independentemente da estrutura dos sistemas de saúde desses países. É evidente que é altura de apoiar estas tendências.

Este documento é uma tentativa de articular um conjunto de princípios que reflectem a evolução do conceito de direitos do doente em relação às circunstâncias em que os sistemas de cuidados de saúde irão funcionar no futuro.

Este Quadro para o Conceito dos Direitos dos Doentes na Europa foi formulado com o contributo de todas as partes interessadas envolvidas na elaboração de documentos relacionados com os direitos dos doentes. No entanto, as tentativas anteriores visavam sobretudo definir os direitos de determinados grupos de pessoas, relacionados com certos tipos de actividades no sistema de cuidados de saúde, ou consideravam os direitos dos doentes do ponto de vista dos profissionais de saúde e dos estabelecimentos de cuidados de saúde que com eles se relacionam.

O presente documento é uma tentativa de alterar esta visão, na perspetiva dos doentes enquanto consumidores de serviços de saúde e parceiros do sistema de saúde e das suas unidades. O documento é deliberadamente formulado em termos gerais, evitando pormenores individuais ou exemplos ilustrativos. No entanto, é evidente que os pontos de vista generalizados aqui apresentados abrangem os princípios básicos do conceito que podem ser adoptados em cada país para garantir os direitos dos doentes. O texto do documento não reflecte as formas de concretizar estes direitos, uma vez que estas são determinadas pelas condições de um determinado país. No entanto, foi criado um projeto de possíveis formas de implementação na esperança de que as recomendações propostas possam ser modificadas em cada país, de acordo com tarefas e circunstâncias específicas.

Princípios orientadores

Neste documento, o conceito de cuidados de saúde baseia-se nos princípios estabelecidos na resolução da Assembleia Mundial da Saúde sobre saúde para todos (WHA 30.43 de 19 de maio de 1977) e no modelo de cuidados de saúde correspondente proclamado pela Declaração de Alma-Ata (12 de setembro de

1978). De acordo com estes princípios, o conceito de cuidados médicos inclui uma gama completa de serviços destinados a assegurar e proteger a saúde, a prevenção, o diagnóstico, o tratamento, os cuidados e a reabilitação. Consequentemente, um doente precisa de uma variedade de prestadores de cuidados de saúde e pode desempenhar vários papéis - desde uma pessoa que necessita de cuidados a um cliente que procura aconselhamento para o ajudar, enquanto consumidor e comprador de serviços de saúde, a fazer as suas escolhas.

O estado do doente pode variar entre a saúde plena e o estado terminal.

No que diz respeito aos direitos dos doentes, é necessário distinguir entre direitos sociais e individuais. Os direitos sociais no domínio dos cuidados de saúde estão relacionados com as obrigações sociais assumidas pelo governo e pelas organizações públicas ou privadas de prestar cuidados de saúde razoáveis a toda a população. Factores políticos, sociais, culturais e económicos determinam o que é razoável em termos do âmbito e da gama de serviços disponíveis, do grau de excelência e da especialização das tecnologias médicas.

Os direitos sociais também estão relacionados com a igualdade de acesso aos cuidados de saúde para todos os residentes de um país ou região geográfica e a eliminação de barreiras financeiras, geográficas, culturais, sociais, psicológicas e outras barreiras discriminatórias.

Os direitos sociais são propriedade de toda a sociedade. São determinados pelo nível de desenvolvimento da sociedade no seu conjunto e, em certa medida, pela orientação política relativamente às prioridades do desenvolvimento da sociedade.

Ao contrário dos direitos sociais, os direitos individuais dos doentes são mais fáceis de definir e de verificar. Os direitos individuais incluem os direitos à integridade da pessoa, à não interferência na vida privada, à confidencialidade e às crenças religiosas. Embora este documento tenha como objetivo o desenvolvimento dos direitos sociais, a ênfase dominante é deslocada para os direitos individuais. O quadro concetual para esta consideração dos direitos dos doentes baseia-se em grande medida numa série de declarações intergovernamentais de liberdade e direitos humanos. A intenção dos autores não foi a de formular direitos humanos fundamentalmente novos, mas sim a de criar um conceito unificado e consistente no domínio da medicina centrada no doente. Por razões semelhantes, o documento não aborda os direitos, deveres e responsabilidades gerais, uma vez que estes são estabelecidos pela legislação de cada país.

O documento levanta a questão das restrições razoáveis aos direitos do adquirente. Em grande medida, estas restrições não são incluídas no texto do documento, a fim de declarar uma lista suficientemente ampla de direitos da forma mais simples e acessível possível. É aconselhável explicar a essência das principais restrições possíveis. As restrições aos direitos do doente são geralmente determinadas por lei. É importante que as restrições aos direitos dos doentes não violem os direitos humanos inerentes e não ultrapassem os requisitos da lei. Na prática, estas restrições são ditadas pela necessidade de manter a ordem pública, pelas exigências da saúde pública e pela necessidade de respeitar os direitos de todos os cidadãos. Nalguns casos, a razão para restringir os direitos dos doentes é o interesse de terceiros (a chamada doutrina do "conflito de interesses"), quando a não restrição dos direitos do doente pode causar danos graves a terceiros e não há outra forma de evitar esses danos senão restringir os direitos do doente. Noutros casos, justificam-se medidas semelhantes para proteger o doente (as chamadas "restrições terapêuticas"). No entanto, na medida em que o presente documento estabelece os princípios básicos, as restrições acima referidas aos direitos do doente não estão incluídas.

Objectivos do documento

Os fundamentos do conceito de direitos dos doentes na Europa devem ser vistos como um apoio ao interesse crescente em muitos países pela questão da proteção dos doentes. O presente documento tenta refletir e exprimir as esperanças das pessoas não só de um melhor acesso aos cuidados de saúde, mas também de um reconhecimento mais completo dos seus direitos enquanto pacientes. O documento reflecte as perspectivas tanto dos prestadores de cuidados de saúde como dos doentes. Reconhece a natureza complementar dos direitos e das responsabilidades: os doentes têm responsabilidades para com eles próprios no que respeita à autoajuda médica e para com os prestadores de cuidados de saúde, e estes últimos podem esperar a mesma proteção dos seus direitos que os outros cidadãos. A base para a criação deste documento é o pressuposto de que a formulação dos direitos dos doentes permitirá que as pessoas percebam a sua responsabilidade na procura e receção de cuidados médicos, e que a relação entre o doente e o prestador de cuidados de saúde se baseará no apoio e respeito mútuos.

Os doentes devem estar conscientes das oportunidades concretas que têm para melhorar o sistema de saúde. A sua participação ativa no processo de diagnóstico e tratamento é frequentemente necessária e, por vezes, indispensável. Isto é extremamente importante quando os prestadores de cuidados de saúde fornecem toda a informação necessária para o diagnóstico e o tratamento. Os papéis de cada uma das partes são igualmente importantes para estabelecer uma relação de diálogo de confiança entre o doente e o prestador de cuidados de saúde. É necessário sublinhar mais uma vez o papel do doente no acesso aos cuidados de saúde, sobretudo nos complexos sistemas de saúde actuais, que são suportados por fundos públicos e cuja utilização económica é da responsabilidade dos profissionais de saúde e dos doentes. Uma vez que a participação dos doentes na formação clínica dos médicos só é possível com o seu consentimento informado, estes devem saber que é a eles que compete formar os especialistas competentes de amanhã.

Dar-lhe vida

Cada país terá de decidir qual a melhor forma de utilizar este documento com base na sua política de saúde, nas condições práticas do país e nas possibilidades de apoio legislativo aos direitos dos doentes. Embora algumas das propostas sejam muito explícitas por uma questão de clareza, o texto do documento pretende ser um guia de ação que pode ser discutido num debate político nacional e utilizado para formular ou reformular políticas, leis ou regulamentos nacionais sobre todas as questões ou preocupações levantadas. Espera-se que este documento tenha um valor imediato para todas as partes interessadas, incluindo os doentes e as organizações de consumidores envolvidas no sistema de cuidados de saúde, as associações profissionais de médicos e outros profissionais de saúde, as associações de hospitais e outros estabelecimentos de cuidados de saúde.

2. Objetivo.

Com base no que precede, os "Fundamentos do Conceito de Direitos dos Doentes na Europa" podem ser considerados como um documento que foi criado para:

- reafirmar os direitos humanos fundamentais no domínio dos cuidados de saúde e, em particular, proteger a dignidade e a integridade da pessoa, bem como assegurar o respeito pelo doente enquanto pessoa;
- propor à consideração dos Estados membros da OMS um conjunto de princípios básicos subjacentes ao conceito de direitos dos doentes que possam ser utilizados para formular ou reformular políticas no domínio dos direitos dos doentes;
- ajudar os doentes a obter o máximo benefício quando se candidatam a serviços de saúde e a atenuar os problemas que podem enfrentar no sistema de saúde;
- promover o estabelecimento e o desenvolvimento de relações mutuamente benéficas entre os doentes e os profissionais de saúde, em especial para incentivar a participação dos doentes;
- reforçar o diálogo existente e criar novas oportunidades de diálogo entre organizações de doentes, profissionais de saúde, organizadores de cuidados de saúde e outras partes interessadas;
- chamar a atenção para questões emergentes a nível nacional, regional e internacional e promover a cooperação internacional no domínio da proteção dos direitos dos doentes;
- garantir a proteção dos direitos humanos fundamentais e a humanização dos cuidados médicos, incluindo os cuidados prestados aos mais vulneráveis: crianças, doentes mentais, doentes graves e idosos.

3. Fundamentos do conceito

Os seguintes documentos intergovernamentais foram utilizados para criar o Quadro para o Conceito dos Direitos dos Doentes na Europa:

- A Declaração Universal dos Direitos do Homem (1948);
- Convenção Internacional sobre os Direitos Civis e Políticos (1966)
- Convenção Internacional sobre os Direitos Económicos, Sociais e Culturais (1966)
- Convenção Europeia dos Direitos do Homem e das Liberdades Fundamentais (1950)
- Carta Social Europeia (1961)

1.1 **Direitos dos doentes**

1. Direitos humanos e valores humanos nos cuidados de saúde.

As abordagens delineadas na Introdução devem ser entendidas como aplicadas ao conceito de cuidados de saúde e o sistema de cuidados de saúde, por sua vez, deve refletir os valores humanos universais que contêm. Nenhuma restrição aos direitos dos doentes deve violar os direitos humanos, e cada restrição deve ter uma base jurídica na forma da legislação de um determinado país. Os seguintes direitos devem ser exercidos sem prejudicar a saúde dos outros membros da sociedade e sem violar os seus direitos humanos.

1.1 Todas as pessoas têm direito ao respeito pela sua própria pessoa.

1.5 Todas as pessoas têm o direito à autodeterminação.

1.6 Todas as pessoas têm direito à integridade física e mental e à segurança pessoal.

1.7 Toda a gente tem direito à privacidade.

1.8 Todas as pessoas têm o direito de ter os seus próprios valores morais e culturais, crenças religiosas e filosóficas.

1.9 Todas as pessoas têm direito à proteção da sua saúde, na medida em que os meios existentes de prevenção e de tratamento das doenças o permitam, e têm a possibilidade de atingir o mais elevado nível de saúde possível.

2. Informações

2.1 Para benefício de todos, a informação sobre os serviços de saúde e a melhor forma de os utilizar deve ser disponibilizada ao público em geral.

2.2 Os doentes têm direito a uma informação completa sobre o seu estado de saúde, incluindo factos médicos sobre o seu estado, informações sobre os possíveis riscos e benefícios dos tratamentos propostos e alternativos, informações sobre as possíveis consequências da recusa de tratamento, informações sobre o prognóstico e o plano de tratamento.

2.3 As informações só podem ser recusadas a um doente se existirem motivos razoáveis para crer que o fornecimento de informações médicas não só não traria qualquer benefício como causaria danos graves ao doente.

2.4 A informação deve ser comunicada de uma forma que o doente possa compreender, minimizando a utilização de termos que não lhe sejam familiares. Se o doente não falar a língua comum do país, deve ser providenciada alguma forma de tradução.

2.5 O paciente tem o direito de recusar informações e este desejo deve ser expresso explicitamente.

2.6 O doente tem o direito de escolher a pessoa a quem deve ser comunicada a informação sobre a sua saúde.

2.7 Os doentes devem ter a oportunidade de conhecer o "outro ponto de vista".

2.8 Aquando da admissão num estabelecimento de saúde, o doente deve receber informações sobre os nomes e o estatuto profissional das pessoas que lhe prestam serviços médicos, bem como sobre o regulamento interno.

2.9 Após a alta de um estabelecimento de saúde, o doente tem o direito de solicitar e receber um extrato do seu processo clínico que indique o diagnóstico e o tratamento.

3. Consentimento

3.1 O consentimento informado do paciente é um pré-requisito para qualquer intervenção médica.

3.2 O paciente tem o direito de recusar a intervenção médica ou de a interromper. As consequências de tal recusa devem ser cuidadosamente explicadas ao paciente.

3.3 Se o paciente não puder exprimir a sua vontade e for necessária uma intervenção médica por razões urgentes, deve presumir-se que existe consentimento para essa intervenção, exceto nos casos em que o paciente tenha declarado anteriormente que não consentiria numa intervenção médica numa situação semelhante àquela em que se encontra.

3.4 Nos casos em que o consentimento do representante legal do paciente é necessário, mas não é possível obtê-lo devido à urgência da situação, a intervenção médica pode ser efectuada sem esperar pelo consentimento do representante legal do paciente.

3.5 Nos casos em que o consentimento do representante legal do paciente é necessário, o paciente (criança ou adulto) deve, no entanto, ser envolvido no processo de tomada de decisão, na medida em que a sua condição o permita.

3.6 Nos casos em que o representante legal do doente não consente a intervenção médica e o médico ou outro prestador de cuidados de saúde considera que é do interesse do doente efetuar a intervenção, a decisão deve ser tomada por um tribunal ou outro órgão de arbitragem.

3.7 Em todos os outros casos em que o paciente é incapaz de dar o consentimento informado e o representante legal do paciente ou a pessoa autorizada pelo paciente não está presente, devem ser feitos todos os esforços para garantir que o processo de tomada de decisão seja completo, tendo em conta tudo o que se sabe sobre o caso e o que se pode presumir sobre os desejos do paciente.

3.8 O consentimento do paciente é necessário em todos os casos de preservação e utilização de quaisquer componentes do corpo humano. É razoável presumir que o consentimento foi obtido em todos os casos em que os componentes do corpo são utilizados para diagnóstico, tratamento ou cuidados.

3.9 É necessário o consentimento informado e consciente do paciente para participar no ensino clínico.

3.10 O consentimento informado consciente do paciente é um pré-requisito para a participação num estudo de investigação. Todos os protocolos devem ser objeto de uma análise ética adequada. Estes estudos não podem ser realizados com a participação de pessoas incapazes de exprimir a sua vontade, exceto se for obtido o consentimento de um representante legal e se o estudo for realizado no interesse do paciente. Em casos excepcionais, os doentes incapacitados podem participar em estudos de observação que não prometam benefícios diretos para melhorar a sua saúde, desde que não se oponham ativamente à participação no estudo, a ameaça à sua saúde seja mínima, o estudo seja importante e não existam outras oportunidades para a sua realização.

4. Confidencialidade e privacidade

4.1 Todas as informações sobre o estado de saúde do doente, o diagnóstico, o prognóstico e o tratamento da sua doença, bem como quaisquer outras informações de carácter pessoal, devem ser mantidas confidenciais, mesmo após a morte do doente.

4.2 As informações confidenciais só podem ser divulgadas se o doente tiver dado o seu consentimento expresso ou se tal for exigido por lei. Presume-se que o consentimento do paciente para a divulgação de informações confidenciais ao pessoal médico que participou no tratamento do paciente.

4.3 Todos os dados que possam revelar a identidade do paciente devem ser protegidos. O grau de proteção deve ser adequado à forma de armazenamento dos dados. Os componentes do corpo humano dos quais podem ser extraídas informações identificáveis devem também ser armazenados em conformidade com os requisitos de proteção.

4.4 Os pacientes têm o direito de aceder aos seus registos médicos e a todos os materiais relevantes para o seu diagnóstico e tratamento. O paciente tem o direito de receber cópias desses materiais. No entanto, os dados relativos a terceiros não devem ser disponibilizados ao paciente.

4.5 O doente tem o direito de exigir a correção, a complementação, o esclarecimento ou a exclusão dos dados pessoais e médicos se estes forem inexactos, incompletos ou irrelevantes para a fundamentação do diagnóstico e do tratamento.

4.6 É proibida qualquer intromissão na vida pessoal e familiar do paciente, exceto se este não se opuser e se a necessidade de intromissão for ditada pelos objectivos do diagnóstico e do tratamento.

4.7 . De qualquer modo, a intromissão médica na vida privada de um paciente implica certamente o respeito pelos seus segredos. Por conseguinte, essa intrusão só pode ser efectuada na presença das pessoas estritamente necessárias para a sua execução, a menos que o próprio doente o deseje.

4.8 Os pacientes que chegam e são admitidos num estabelecimento de saúde têm o direito de contar com a disponibilidade do inventário e do equipamento necessários para garantir a preservação do sigilo médico, especialmente quando os profissionais de saúde prestam cuidados, efectuam exames e procedimentos médicos.

5. Tratamento e organização dos cuidados médicos

5.1 Todas as pessoas têm direito a receber cuidados médicos adequados ao seu estado de saúde, incluindo cuidados preventivos e curativos.

A prestação de serviços de cuidados de saúde deve estar em conformidade com os recursos financeiros, humanos e materiais de uma determinada sociedade e garantir a disponibilidade contínua dos cuidados de saúde necessários para todos de forma equitativa, sem discriminação.

5.2 Os doentes têm um direito coletivo a alguma forma de representação dos seus interesses a todos os níveis do sistema de cuidados de saúde na tomada de decisões sobre o planeamento e a avaliação dos serviços de cuidados de saúde que determinam o âmbito, a qualidade e a natureza dos cuidados de saúde.

5.3 Os doentes têm direito a cuidados médicos de qualidade que respeitem os elevados padrões tecnológicos e os princípios de humanidade na relação entre o doente e o prestador de cuidados de saúde.

5.4 Os doentes têm direito à continuidade dos cuidados, o que implica a cooperação de todos os profissionais e instituições médicas no diagnóstico, tratamento e cuidados do doente.

5.5 Nas situações em que os cuidados médicos têm de ser prestados a mais do que um doente e em que um profissional de saúde está confuso quanto à ordem pela qual devem ser prestados, os doentes têm o direito de esperar que a "triagem" se baseie exclusivamente em critérios médicos e não seja influenciada por quaisquer factores discriminatórios.

5.6 Os doentes têm o direito de escolher e substituir um médico ou outro prestador de cuidados de saúde, incluindo um estabelecimento de saúde.

5.7 Se, por razões médicas, for aconselhável transferir o doente para outro estabelecimento de saúde ou dar-lhe alta para o seu domicílio, as razões dessa transferência ou alta devem ser explicadas ao doente. Uma condição prévia para essa transferência é o consentimento do outro estabelecimento de saúde para receber o doente. Se forem necessários tratamentos e cuidados no local de residência após a alta, é necessário certificar-se de que os tratamentos e cuidados adequados serão efetivamente prestados antes da alta.

5.8 Os pacientes têm o direito de ser tratados com dignidade no processo de diagnóstico, tratamento e cuidados, e de serem tratados com respeito pelos seus valores culturais e pessoais.

5.9 No processo de tratamento e de cuidados, o doente tem direito ao apoio da família, dos parentes e dos amigos, bem como a cuidados espirituais e pastorais.

5.10 Os doentes têm o direito de ver o seu sofrimento aliviado na medida do permitido pelo estado dos conhecimentos médicos.

5.11 Uma pessoa que está a morrer tem direito a um tratamento humano e a morrer com dignidade.

6. Realização dos direitos dos doentes

6.1 O exercício dos direitos enumerados no presente documento requer a existência de mecanismos para a sua concretização.

6.2 O exercício dos direitos enumerados no presente documento deve ser assegurado sem discriminação.

6.3 No âmbito da prestação de cuidados médicos, o doente só pode ser sujeito a restrições que não sejam contrárias aos princípios dos direitos humanos e que estejam em conformidade com a legislação do país.

6.4 No caso de o paciente não poder exercer os direitos enumerados no presente documento, estes devem ser exercidos pelo seu representante legal ou por uma pessoa autorizada pelo paciente; na ausência de um representante legal ou de uma pessoa autorizada, devem ser tomadas outras medidas destinadas a representar os interesses do paciente.

6.5 Cada paciente deve receber informações sobre os seus direitos enumerados neste documento e deve ter a oportunidade de obter aconselhamento adequado. Se um doente considerar que os seus direitos foram violados, pode apresentar uma queixa. Para além do processo judicial, devem existir mecanismos independentes ao nível do estabelecimento de saúde e a outros níveis para analisar e julgar essas queixas. Estes organismos devem informar o doente sobre o procedimento de queixa e fornecer aconselhamento independente adequado. Devem também assegurar a proteção dos interesses do paciente em seu nome, se necessário. Os doentes têm direito a que as suas queixas sejam analisadas de forma exaustiva, justa, eficaz e rápida, bem como a serem informados do resultado da análise.

7. Definição

Neste quadro, são utilizados os seguintes termos para o conceito de direitos dos doentes na Europa:

Doente(s)

Consumidor(es) saudável(is) ou doente(s) de serviços de saúde.

Discriminação

Distinguir entre pessoas que se encontram na mesma situação médica com base na raça, no género, nas crenças religiosas e políticas, na pertença a uma minoria nacional ou com base na aversão pessoal.

Cuidados médicos

Serviços médicos, de enfermagem ou afins prestados por prestadores de cuidados de saúde e estabelecimentos de saúde.

Prestadores de cuidados de saúde

Médicos, enfermeiros, dentistas e representantes de outras profissões médicas.

Intervenção médica

Qualquer exame, tratamento ou outra ação que tenha um objetivo preventivo, de diagnóstico, curativo ou de reabilitação e seja realizado por um médico ou outro prestador de cuidados de saúde.

Centro de cuidados médicos e preventivos

Um estabelecimento de cuidados de saúde, como um hospital, um lar de idosos ou um lar para deficientes.

Ajuda para os moribundos

Cuidados médicos prestados a um doente nos casos em que os métodos de tratamento disponíveis não conseguem melhorar o resultado fatal de uma doença ou afeção, bem como cuidados médicos prestados imediatamente antes da morte do doente.

Desde 1993, pelo menos 14 países europeus adoptaram leis sobre os direitos dos doentes ou cartas dos doentes. Em 1994, foi adoptada a Declaração Europeia da OMS sobre a Proteção dos Direitos dos Doentes e, em 1997, foi criada a Rede Europeia para os Direitos dos Doentes e a Saúde Pública.

Talvez o obstáculo mais significativo à aplicação da legislação relativa aos direitos dos doentes seja a falta de conhecimento dos profissionais de saúde.

CONCLUSÃO

Consideramos adequado recomendar a utilização de obturações combinadas na obturação e restauração de dentes com materiais de obturação nacionais e estrangeiros. Estes desenhos são justificados, uma vez que o CET do material de enchimento é muito diferente do CET dos tecidos duros dos dentes.

A convergência do ETC da estrutura de preenchimento e dos tecidos duros do dente, bem como a redução da retração de polimerização do material de preenchimento, é um problema urgente em medicina dentária. A sua solução, observando a tecnologia de preenchimento, permitirá aos dentistas reduzir o número de possíveis erros de preenchimento e aumentar a vida útil das restaurações.

Um médico não precisa de muito tempo nem de condições especiais para aplicar as estruturas de enchimento propostas na clínica.

Esperamos que as propriedades descritas dos materiais de obturação, as combinações de estruturas de obturação e os métodos de investigação clínica para determinar o índice de destruição dos tecidos duros dos dentes ajudem os dentistas a cometer menos erros na escolha de um método de restauração dos tecidos dentários perdidos. Isto, por sua vez, prolongará a vida útil do sistema dentário como um todo.

Dado que é impossível criar um material de obturação perfeito, a utilização de obturações combinadas na prática da medicina dentária tem uma justificação científica e prática. A combinação das qualidades positivas de certos materiais de obturação permite aumentar a fiabilidade do sistema de obturação dentária".

REFERÊNCIAS

Клёмин В.А., Борисенко А.В., Ищенко П.В. Морфофункциональная и клиническая оценка зубов с дефектами твердых тканей. - М.: "МЕДпресс-информ", 2004.-112с.

Клёмин В.А., Ищенко П.В. Зубная пломба с термокомпенсатором (компенсация термического расширения композиционных пломбировочных материалов). - М.: "Книга Плюс", 2003.-80с.

Клёмин В.А., Ищенко П.В., Румянцева Н.В. и др. Пломба с термокомпенсатором // ВісННК стоматологй'.-2000.-№ 1.-С.50-51.

Brannstorm M., Torstenson B., Nordenvall K.J. O espaço inicial em torno de grandes restaurações de compósito in vitro: O efeito do condicionamento ácido das paredes de esmalte // J.Dent.Res.- 2004.-Vol.73, № 5.-P.681-684.

BraybrookJ.H., MackayC.A. Supercritical Fluid Extration of Polymer for Use in Biocompoztibulity Testing // Polymer international L.-2012.-V.27.-№ 1.-P.157-162.

Brien W.I. Materiais dentários e sua seleção. - Berlim. - 2017.-399p. *Brukl C.E., Nicholson J.W., Nor Ling B.R.* Retenção e assentamento em dentes naturais com um cimento pesin // J.Prosthet.Dent.-2014.-V. 53, № 5.-P.618-622.

Chiba K., Hosoda H., Fusayama T. A adição de uma resina composta adesiva ao mesmo material. Força de ligação e técnicas clínicas // J.Prosthet.Dent.- 2016.-V. 61, № 6.-P.669-677.

Comparação clínica da sensibilidade pós-operatória de um ionómero brilhante e de um cimento de corte de fosfato de zina / *M. Kern, B. Kleimeier, H.G. Schaller, J.K. Strub//* J.Prosthet.Dent.-2016.-V. 75, № 1.-P.159-162.

Comparações do desgaste in vitro e in vivo de compósitos / *Powers 1.M., Ryan M.D., Hosking D.J., Goldberg A. 1. //* J.dent.Res.-2017.-Vol.62, № 10.-P.1089-1091.

Derrien C.L., Lemenn C. Avaliação da reprodução de detalhes para 3 materiais de matriz por microscopia eletrónica de varrimento e protilowentry de 2 dígitos // J. of Prosthetic Dentisty.-2019.-V.75.-P.1-7.

Dietschi D., Ciuccho B., Holz G.A. Ensaio clínico de quatro resinas compostas posteriores fotopolimerizáveis: relatório de 9 meses // Quint.lnt.-2013.-Vol.20, № 9.-P.641-651.

Efeito do teor e tamanho do material de enchimento nas propriedades dos compósitos / *Li Y., Swam M.A., Phillips R. W. et al.//J.*dent.Res.-2014.-Vol.64, № 12-P.1396-1401.

Fienman B.A. Medicina dentária cosmética // Pract. Periodont. Hesthet Dent.-1995.-V.7.- № 1.-P.70-79. *Gladys S., Meerbeek B. et al.* // J. Dental Reserch 2017.-Vol.76.- P.883. *Hots P.R.* Fullungsmaterial - Farinha - Sekundarkaries // Z.Stomatol.-2016.- Bd,83, № 1.-S.25-29. *Leinfelder K.F.* Resinas compostas posteriores // J.Canad.dent.Ass.-2016.-Vol.55, № 1.-P.33-39. *Lutz f., Mormann W., KrejeiJ.* Seitenzahnkomposite - Ja, Nein oder Vein? // Dtsch. Zahnarztl. Z.-2015.-

Bd.40, № 9.-P.892-896.
McLean J.W. A utilização clínica de cimentos de ionómero de vidro. - Dent-Clin-North- Am;2012 Jul; 36 (3); P.693-711.
Millstein P., Nathanson D. Efeito da técnica de colocação na densidade de restaurações de compósito in vitro // Quintess.lntern.-2014.-Vol.15, № 3.-P.349-352.
Nakabayashi N., Takarda K. Efeito do HEMA na adesão à dentina. - DentMater; 2015 Mar; 8 (2); P.125-130.
Pegoraro F., Barrack G.A. Uma comparação dos comprimentos de ligação de restaurações de molde adesivo utilizando diferentes designs, agentes de ligação e resinas de cimentação // J.Prosthet.Dent.-2017.-V. 57, № 2.-P.133-138. *Schmeil F.* Ortopadisohe stomatologie. - Leipzig:Barth, 2012.-216s.
Viohl Y. Propriedades dos materiais de enchimento de resina (1) // Quint. lnt.-2012.-Vol.15, № 8.-P.865-872.
Yuasa 5. Influências da composição no desgaste por escovagem de resinas compostas. - JJ.Dent.Mater; 2000; 9 (4); P.659-678.
Whitehead S.A., Wilson N.H.F. A natureza e os efeitos das pastas de acabamento em compósito. - J.Dent.; 2001; 17 (5); P.234-240.

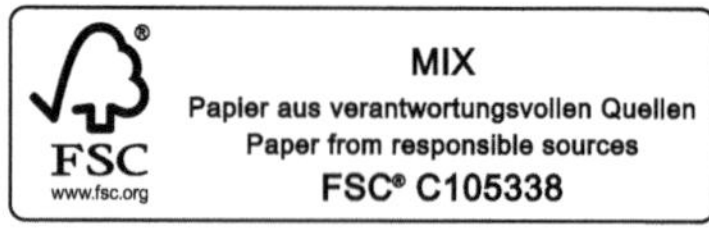

Printed by Books on Demand GmbH, Norderstedt / Germany